교합조정 테크닉

Practical Occlusal Adjustment and Function

Kuwata Masahiro (桑田 正博)
Shigeno Keiji (茂野 啓示) 편

박 성 재·박 지 영·김 종 철·이 희 경 역

dh 대한나래출판사

DaehanNarae Publishing, Inc.

Deokwon Bldg. #202
102-65 Yongdu-dong
Dongdaemun-gu
SEOUL 130-820, KOREA
TEL: +82-2-922-0840
FAX: +82-2-922-0841
E-mail: dhpub@chol.com
Website: www.dhpub.com

歯界展望別冊/実践 咬合調整テクニック
桑田正博 · 茂野啓示 編
医歯薬出版株式会社 (東京), 2009.
Title of the original Japanese language edition:
DENTAL OUTLOOK Extra Issue
Practical Occlusal Adjustment and Function
Edited by Kuwata, Masahiro and Shigeno, Keiji

ISBN 978-89-5741-233-6
Printed in Korea

서문

필자는 '교합조정'의 기본 술식을 소개해야겠다는 결심을 한 후 2년 6개월 동안 환자의 반응을 확인하면서 2회에 걸쳐 교합을 조정하고 그 술식을 상세하게 기록하였다. 그 결과 본 별책이 완성되었다.

'과두안정위에 근거한 상하악 치아의 안정된 관계를 방해하는 조기접촉 부위의 조정'은 정상적인 악구강기능을 유지하고 습득하는 데 매우 중요하다. 그러나 실제 임상에는 교합조정의 이론과 그에 근거한 술식이 완성되었다고 보기는 어렵다.

일반적으로 교합지를 사용해 얻은 교합기록점의 '어느 부위'를 '어느 정도' 조정하면 좋을지, 삭제 조정만으로 가능한지 등의 자연치 중심위(CR: 과두안정위)에서의 조기접촉에 대하여 조정 방법과 조정에 이르는 근거를 명확하게 밝혀내기 위한 검사, 진단법이 없는 것도 사실이다.

본서에는 악기능 및 교합 관련 연구, 임상의 중심인물이자 미국 교합학의 기초를 구축하여 '근대교합학의 아버지'라 칭송되는 Dr. Clyde H. Schuyler의 교합이론과 임상술식을 소개하고 있다.

Kuwata는 1963년 Dr. Schuyler를 만난 후 임상 현장에서 Dr. Schuyler의 교합조정을 지원하였다. 세미나를 돕던 당시를 떠올리며 'doctor와 technician이 팀을 이루어 하는 교합조정을 여기에 재현하고 싶다고 생각하였다.

본 별책에서는 Shigeno가 Dr. Schuyler의 역할을 하고 Kuwata가 도와, 일본인 모델(환자)의 교합조정 과정을 수백 장의 사진으로 기록하고 있다. 이들 기록과 Dr. Schuyler의 자료에 기초하여 교합치료의 이념을 소개하고 가장 타당성이 있는 교합조정 테크닉을 제시해 읽기 쉬운 설명서를 만들고자 노력하였다. 이 교합접촉점은 왜 좋지 않은지, 어떻게 조정하면 좋은지 등 평소 교합조정을 하면서 느꼈던 의문에 대한 이해가 깊어지지 않을까 생각한다.

또한 본서에서 특기할 점은 도호쿠대학 국제고등연구교육기구 국제고등융합영역연구소 소장 Makoto Watanabe 교수, 그리고 일본치과대학 니가타생명치학부 치과보철학 제1강좌의 Kaoru Koide 교수가 '교합학의 이론과 실제'를 임상에 반영해 주신 점이다. Watanabe 교수는 '교합접촉점의 평가법과 검사 및 진단의 요점'에 대하여, Koide 교수는 '교합 상태의 평가와 악구강기능과의 관계'에 대하여 과학적 근거에 기초한 정확한 해설을 덧붙여 주셨다.

본 별책에는 자연치열의 교합조정을 해설하고 있는데 이것은 수복치료 시 교합조정법으로 임상에 그대로 응용할 수 있다. 본서를 통해 어렵게만 느껴졌던 '교합'을 이해하고 실제 임상에서 '교합조정' 시 응용할 수 있었으면 한다.

서문

현대치의학(modern dentistry)을 구축해 온 '거장'이라 칭송되는 치과 관계자, 과학적으로 '교합'을 해명하고자 노력해 오신 Watanabe와 Koide 교수에게 깊은 감사를 표한다. 그리고 지금은 돌아가셨지만 필자의 큰 스승이신 Dr. Clyde H. Schuyler에게 본서를 바친다.

2009년 5월

Kuwata Masahiro (桑田 正博)

Shigeno Keiji (茂野 啓示)

역자 서문

최근 높아진 환자의 기대치로 인해 치아와 보철물의 장기적 수명(longevity)에 관한 관심이 날로 증가하고 있습니다. 특히 궁극의 심미와 기능을 위해서는 힘(즉, 교합의 안정과 구조 역학적인 안정)을 잘 조절해야 하며, 무엇보다도 교합조정 즉, 과두안정위(CR)에 근거한 상하악 치아의 안정된 관계를 방해하는 조기 접촉 부위의 조정(교두감합위의 안정)이 매우 중요합니다. 하지만 임상의 매순간 이를 실천하기가 어렵고 부담스러운 것이 현실입니다.

Dentistry is the Occlusion: 치과 임상을 하면서 늘 생각하는 말입니다.

근관치료, 치주, 보철, 임플란트, 교정, 턱관절 등 임상의 목표가 결국은 교합의 완성이 아닐까요?

치과의사로서 지난 10여 년간 임상을 하면서 항상 고민되고 부족하다고 느끼는 부분이 교합입니다. 이 책 저 책을 뒤지고, 이 세미나 저 세미나를 들으면서도 지식은 쌓여가나 임상의 실천은 제자리걸음인 것 같습니다. 지식의 머리는 커지나 실천의 손은 그대로인 내 자신 때문이기도 하지만 교합에 대한 정확하고 실질적인 안내서가 부족한 때문은 아닐까 생각됩니다.

이 책에서는 교합 개념과 교합 조정법에 대한 원칙과 순서 등을 일목요연하게 정리하고, 소위 Occlusion Map을 제시하여 교합을 임상에 적용하는 데 한발 더 다가갈 수 있도록 도와줍니다.

이 책을 번역하면서 부러웠던 점은 치과의사와 치과기공사가 한 팀을 이루어 교합개념을 공유하고 임상에서 이를 재현하려고 함께 노력하고 있다는 것입니다. 아무리 개개인의 능력이 뛰어나다 하더라도 팀원들이 같은 이미지의 최종 목표를 공유하지 못한다면 궁극의 목표인 교합의 완성을 이루기는 어렵기 때문입니다.

완성도 높은 교합을 이루고 싶다면 함께 일하는 팀원들(특히 치과의사와 치과기공사)끼리 교합 개념과 교합 조정 등에 대해 서로 논의하면서 보철물을 만들어 나가야 할 것입니다.

마지막으로 이 책이 출간되도록 도와주신 대한나래출판사 최용원 사장님과 임직원들, 특히 Kuwata 선생님의 임상을 이해하는 데 많은 도움을 준 박지영 치과기공사님의 노고에 깊이 감사드립니다.

역자 일동

교합조정 테크닉

Practical Occlusal Adjustment and Function

목차

3 서문

5 편집위원 · 집필자 일람

9 **Chapter 1 교합 상태의 검사 및 진단과 악구강기능과의 관계**

10 **Section 1 교합 상태의 평가와 악구강기능과의 관계**
Kaoru Koide · Atsuko Kondo

30 **Section 2 교합접촉점의 평가법과 검사 및 진단의 요점**
Makoto Watanabe · Masaaki Iwamatsu · Shiho Itabashi · Chiaki Sato

43 **Chapter 2 생리적 교합조정의 개념**
── 수복물 및 자연치에 부여하는 교합양식과 Schuyler에 의한 교합조정 술식

Masahiro Kuwata

PFM crown 연구개발과정에서 인식한 교합의 중요성

실패하지 않는 기공작업을 위한 교합과 crown contour

Dr. Schuyler에 의한 교합조정의 실제

57 **칼럼: Dr. Schuyler와 Occlusal Rehabilitation Study Club**

59 **Chapter 3 진료실, 기공실 공동작업에 의한 교합조정의 실제**

60 **Section 1 조기접촉의 제거를 목적으로 한 교합조정**

Masahiro Kuwata · Keiji Shigeno

60 교합조정의 목적과 순서

62 술전검사

66 바이트왁스에 의한 교합검사

68 중심위에서 교합채득

70 중심위에서 조기접촉의 인기

72 Trim off (삭제하는 교합조정)

86 Add on (추가하는 교합조정)

92 **Section 2 조기접촉의 제거와 하악 편심운동 시 교두간섭 제거를 목적으로 한 교합조정**

Masahiro Kuwata · Keiji Shigeno

93 Facebow transfer (교합기에 마운트한다)

94 자연두위에서 중심위의 채득

96 체크바이트법에 의한 시상과로각 및 측방과로각의 설정

98 측방운동의 조정

99 Trim off (삭제하는 교합조정)

108 Functional re-contour

111 Add on (추가하는 교합조정)

116 Esthetic re-contour

130 **Section 3 AnaBiter에 의한 교합접촉의 평가**

Makoto Watanabe · Masaaki Iwamatsu · Shiho Itabashi

140 사용 기자재 일람

Chapter 1

교합 상태의 검사 및 진단과 악구강기능과의 관계

Section 1 교합 상태의 평가와 악구강기능과의 관계

Section 2 교합접촉점의 평가법과 검사 및 진단의 요점

교합 상태의 평가와 악구강기능과의 관계

Kaoru Koide
Atsuko Kondo

서론

치과의료인은 시술된 치과치료가 환자 고유의 악구강기능과 조화를 이루지 않으면 충분한 치료목적을 달성할 수 없으며 이로 인해 악관절증 같은 악구강계 기능장애를 유발할 수 있음을 충분히 인식한 후 중요한 역할과 책임 있는 마음으로 임상에 임해야 한다. 이러한 점을 염두에 두고 교합 상태의 검사 및 진단과 악구강기능과의 관련성을 기술하겠다.

악구강기능 평가의 중요성

좌우 악관절은 하악골을 매개로 연결되며 쌍을 이루는 복관절(復關節)로서 하악을 유도하므로, 저작운동처럼 복잡하고 섬세한 하악운동을 원활하게 제어할 수 있다. 그리고 복관절이므로 악관절, 근육, 교합의 3차원적 조화(**그림 1**)가 반드시 필요하며, 교합이 하악두위를 제한하므로 교합의 조화가 조금이라도 무너지면 악관절과 근육에 큰 mechanical stress를 가하게 된다.

실제 임상에서 교합을 진단하고 적절하게 대응해 가기 위해서는 기준이 되는 과두안정위(중심위), 교두감합위(중심교합위), 편심위에서의 가이드와 구치부 교합접촉에 관한 기본적이고 중요한 사항을 충분히 숙지하는 것이 중요하다.

또한 임상에는 '환자가 호소하는 증상'과 '검사 후 징후' 간에 관련성을 찾을 수 없는 경우가 많으므로 이것들을 구별해 정확하게 병태를 진단하는 것도 중요하다. 특히 교합이 크게 관여

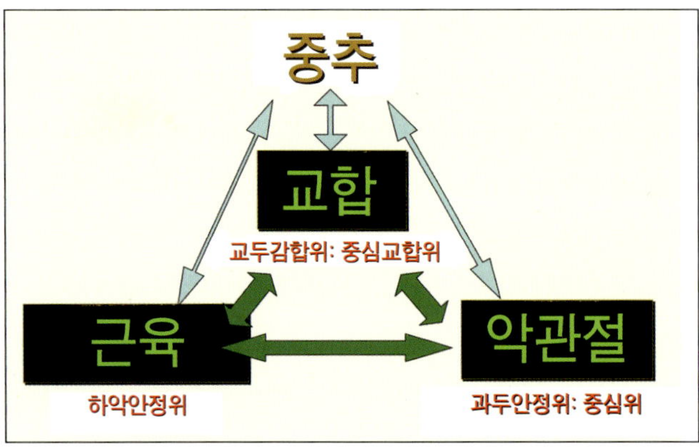

그림 1
악구강계와 기본 하악위.

하는 보철치료, 교정치료 및 치주치료 시에도 초진 시, 술전, 술중, 술후, 경과관찰 중에 악관절과 근육에 대한 기능평가가 반드시 이루어져야 한다.

따라서 초진 시에 모든 환자에게 빠르고 쉽게 실천할 수 있는 '악관절과 근육의 촉진'은 바쁜 임상에 충분히 도입될 수 있으며 또한 효과도 매우 높다.

본 Section에서는 교합 상태의 평가에 없어서는 안 될 임상적 요점을 기술하겠다.

과두안정위(중심위, Centric Relation; CR)이란

과두안정위는 측두골의 관절와와 관절결절에 대해 하악두가 관절원판을 매개로 적합하는 위치이며 그때 하악두는 관절와 최전상방위에 위치하고 관절원판에는 변형이 거의 없다(**그림 2**).

그리고 이 과두안정위는 하악골에 가해진 힘이 관절원판을 매개로 가장 넓은 범위에서 측두골과 하악골의 악관절 구성 성분으로 전달되는 과두위이며, 이 상태에서 힘의 분산이 가장 효율적으로 이루어지고 mechanical stress가 국소적으로 집중되는 것을 최소화한다. 따라서 과두안정위는 생리적으로 가장 큰 힘에 저항할 수 있는 과두위이므로 이 위치에서 교두감합위가 구성되는 것이 중요하다(**그림 3**).

중심위(과두안정위)에서 교합채득

교합채득은 교두감합위를 구성하는 3차원적 하악위를 결정하고 기록하는 작업이다. 수직적 악위는 폐구 시 구순접촉위에서 상구순으로 진단한 안정 공간을 뺀 고경으로 결정된다. 중심위(과두안정위) 유도법에는 클러치를 사용하는 방법, anterior jig를 사용하는 방법, Dawson technique(bilateral manipulation technique)이 권장되고 있다.

1) 클러치를 사용하는 방법(그림 4)

주로 무치악 증례에서 고딕 아치 묘기에 사용된다. 교합기상에 재현하며 임상적으로 가장 유효한 하악운동은 측방운동인데, 무치악 증례에 고딕 아치 묘기장치를 사용할 때는 다음의 내용에 주의한다. 스타일러스를 상악에, 묘기판을 하악에 설치함으로써 check bite 채득 시 상악 전방부 치조제의 피압축성으로 인해 발생하는 과로조절의 오차를 최소화하는 것이다.

2) Anterior jig를 사용하는 방법(그림 5)

사용상 주의사항은 수복물을 제작할 때의 교합고경에서 중심위 기록을 채득하는 것이다. 거상한 교합고경에서 채득한 중심위 기록은 교합기상 교합고경의 변경으로 인해 가장 중요한 교합위인 교두감합위의 변위를 유발한다.

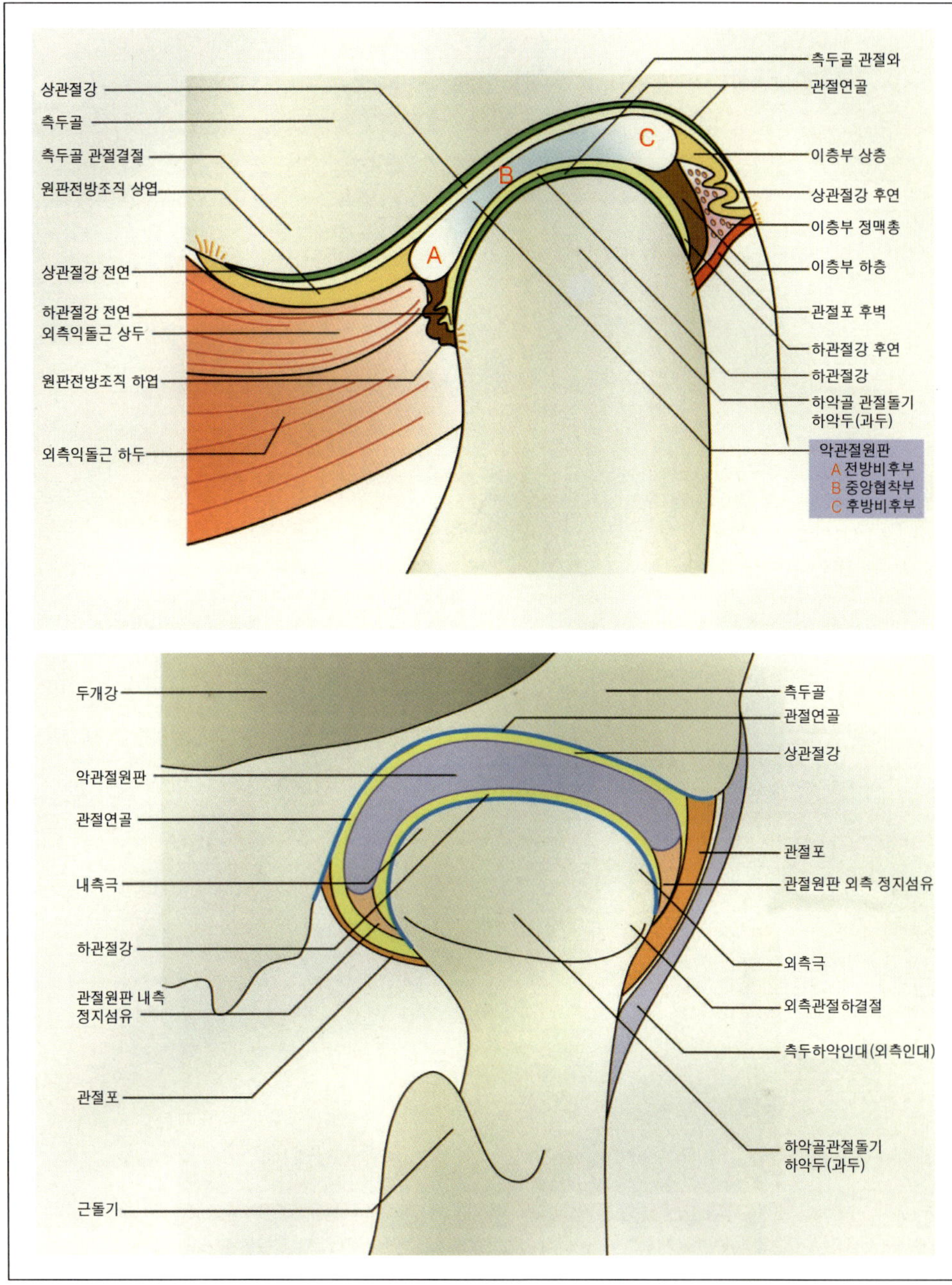

그림 2

악관절의 구성과 과두안정위에서 각 부의 형태와 구조(시상면, 전두면).

수직적 악위(교합고경)의 결정

폐구 시 구순접촉위 – 상구순에서 진단한 안정공간(2~4mm)

수평적 악위의 결정

과두안정위(악관절) = 중심위(Centric relation)

그림 3

교합채득(교두감합위를 구성하는 하악위 결정조작)의 기준.

3) Dawson technique(그림 6)

최근 Dawson technique은 과두안정위로의 적절한 유도가 곤란하다는 견해가 있다. 그러나 표 1에 소개하는 내용에 주의한다면 임상에 충분히 응용할 수 있으며 초진 시 검사와 채득할 악위의 확인 등 임상에서 매우 유효한 방법이다.

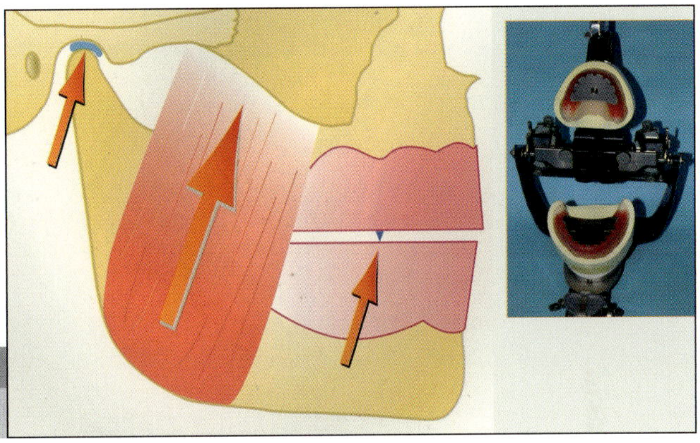

그림 4

클러치를 사용해 중심위로 유도하는 방법(고딕 아치 트레이서).

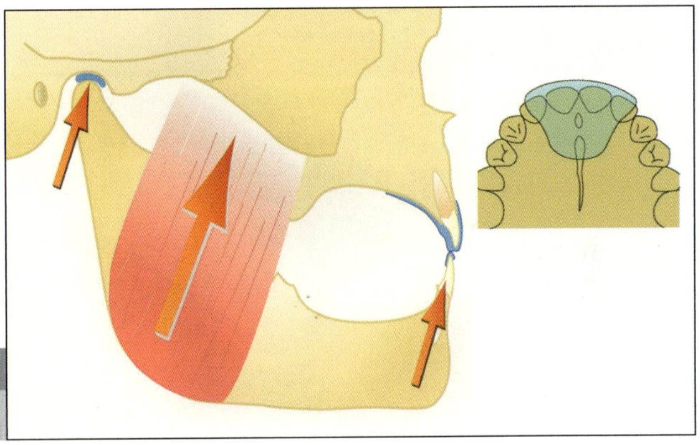

그림 5

Anterior jig를 사용해 중심위로 유도하는 방법.

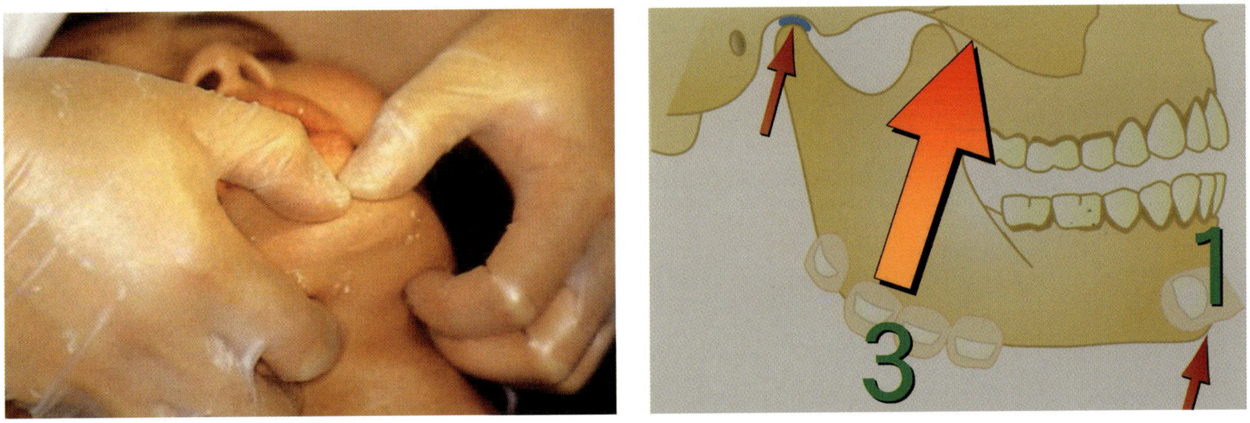

그림 6

Dawson technique(bilateral manipulation technique).

표 1	Dawson technique 진행 시 주의사항

① 폐구근에 의한 벡터 총합의 이미지를 갖는다. 교근천부의 주행과 거의 일치한다.
② 악위는 후굴시키고 설골 상·하근군은 신전시킨다. 두위 전굴에서는 전경부 조직이 간섭되어 잘 유도할 수 없다.
③ 하악각을 소지(제5지)로 대고 교근천부의 주행과 거의 일치한 방향으로 힘을 가한다.
④ 이부 정중에 좌우 엄지를 대고 좌우 악관절에 균등하게 힘을 배분한다. 손이 작고 손가락이 짧을 때에는 ③의 방법을 우선한다.
⑤ 이부를 손가락으로 잡아당기지 않는다. 하악을 유도하기 쉬운데 ⑥의 상태를 만들어 하악을 후퇴시킨다.
⑥ 하악골 하연 내측에 손가락을 대지 않는다. 손가락을 걸면 설골상근군을 자극해 하악이 후퇴한다.
⑦ 유도의 기준이 되는 두개(관절와)를 확실하게 고정한다.
⑧ 두부를 술자의 좌완과 좌측 몸으로 안을 때는 하악을 우측으로 끌어당겨 편위시키기 쉬우므로 주의한다.
⑨ 폐구각도도 하악을 우측으로 편위시키기 쉬우므로 좌우 과두점을 연결하는 과두간 축을 중심으로 폐구각도에서 유도한다.
⑩ 하악각 3에 대해 이부 1의 비율로 힘을 가하고 적절한 방향으로 힘을 가하면서 개구반사를 억제한다(**그림 6 우측**).
⑪ 치아를 반복 접촉시키지 않는다. 조기접촉이 있으면 3회 이상의 접촉으로 악위가 쉽게 편위하므로 2회로 제한한다.

표 2	중심위(과두안정위)의 안정성에 영향을 미치는 인자

① 강하게 감합한다(이를 꽉 물면 과두는 상방으로 350±210㎛ 편위한다).
② 두위(두위를 30° 후굴시키면 과두는 후방으로 평균 410±150㎛ 편위한다).
③ 체위(체위를 수평으로 하면 과두는 후방으로 830±380㎛ 편위한다).
④ 생체의 도피반사로 표정근이 긴장하면 과두는 후퇴한다(교합지 홀더를 구강에 삽입하면 하악은 후방으로 480±154㎛ 편위한다).
⑤ 자세유지에 관여하는 근육, 골격계의 장애(무릎이나 허리에 장애가 있으면 두위도 후굴하고 과두는 후방으로 편위하기 쉽다).
⑥ Ventilation(호흡기계에 장애가 있으면 두위가 후굴하고 과두는 후방으로 편위하기 쉽다).

중심위(과두안정위)에 영향을 미치는 요소와 대응법

임상에서는 전술한 방법으로 중심위(과두안정위)를 구할 수 있는데 결코 안정성이 높지 않다. 과두안정위에 대해서도 저작근이나 표정근의 긴장, 체위나 두위, 생체의 반사가 큰 영향을 미치므로 정확한 임상이 되기 위해서는 이들 인자에 대한 해명이 반드시 필요하다(**표 2**).

1) 환자의 체위와 두위

두위는 교합고경 결정 기준이 되는 하악안정위에 큰 영향을 미치는데, 수평적 악위의 결정적 기준인 중심위(과두안정위)에도 큰 영향을 미친다.

인간의 경우 두위의 기준은 자연두위(natural head position)이며, 이 두위에서 적절한 과두안정위를 얻을 수 있다. 그런데 치료의 체위는 환자 수평위가 일반적이며 이 상태에서 폐구하면 하악두는 후하방으로 편위한다. 왜냐하면 하악골, 저작근, 설골상근군, 설골하근군, 광경근, 피부에 가해지는 중력의 방향이 자연두위 상태에서 약 90° 변화해 하악이 후방으로 내려가기 때문이다. 후방으로 약 830㎛ 편위하며 이 값은 치과치료에 중요한 영향을 미치므로 무시할 수 없다(**그림 7**).

또한 환자의 두위, 즉 치료의자의 헤드레스트의 설정 각도에 따라 하악안정위는 물론 중심위도 큰 영향을 받는다. 헤드레스트의 후굴은 중력이 가해지는 방향에 큰 변화를 주지 않지만 경부가 후굴하면 설골상근군, 설골하근군, 광경근, 정경부 피부가 신전해 하악을 후방으로 견인하고 과두위를 편위시킨다. 크게 후굴시킨 경우 편위량은 평균 410㎛이며 역시 무시할 수 없다(**그림 8**).

2) 표정근에 의한 도피반사

적절한 중심위(과두안정위)를 구하려면 개구근과 폐구근뿐만 아니라 표정근의 근활동도 제어할 필요가 있다. 표정근이 직접 하악골에 부착하는 일은 적지만 표정근끼리 연계해 하악을 후방으로 견인하는 작용이 있다. 그리고 교합을 검사하거나 조정할 때에 구강 내에 교합지 홀더를 삽입하면 구각부 자극에 대해 생체 도피반사가 일어나는데 이것도 같은 예이다.

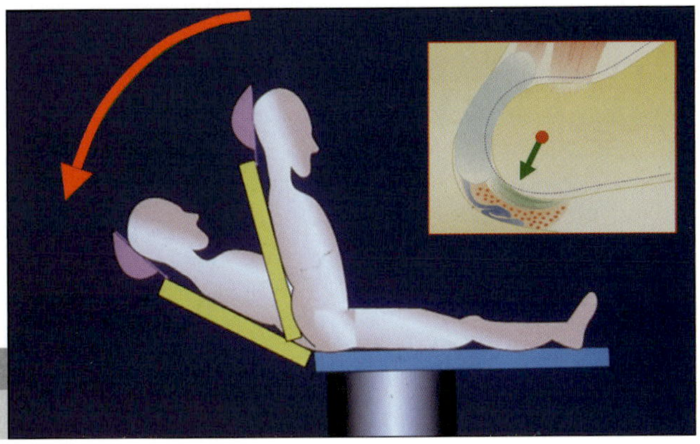

그림 7
수평위에서 과두는 후방으로 830±380㎛ 편위한다.

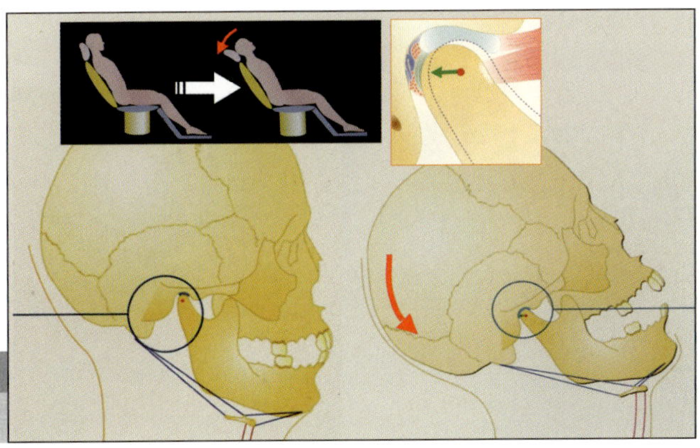

그림 8
두위를 30° 후굴시키면 과두는 후방으로 410±150㎛ 편위한다.

대개는 교합지 홀더를 구강 내에 삽입하면 표정근에 의해 생체는 구각부를 후방으로 견인하는데 자연두위 상태에 있더라도 과두위는 후방으로 평균 약 480㎛ 편위한다(**그림 9**). 표정근에 의한 영향도 체위나 두위의 경우처럼 임상에서 무시할 수 없는 범위라는 것을 인식하는 것이 중요하다.

따라서 앞서 말한 체위나 두위에 의한 과두위의 편위처럼 과두안정위에 대해 하악두가 후방으로 편위하고 결국 보철치료를 할 때 교두감합위(중심교합위)는 중심위에 대해 후방에 구성된다. 결과적으로 본래의 중심위에서 폐구하면 전치부 보철 시에는 그 부위의 조기접촉을, 구치부 보철 시에는 그 부위의 교합저위를 일으킨다.

실제 임상에서는 술자가 환자의 구각부에 손을 대고 힘을 빼게 하면 구순과 구각부 주위가 긴장되는 것을 막을 수 있다. 즉 술자가 이러한 생체 현상을 정확히 알고만 있다면 적절한 대응이 가능하며 그 후 과두위가 크게 편위해 임상에 문제가 발생하는 것을 피할 수 있다.

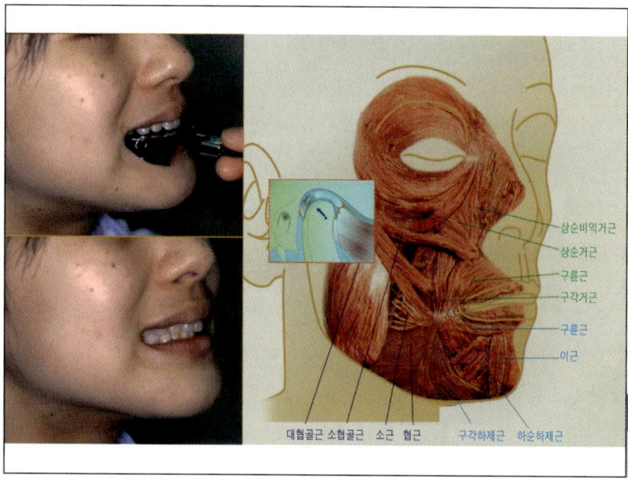

그림 9

표정근이 긴장하면 과두는 480±154㎛ 후방으로 편위한다.

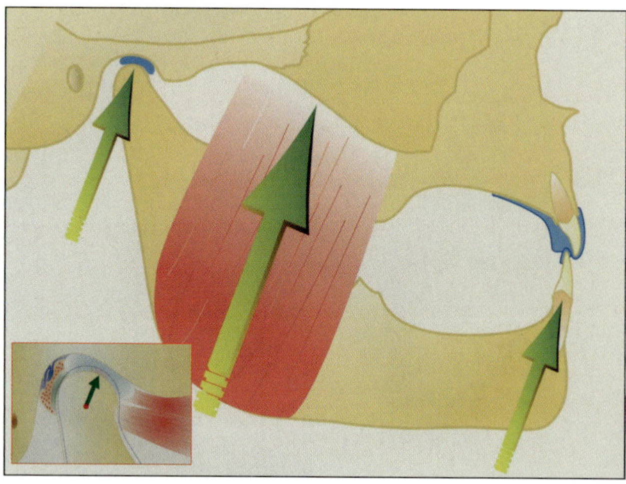

그림 10

강하게 강합하면 과두는 상방으로 350±210㎛ 편위한다.

3) 감합 시 악구강계의 힘의 배분(치아, 치근막, 치조돌기, 하악골, 악관절)

강하게 감합하면 과두는 상방으로 350±210㎛ 편위한다(**그림 10**). 또한 건전 유치악 치열의 교두감합위(중심감합위)에서는 상악 6전치 이외의 치아는 기능압이 치축 방향으로 전달되고 치근막 전체로 힘이 분산된다. 그때 구치부에는 시상의 'Spee 만곡', 측방의 'Wilson 만곡', 'Monson 만곡'에 의해 만들어지는 교합평면의 만곡이 치관 형태, 치근 형태, 각 구치의 치축배열과 균형을 이루며 절묘한 조화를 만들어낸다(**그림 11**). 즉 교합평면의 만곡은 감합 시 하악위의 유지와 악관절의 보호, 그와 동시에 기능압을 지지조직 전체로 적절하게 배분시켜 mechanical stress가 국소적으로 집중되는 것을 회피하여 악구강계의 보존에 기여한다.

한편 감합 시에 정상피개를 가진 전치부에서는 상악 6전치에 대해 순측으로 넓게 누르는 힘이 가해져 치축은 순측으로 기운다. 그로 인해 힘이 전치부 치조와의 순측 치경부로 집중되는 것을 피하기 위해 상악 6전치의 치근막이 발휘하는 피압축성, 순측 치조돌기부 골의 변형, 정중구개봉합의 해이와 그 조절성이 함께 작용해 상악 6전치는 보전된다. 구치부가 적정 교합지지를 발휘하는 조건에서는 감합 시 전치부가 구치부처럼 대합치와 교합접촉을 하는데도 registration strip이 쉽게 통과하는 것은 이런 작용을 하기 때문이며 상악 6전치를 보호하는 데 도움이 된다.

또한 진단용 모형을 교합기에 장착하고 교합을 진단하거나 보철물을 작업 모형상에서 제작할 때에 크게 개구하면 하악골이 변형되고, 1mm 이상 치열궁이 협착하는 증례도 볼 수 있다. 따라서 인상채득은 가능한 폐구 상태에서 진행하는 것이 기본이며 충분한 주의가 필요하다.

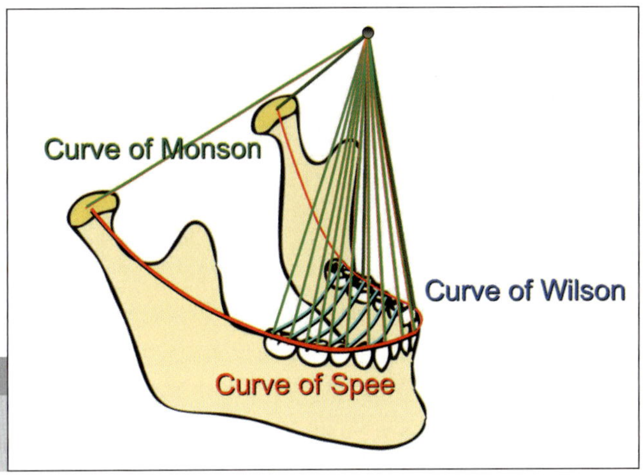

그림 11

교합평면의 만곡도는 기능압이 치주조직과 악관절로 적정 배분되는 데 관여한다.

유치악의 교두감합위(중심교합위)에서 교합접촉점의 설정

중심교합위에서 각종 교합접촉 관계를 그림 12에 소개하고 이 중에 A의 구성을 기술하기로 한다.

1) 교두 대 변연융선의 관계(cusp to ridge; 그림 13)

교두 대 변연융선은 상악에서는 근심, 하악에서는 원심의 변연융선부 각각 4곳에 상대하는 동명치의 기능교두가 감합하는 교합접촉 관계이다. 영구치열로 교환되는 과정에서 맹출 시기의 지연, 맹출 위치의 전위, 치축의 경사가 어느 정도 발생해도 정상적으로 치열이 완성되는 데 유리하다. 왜냐하면 1치 대 2치의 교합접촉 관계이므로 자연치에서 인접면 접촉부의 풍융은 상하악 치열의 감합을 정상적인 상태로 수용하는 데 적합하기 때문이다.

그러나 치축 방향으로 기능압을 전달하는 데 불리하며 치아에 측방압이 가해지기 쉽다. 또한 인접면 접촉부의 풍융이 심하므로 occlusal embrasure가 커지고 치아 사이에 음식을 잘 끼고 치주조직 보전 측면에서도 불리하다.

2) 교두 대 와의 관계(cusp to fossa; 그림 14)

교두 대 와는 하악 8개, 상악 6개 기능교두가 상대하는 동명치의 와에 감합하는 교합접촉 관계이다. 자연치열에서는 거의 볼 수 없지만 영구치열로 교환되는 과정에 맹출 시기의 지연, 맹출 위치의 전위가 발생하면 1치 대 1치의 교합접촉 관계이므로 정상적인 치열의 완성은 어렵다. 일단 완성된 치열에 대해 치관을 수복할 때는 유리한 교합접촉 관계이며 치축 방향으로 기능압의 전달이 뛰어나며 치간부에 음식이 잘 끼지 않는다. 또한 occlusal embrasure를 축소해 음식이 끼는 것을 억제하며 치주조직의 보전에 유리한 치열구성이 가능해진다.

3) 교두 대 와의 3점 접촉(tripodism; 그림 15)

교두 대 와의 교합접촉 관계에서 교두감합위(중심교합위)를 구성할 때는 우선 equalizer를 정확하게 부여하는 것이 중요하다. 이를 통해 악관절이 보호되며 감합위의 전후적 위치 관계가 명확해진다.

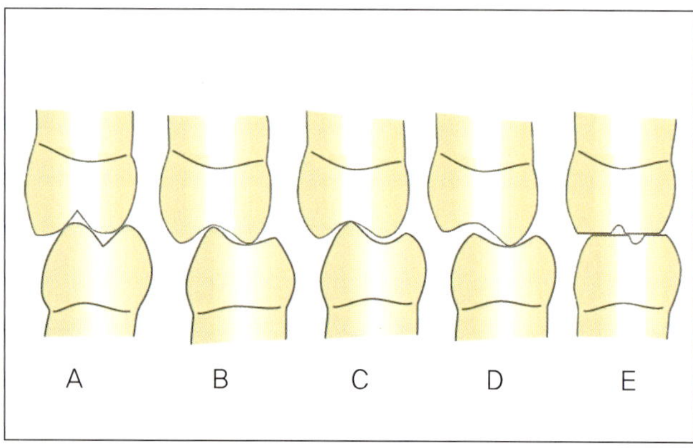

그림 12

각종 교합양식의 중심교합위에서 접촉 관계. **A,** 기능교두정을 대합치가 3개의 교합접촉점으로 지지한다(tripodism). **B,** 상하악의 기능교두정이 대합치와 1점으로 교합접촉한다. **C,** 하악의 기능교두정이 대합치와 1점에서 교합접촉한다(buccalized occlusion). **D,** 상악 기능교두정이 대합치와 1점으로 교합접촉한다(lingualized occlusion). **E,** 상하악 무교두에서 평탄한 교합면과 교합접촉한다(monoplane occlusion).

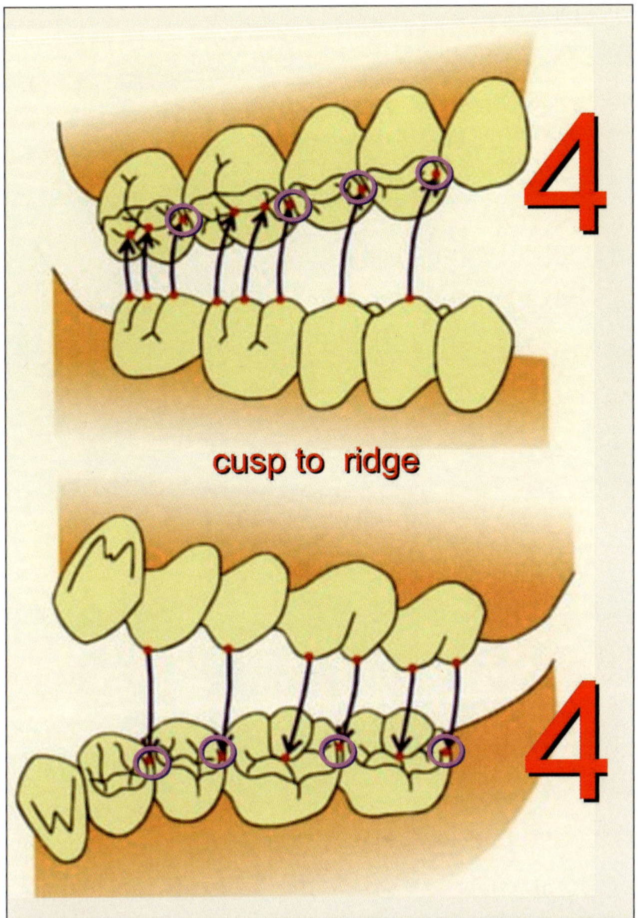

그림 13

교두 대 변연융선의 교합접촉 관계(cusp to ridge).

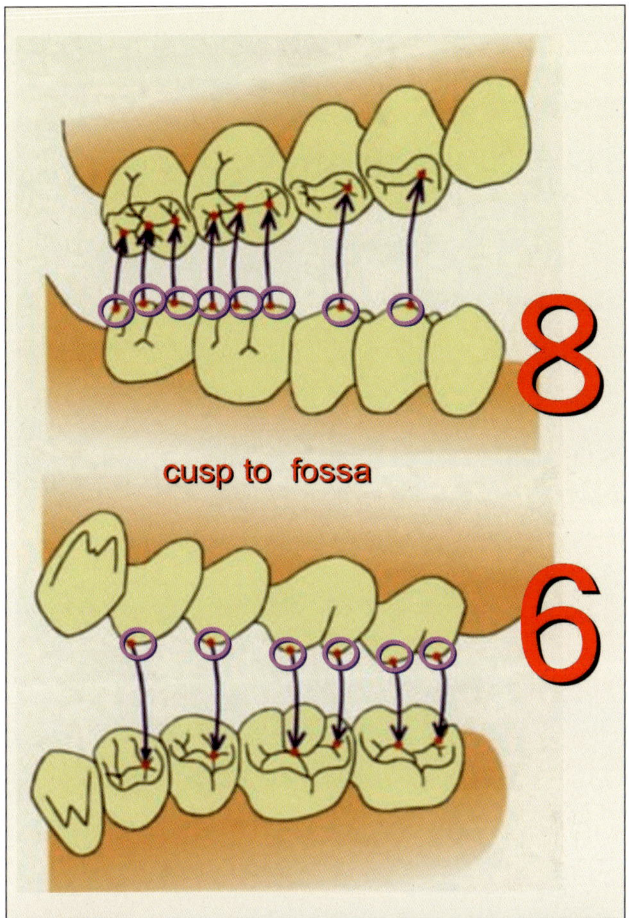

그림 14

교두 대 와의 교합접촉 관계(cusp to fossa).

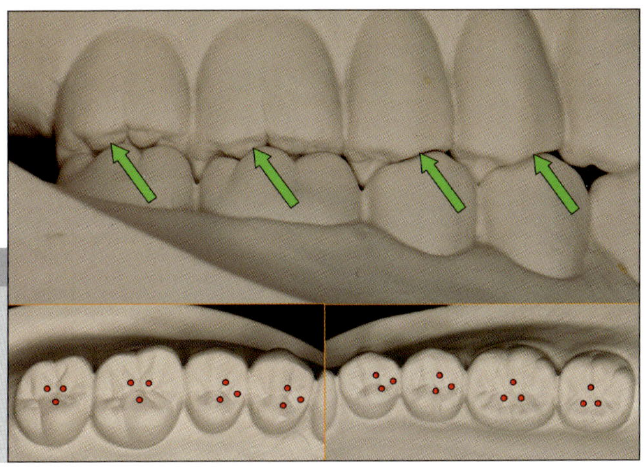

그림 15

교두 대 와에서 3점 접촉. Equalizer*를 정확하게 부여하고 교합접촉점을 중심열구로 모으고 거의 같은 높이로 설정한다.

*Equalizer: Closure stopper와 equalizer는 하악의 전후적 위치 관계를 유지하고 ABC contact은 하악의 좌우 위치 관계를 유지한다. A와 C contact이 stopper와 equalizer의 역할을 하고 있다.

또한 대합하는 기능교두를 3점으로 감싸고 3차원적으로 안정된 교두감합위를 구축한다. 교합접촉점의 설정 위치는 상하악 모두 중심열구로 모으고 3점의 상하적 위치는 거의 같은 높이가 되도록 한다. 이러면 힘이 적절한 치축 방향으로 전달되고 적절한 disclusion양을 설정할 수 있게 되어 교두간섭 없는 안정된 치열을 구축할 수 있다.

유치악의 측방 편심위에서 구치부 교합접촉에 관한 진단 기준

견치유도에 의한 좌측방 편심위에서 구치부의 교합접촉이 비작업측 또는 작업측에 관찰되는 경우 '악구강계의 조화', '잔존조직의 보존'에 적합한 진단 기준을 소개하겠다. 실제 임상에서 문제가 되는, 감합 시 하악의 미세이동과 악관절 원판과 하악골의 피압편위가 교합과 악구강계에 미치는 영향을 충분히 숙지해야 한다.

1) 감합해도(편심위에서 물어도) 구치부에 교합접촉이 관찰되지 않는 경우

견치유도에 의한 좌측방 편심위에서 비작업측과 작업측 어디에도 구치부의 교합접촉이 없고 상하악 구치 간에 적절한 disclusion양이 관찰될 때에는 기능적으로 문제가 없다.

2) 감합하면(평형측으로 물면) 비작업측 구치부에 교합접촉이 관찰되는 경우 (그림 16)

기능교두끼리 접촉하므로 상하 치아의 지지능력이 높고 상하악의 치주조직이 손상되는 일은 없다. 또한 balancing contact은 비작업측 악관절에 대해 바람직한 보호접촉이므로 교합조정 없이 이 상태를 유지해도 된다.

3) 감합하지 않아도(평형측으로 물지 않아도) 비작업측 구치부에 교합접촉이 관찰되는 경우

기능교두가 서로 접촉하므로 상하악의 치주조직에 큰 손상은 없다. 그러나 비작업측 과두가 하방으로 견인되어 외측인대를 비롯한 악관절 관련조직에 장애가 발생하므로 악관절을 보호하려면 감합 시 처음 교합접촉이 관찰되는 상태까지 교합을 조정할 필요가 있다.

4) 비작업측 구치부에 교두간섭이 관찰되고 다른 치아는 이개하는 경우

비작업측 교두간섭은 기능교두끼리 접촉하므로 상하악 치주조직에 큰 손상이 없는 경우가 많다. 그러나 비작업측 과두가 하방으로 현저하게 견인되어 외측인대를 비롯한 악관절 관련조직에 장애가 유발되므로 악관절을 보호하기 위해 조속한 교합조정이 필요하다.

5) 감합하면(작업측으로 물면) 작업측에 교합접촉이 관찰되는 경우

병적 동요가 관찰되지 않는다면 작업측 악관절에 대해 바람직한 보호접촉이므로 교합을 조정하지 않고 경과를 관찰한다.

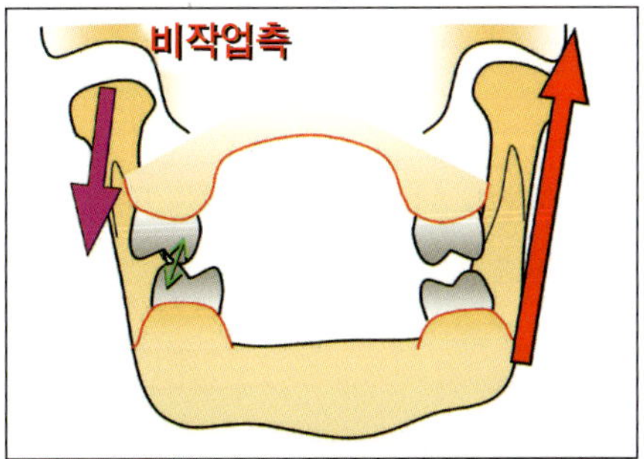

그림 16

비작업측 구치의 교합접촉은 기능교두끼리 접촉하므로 지지능력이 높고 상하악 치주조직에 큰 손상이 없다. 이 balancing contact은 악관절에 대한 보호접촉이지만 교두간섭인지 진단이 필요하다.

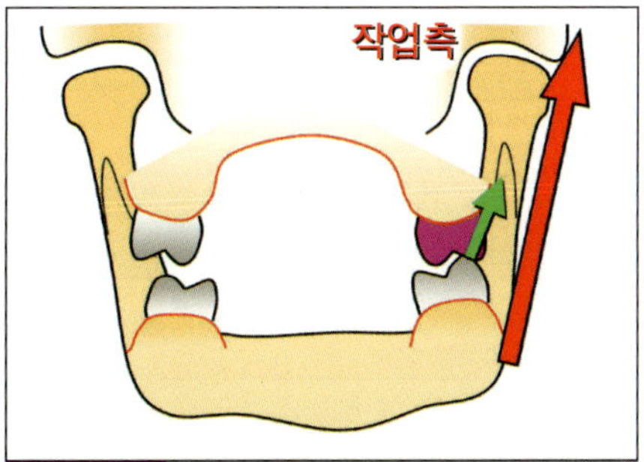

그림 17

작업측 협측의 교두간섭은 비기능교두가 교합접촉하는 상악 구치에서 병적 동요가 발생하기 쉽다.

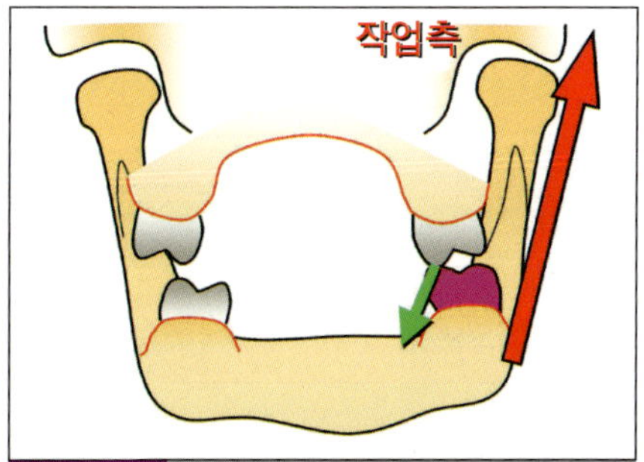

그림 18

작업측 설측 교두간섭은 비기능교두가 교합접촉하는 하악 구치에서 병적 동요가 발생하기 쉽다.

6) 감합하지 않아도(작업측으로 물지 않아도) 작업측에 교합접촉이 관찰되는 경우

비기능교두가 접촉하는 상악에서 병적 동요가 발생하는 경우가 많으므로 상악 구치를 보호하기 위해 교합을 조정한다. 비기능교두가 교합접촉해 커다란 부하가 가해지면 치축 방향에서 크게 벗어난 방향으로 기능압이 가해지고 비기능교두측 socket 변연부에 mechanical stress가 집중되어 치주조직을 해치기 때문이다. 다만 소구치부에서 후방 bracing equalizer(M형 가이드) 기능을 하는 접촉 부위는 악관절을 보호하는 견치유도의 보조 역할을 하므로 충분한 정밀검사 후에 보존한다.

7) 작업측 협측에 교두간섭이 관찰되고 다른 치아는 이개하는 경우(그림 17)

작업측 협측 교두간섭은 비기능교두가 접촉하는 상악에서 병적 동요가 발생하는 경우가 많으므로 상악 구치를 보호할 목적으로 교합조정을 한다. 악관절장애는 비교적 적지만 작업측 과두를 후방으로 압박할 때에는 외측인대를 비롯한 악관절 관련 조직에 장애를 일으키므로 악관절을 보호하기 위해서도 조기에 교합조정할 필요가 있다.

8) 작업측 설측에 교두간섭이 관찰되고 다른 치아는 이개하는 경우(그림 18)

작업측 설측의 교두간섭은 비기능교두가 접촉하는 하악에서 병적 동요가 발생하는 경우가 많으므로 하악 구치를 보호할 목적으로 교합조정을 한다. 악관절장애는 비교적 적지만 역시 작업측 과두를 후방으로 압박하는 경우에는 악관절 관련조직에 장애를 일으키므로 악관절을 보호하기 위해서도 조기에 교합조정이 필요하다.

측방가이드의 요점

유치악의 경우 측방가이드의 구성에는 기존 point centric에 대해서는 견치유도로, long centric에 대해서는 group function으로 대응하는 방법이 채택되어 왔다. 이와 관련해 임상에서 반드시 숙지해야 할 악구강계의 특성을 소개하겠다.

1) 견치유도(Cuspid protected occlusion)

측방가이드에서 견치유도의 장점을 **표 3**, **그림 19**에 소개한다.

견치유도에는 후방 bracing equalizer(lateral protrusive tooth guidance, M type guide)와 전방 bracing equalizer(lateral retrusive tooth guidance, D type guide) 두 요소를 갖춘, 전방과 후방 bracing equalizer(lateral functional tooth guidance, M+D type guide)가 바람직하다(**그림 20**). 후방 bracing equalizer만으로는 측방편심위에서 작업측 과두가 생리적 운동경로보다 전방에서 유도된다. 또한 전방 bracing equalizer만으로는 측방편심위에서 작업측 과두가 생리적 운동경로보다 후방으로 들어가 외측인대 손상과 악관절 원판의 전방전위를 유발할 우려가 있다.

2) Group functioned occlusion(그림 21)

최근 악구강계의 특성이 다각도로 연구되면서 악구강계 기능과 조화를 이루는 group function의 구성이 얼마나 어려운지가 밝혀지고 있다.

작업측 과두에서 최대감합 시 이동량은 가볍게 감합해 측방운동했을 때 작업측 과두의 이동량(0.3~1.2mm, 평균 0.7mm)보다 2~2.5배 증대한다. 따라서 가볍게 감합해 측방운동했을 때에 작업측 견치에서 제2대구치까지 균등하게 가이드하는 group function에서는 취침 시 grinding이 발현하면 악관절에 근접하는 후방 치아일수록 크게 동요한다. 따라서 처음에 최

표 3	측방 가이드로서 견치유도의 유리성
①	후방 bracing equalizer(Lateral protrusive tooth guidance, M type guide)의 구성에 적합한 치관 형태를 가지고 있으며, 악기능과 조화를 이루는 측방가이드 방향을 정확하게 설정할 수 있다.
②	치관이 길어 측방가이드에 적합하다.
③	치근이 길어 힘의 분산에 유리하다.
④	치근이 두꺼워 힘의 분산에 유리하다.
⑤	치근막 감각수용기 mechanoreceptor가 풍부해 뛰어난 센서로써 높은 악위 조절능력을 가지고 있다.
⑥	주위골이 치밀하고 높은 지지능력을 가지고 있다.
⑦	수직피개가 4mm 정도로 커 측방가이드에 적합하다.
⑧	측방운동 시에 필요한 수직적 유도접촉을 가장 부여하기 쉬운 설면 형태를 가지고 있으며 구치군의 적정 disclusion양을 설정하기에 유효하다.
⑨	정중에 가까운 좌우 악관절에 힘을 거의 균등하게 배분할 수 있으므로 측방으로 감합했을 때에 악관절에 가해지는 부담을 경감할 수 있다. 또한 측방으로 감합했을 때 하악골의 변형을 억제할 수 있다.
⑩	악관절과 폐구근에 대한 측방 가이드부의 위치 관계가 III급이므로 같은 힘으로 감합하면서 측방운동을 해도 견치유도에서는 제1대구치로 가이드시켰을 때와 비교해 1/5 이하의 힘으로 가이드할 수 있어 역학적으로 매우 유리하다(**그림 19**).

후방 구치의 파쇄교두인 상하악 제2대구치 협측교두 쌍방에 커다란 역학적 부하가 가해진다.

이 중에 하악의 협측교두는 기능교두이므로 가해진 부하가 지지조직이 넓은 범위로 분산되어 치관의 파절과 교합성 외상에 의한 치주조직의 파괴로까지는 이어지지 않는다. 한편 상악의 협측교두는 비기능교두이므로 가해진 부하가 협측부에 집중되어 치관파절과 치주조직의 파괴가 일어난다. 상악 제2대구치 다음에는 동일한 메커니즘으로 상악 제1대구치 순으로 파괴된다.

이렇게 group function은 결코 이상적인 측방가이드가 아니며 잔존조직의 보존이라는 관점에서 대구치부는 disclusion시켜 견치유도에 가깝게 하는 것이 바람직하다.

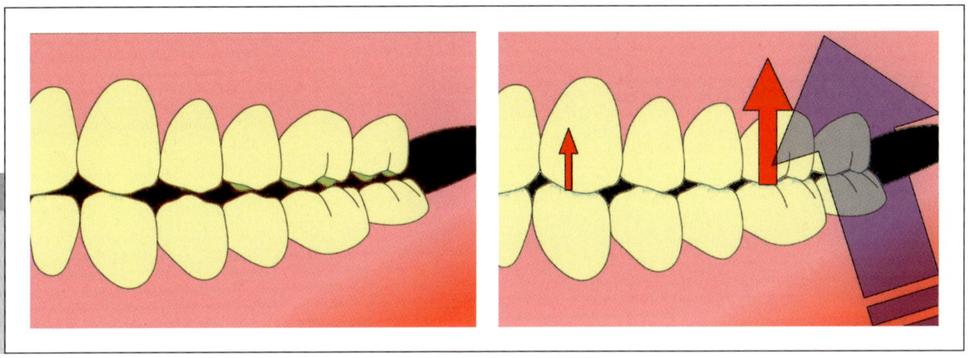

그림 19

견치유도. 악관절과 폐구근에 대한 위치 관계가 Ⅲ급이므로 제1대구치와 비교하면 1/5 이하의 힘으로 가이드할 수 있다.

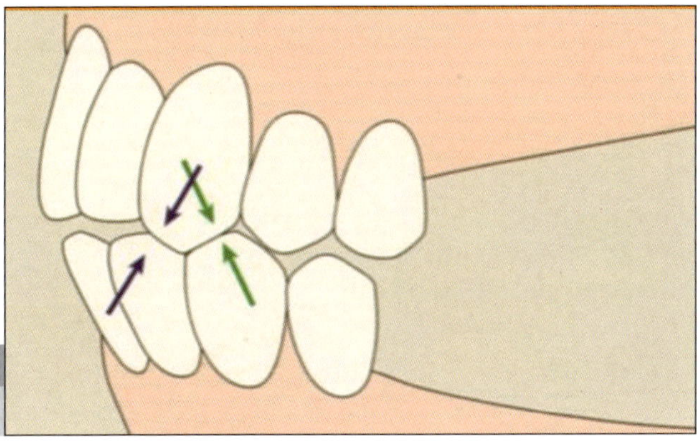

그림 20

전방과 후방으로 bracing equalizer.

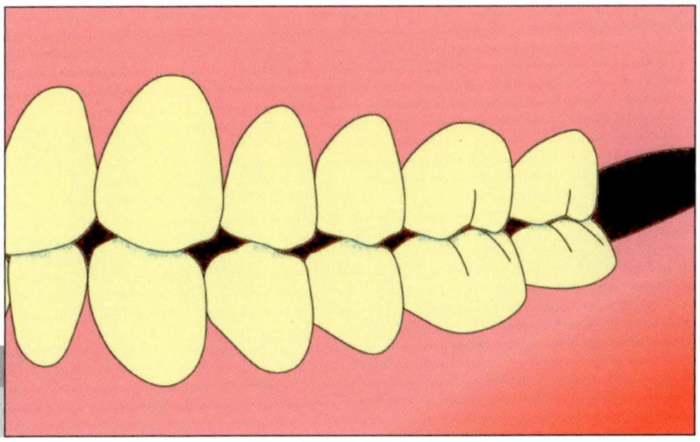

그림 21

Group function.

악구강기능을 정확하게 평가하기 위한 악관절과 근육의 촉진법

Chair side에서 20초 만에 가능한 악관절과 근육의 촉진법, 그리고 진단의 요점을 기술하겠다.

1) 임상에 유효한 악관절의 촉진법

악관절의 촉진은 ① 측방에서 검사, ② 후방에서 검사, ③ 하방(하악각부)에서 검사, ④ 상관절강에서 활주 상태 검사로 구성된다. 다양한 병태를 가능한 한 꼼꼼하게 파악하려면 측방에서 촉진한 후 기타 세 가지 촉진법을 병행한다. **그림 22~25**에 순서와 요점 및 주의사항을 소개한다. 그리고 정상 악관절의 하악두운동과 경로의 특징을 **표 4**에 소개한다.

2) 임상에 유효한 근육촉진법

임상에서 단시간 훈련을 통해 근육촉진법을 정확하게 시행할 수 있으려면 다음의 8항목이 만족되어야 한다.

① 검사 시 체위

일반검사나 악관절, 근육, 교합에 대한 기능검사를 원활하게 진행하고 환자에게 위화감을 주지 않는 체위가 요구된다. 그 점에서 유효성이 높은 체위는 환자 수평위, 술자 좌위이다.

① 측방에서 하는 촉진은 특히 초진 시에 유효하다. 필요하다면 기타 3종을 병행한다.
② 좌우 제3지(중지) 말단 관절부 복면을 이주후연에 갖다 댄다.
③ 제2지(검지)를 제3지에 붙이고 과두의 외측관절하결절을 촉진한다.
④ 환자에게 중심교합위에서 최대개폐구운동을 지시한다.
⑤ 과두 후면에 제3지(중지)의 배 부분을 대고 과두운동을 따라가면서 과두운동을 읽어낸다.
⑥ 개구 개시 시에 좌우과두의 활주개시 시기의 차이를 촉진한다.
⑦ 최대개구 시 좌우과두의 이동량을 파악한다.
⑧ 좌우과두의 운동을 보고 회전과 활주 타이밍을 읽는다.
⑨ 최대개구 시 과두운동의 정지 상태를 촉진한다.
⑩ 최대개폐구운동 시 click이나 crepitus가 발생하면 발생 상태와 시기를 알아낸다.
⑪ 동시에 측방에서 악관절에 대한 부하시험도 실시하고 압통의 유무와 정도를 확인한다.

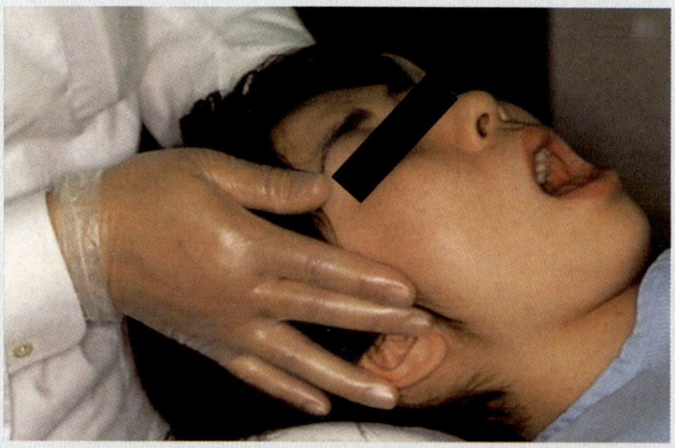

그림 22

악관절의 촉진 (1). 측방에서 검사.

② 검사에 사용하는 손가락

검사에는 압감각이 가장 예민한 제2지(검지)를 사용한다. 검지 하나로 적절한 위치를 정확하게 검사할 수 있다. 보통 손가락의 배 부분을 사용하는데 손가락 끝을 사용하기도 하므로 손톱은 항상 짧게 자른다.

③ 손가락의 사용법

작용, 반작용의 관계에서 좌우 근육을 똑같이 지압할 수 있는 쌍지법(雙指法)이 기본이다.

① 중심교합위에서 좌우 과두의 두개에 대한 전후 균형을 검사하는 데 유효하다.
② 환자에게 개구를 지시한다.
③ 제5지(소지)를 외이도에 삽입하고 전방으로 좌우균등하게 견인한다.
④ 천천히 중심교합위까지 폐구하도록 한다.
⑤ 좌우 압박도의 차이로 좌우과두의 두개에 대한 전후 균형을 검사한다.
⑥ 동시에 후방에서 악관절에 대한 부하시험도 실시하여 압통의 유무와 정도를 확인한다.

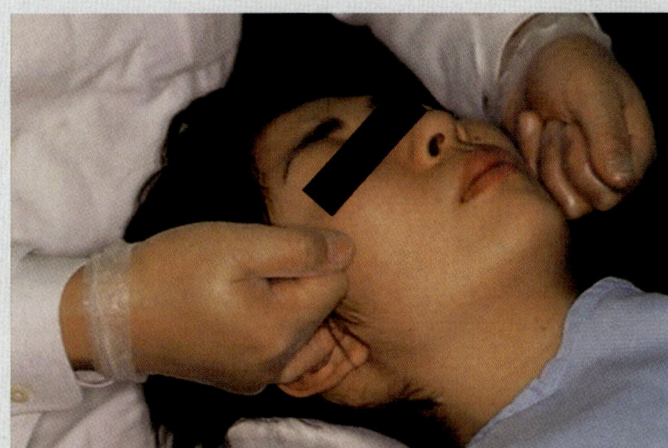

그림 23

악관절의 촉진 (2). 후방에서 검사.

① 중심교합위 부근의 과두운동이나 잡음을 검사하는 데 유효하다.
② 주로 중심교합위 부근의 luxation click(off click)을 진단하는 데 유효하다.
③ 환자에게 대개구를 지시하고 reduction click(on click)을 측방에서 검사해 확인한다.
④ 개구량 20mm 정도까지 폐구하도록 한다.
⑤ 좌우 하악각부에 제2, 3, 4지(검지, 중지, 약지)를 대고 상방으로 견인해 좌우 과두부를 가압한다.
⑥ 좌우 제1지(엄지)를 이부에 댄 상태에서 하악을 파지하고 개구반사를 유발하지 않도록 하면서 환자에게 중심교합위까지 천천히 폐구하도록 한다.
⑦ 이 상태에서는 luxation click을 확실하게 촉진할 수 있다.
⑧ 중심교합위에서 개구운동 시 이 검사를 하면 reduction이 잘 일어나지 않고 환측 retrodiscal tissue(bilaminar zone) 상층을 과도하게 신전시키므로 피해야 한다.
⑨ 동시에 하방에서 악관절에 대한 부하시험도 진행하고 압통의 유무와 정도를 확인한다.

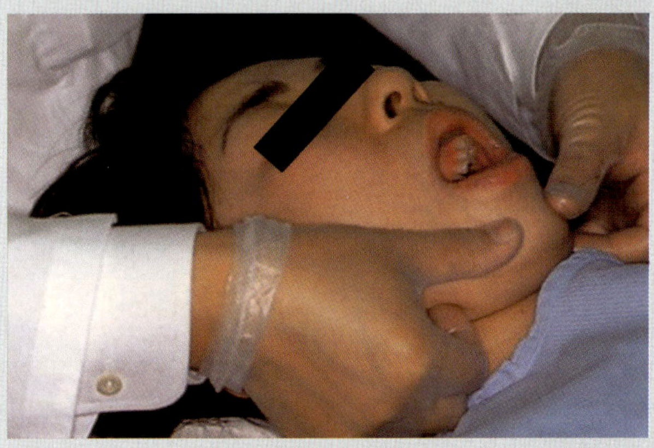

그림 24

악관절의 촉진 (3). 하방(하악각부)에서 검사.

① 개구량이 증가한 prolonged closed lock 증례를 진단하는 데 유효하다. 관절결절과 관절원판 사이의 상관절강에 활액이 존재하면 그 부위의 마찰 계수는 매우 낮고 매끄러운 활주 상태를 보인다. 그러나 관절원판의 복위를 동반하지 않는 전방전위 예에서는 관절강과 과두 사이에 관절원판이 존재하지 않고 retrodiscal tissue(bilaminar zone)가 존재하므로 기능 적정 배분이 이루어지지 않아 순조로운 활주 상태를 보이지 않는다.

② 하악 전방치의 순협측면에 제1지(엄지)를 올리고 환자가 폐구한 상태에서 검사한다.

③ 제2, 3지(검지, 중지)를 하악 하선 후방부에 대고 상관절강의 활주 상태를 읽는다.

④ 환자에게 최대개폐구운동을 지시하고 가압 상태에서 상관절강의 활주 상태를 촉진한다.

⑤ 개구량이 증가할수록 가압력을 높인다.

⑥ 폐구반사가 현저하게 발현하는 경우는 반대로 폐구로상에서 검사를 시작한다.

⑦ Eminence를 넘었을 때 현저한 속도 변화를, 상관절강의 활주 상태를 파악하는 데 이용한다.

⑧ 최대개구위에 가까울 때의 저항을 검사한다.

⑨ 최대개구위에서 하악두가 정지하는 상태를 검사한다. 정상 악관절의 경우 인대에 의해 제어되므로 '갑자기 탁' 하며 멈춘다. 반대로 prolonged closed lock 증례에서는 외측익돌근과 retrodiscal tissue(bilaminar zone) 상층이 줄다리기 양상을 보이며 양자가 균형을 이루는 위치에서 멈춘다. 따라서 갑자기 멈추지 않고 '서서히' 멈추는 것을 느낄 수 있다.

⑩ 동시에 악관절에 대한 부하시험도 진행하고 압통의 유무와 정도를 확인한다.

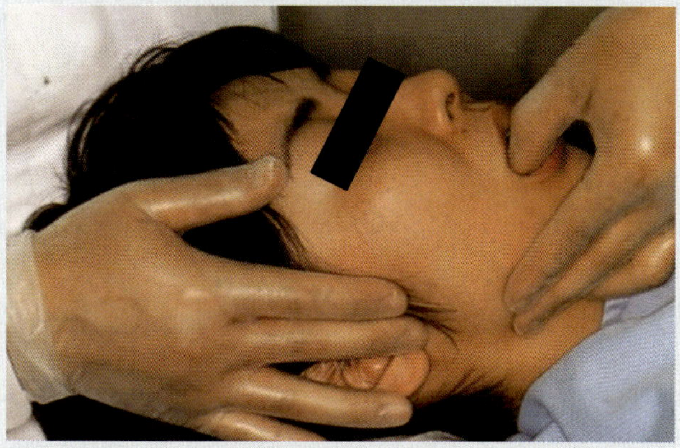

그림 25

악관절의 촉진 (4). 상관절강에서 활주 상태를 검사한다.

표 4 정상 악관절의 하악두운동과 경로의 특징

① 개구 초기운동은 좌우 동시에 시작한다.

② 최대개구까지 약 20mm 전방으로 활주한다(전방운동에서는 약 12mm).

③ 굴곡이 없는 깔끔한 경로를 그린다.

④ 측두골 관절결절을 따라 아래로 볼록한 만곡을 그린다.

⑤ 개폐구 시에 좌우 하악두는 조화를 이루며 동시에 이동하고 회전과 활주 타이밍도 좌우동일하다.

⑥ 왕복 경로가 거의 일치한다.

⑦ 최대개구위에서 하악두는 최전방위에 있고 측두골 관절결절을 따라 상방을 향한다.

⑧ 하악두가 측두골의 관절결절 최하점을 지나 최대개구한 하악두 최전방위에 이르기까지, retrodiscal tissue(bilaminar zone) 상층에 의한 현저한 운동억제는 관찰되지 않는다.

④ 적정 지압

좌우 제2지(검지) 말단의 배 부분을 사용하는 경우 적정 지압은 1,000g이며, 환자의 체격을 고려해 800~1,200g 범위에서 사용한다. 적정 지압을 습득하기가 어렵다고 하는데, 2kg의 용수철저울을 가로로 눕혀 좌우 제2지 말단의 배 부분으로 눌러 손가락 감각과 저울의 바늘을 보면서 훈련을 하면 단시간에 습득할 수 있다. 임상에 앞서 훈련이 필요하다.

⑤ 검사하는 근육의 종류와 부위

교근, 측두근, 악이복근을 검사한다. 촉진부위와 순서를 **그림 26**에 소개한다.

①~⑤ 교근
교근심부부터 시작하고 교근천부는 기시부 → 정지부 → 하악각부 → 중앙부 순으로 촉진한다.

⑥~⑧ 측두근
전부 근속 → 중부 근속 → 후부 근속 순으로 촉진한다.

⑨, ⑩ 악이복근
전복(앞부분)은 살짝 개구를 지시하고 긴장된 상태에서 촉진을 한다. 후복(뒷부분)도 동일하지만 그것만으로는 흉쇄유돌근이 방해하므로 환자의 두위를 후굴시켜 악이복근을 하악각부와 흉쇄유돌근에서 분리시켜 악위가 하악전방위가 되도록 한다. 그리고 압통을 확인할 수 있도록 긴장을 주면서 촉진한다.

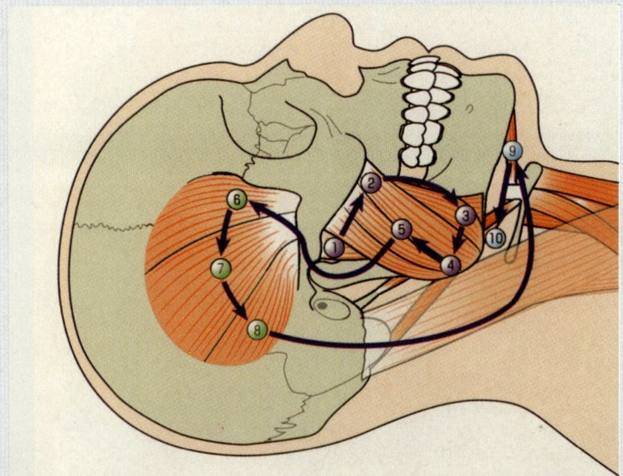

그림 26
임상에서 유효한 근육촉진법의 촉진 10부위.

⑥ 환자에게 질문하는 방법

근육촉진 시에는 "좌우 모두 이상 없으시죠?" 라고 환자의 대답을 유도하지 말고 대답하기 쉬운 질문을 한다. "좌우 모두 아프지 않은세요?" 라는 질문도 대답을 유도할 가능성이 있지만 임상에서 빠른 검사를 하는 데 유효하다.

⑦ 근육촉진의 평가 기준

근육촉진의 평가는 −: 통증이 없다, ±: 위화감이 있다, +: 통증이 있다, ++: 통증이 심하다[안검반사(blinking reflex)의 발현], +++: 극심한 통증이 있다(체동의 발현)의 5단계로 평가한다.

⑧ 근육촉진의 순서

근육촉진은 측방 악관절 촉진 다음에 진행하는 것이 효율적이다. 과두는 이주의 전방 1cm에 위치하며 바로 앞쪽 함몰부에 교근심부가 존재한다. 교근심부를 촉진할 때는 측방 악관절 촉진 후에 제2지를 세워 끝부분으로 촉진하면 된다.

3) 교합의 부조화가 일으키는 문제(engram)

교두감합위에서 감합할 때에 소량의 조기접촉이나 편심위에서 교두간섭이 존재하면 생체는 이것을 피하려고 폐구근과 개구근이 동시에 작용하여 하악이 편위되는 악운동 패턴이 구축된다. 이것을 engram 또는 avoidance라 부르며 '기능적 교합계의 보호반사(도피반사)나 조건반사에 의해 구축된 악운동 패턴이며 소량의 조기접촉이나 교두간섭에 대해 성립한다'라고 정의된다.

상악 좌측 견치에 크라운을 시적하고 수평위 상태에서 교합을 조정한 경우, 하악은 보통 800㎛ 정도 후방으로 편위하므로 교합조정 후에 환자 좌위 상태가 되면 좌측 상악 견치에는 현저한 조기접촉이 발생한다. 이 조기접촉을 그대로 방치하면 그 후 경과는 다음의 두 가지 경로를 거치게 된다.

첫 번째는 하악은 편위하지 않고 원인치인 상악 좌측 견치의 병적 동요나 교합통, 순측치은의 염증, 크라운 파절 등이 발생한다.

두 번째는 원인치에 현저한 증상이 발현하지 않고 환자는 이 조기접촉 부위를 피하듯이, 기존 교두감합위 직전의 위치에서 하악을 우측 후방으로 편위시켜 교합하게 되고, 우측과두는 후상방으로 눌려 편위한다. 그때 효과적으로 하악을 후방으로 편위시키는 역할을 하는 것이 악이복근 후복이며 이곳에 압통이 발현하는 예가 많다(**그림 27**).

Engram이 구축되어 하악에 편위가 발생하면 engram에 관련된 근육에 압통이 발현한다. 이 징후는 현존하는 교두감합위와 과두안정위의 부조화 가능성을 시사하며 바이오피드백요법이나 스프린트요법을 응용한 deprogramming의 필요성을 진단하는 데 유효한 지표가 된다. 따라서 교두감합위를 진단하기 전에 근육촉진에 의한 압통검사는 매우 중요하다.

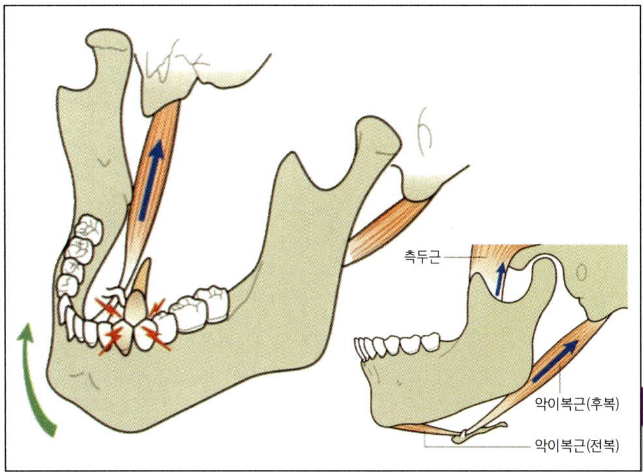

그림 27

조기접촉에 대한 engram의 구축에는 주로 악이복근이 관여한다.

■ 참고문헌

1) Okeson JP, Dickson JL, Kemper JT: The influence of assisted mandibular movement on the incidence of nonworking tooth contact. *J Prosthet Dent,* **48**(2): 174-177, 1982.

2) Williamson EH, Lundquist DO: Anterior guidance: its effect on electromyographic activity of the temporal and masseter muscles. *J Prosthet Dent,* **49**(6): 816-823, 1983.

3) Rugh JD, Katz JO: The effect of verbal instruction on identification of balancing contacts. *J Dent Res,* **65**: 189, 1986 (abstract).

4) Minagi S, Watanabe H, Sato T, Tsuru H: Relationship between balancing-side occlusal contact patterns and temporomandibular joint sounds in humans: proposition of the concept of balancing-side protection. *J Craniomandib Disord,* **4**(4): 251-256, 1990.

5) 皆木省吾ほか：顎関節内障の発症調節メカニズムに関する研究ー平衡側防護接触が平衡側顎関節の動態に及ぼす影響ー. 補綴誌, **34**（84回特別号）：56, 1990.

6) 小出　馨ほか：初診時に1分間で行うスクリーニングとしての顎関節と筋の触診　1～5. 補綴臨床, **4**：138-154, 270-279, 390-407, 520-529, 696-705, 2001.

7) 小出　馨, 西川義昌　編：補綴臨床別冊／図解 咬合採得. 医歯薬出版, 東京, 2001.

8) 井出吉信, 小出　馨　編：補綴臨床別冊／基本 機能解剖. 医歯薬出版, 東京, 2004.

9) Okeson JP著, 矢谷博文, 和嶋浩一監訳：Okeson TMDーManagement of temporomandibular disorders and occlusion. 原著第5版, 医歯薬出版, 東京, 2006.

Section 2

교합접촉점의 평가법과 검사 및 진단의 요점

Makoto Watanabe · Masaaki Iwamatsu
Shiho Itabashi · Chiaki Sato

볼 수 없는 교합접촉

치과 임상에서 교합접촉의 검사 및 평가의 중요성에는 이견이 없다. "교합은 치과의학의 기본 원리다"라고 Posselt가 말했듯이, 교합은 치과의학의 중심 과제이며 지금도 계속해서 연구되고 있다.

Hellman[1)]이나 Ishihara(石原)[2)], Körber[3)]의 논문에도 나와 있듯이 교합접촉에 관한 논의는 오래 전부터 계속되어 왔다. 그러나 과학이 진보한 현대에도 이상적인 교합접촉에 관해서 해명되지 않은 점이 많고 과학적으로 검증된 교합접촉의 평가법도 아직까지 확립되지 않았다. 이렇게 교합접촉의 평가를 어렵게 만드는 한 요인으로 교합접촉은 구강 내에서 볼 수 없고 실측이 곤란하다는 점을 들 수 있다.

교합접촉은 직접 볼 수 없다. Occlusion의 어원인 occlude라는 단어는 '차단하다', '폐쇄하다'라는 의미를 내포한다. 하악의 거상과 함께 상하악 치아는 근접하고 상하악 치아가 감합해서 생긴 폐쇄 공간에 교합접촉점이 발생한다. 전치부에 발생한 교합접촉점은 상악 전치가, 구치부에 발생한 교합접촉점은 상악 구치의 교두가 가로막아 구강 밖에서 교합접촉점을 볼 수 없다. 따라서 교합접촉을 평가할 때에는 보이지 않는 것을 구현화할 필요가 있다.

교합접촉을 보다

보이지 않는 것을 시각화하기 위해 색을 입히는 방법, 상(형태)을 추출하는 방법들이 다양하게 시도되었다. 교합접촉을 평가할 때에도 교합지를 사용해 교합접촉 부위에 색을 입히는 방법, 왁스나 실리콘 인상재를 사용해 교합접촉 부위를 추출하는 방법이 사용된다[4)](**표 1**). 최근에는 교합접촉을 가시화, 정량화하는 기기의 개발이 진행되고 있다.

본고에서는 임상에서 자주 사용되는 교합접촉의 평가법과 특징을 정리하고 교합접촉 평가를 위한 기기의 개발 배경에 대해 기술하기로 한다.

표 1	교합접촉 검사법(일본보철치과학회, 2002[4]에 기초해 작성)

① 전방, 측방활주운동을 지시하고 운동을 가이드하는 치아를 시진한다.
② 손가락 배 부분을 상악 치열의 순협측 치면에 가볍게 대고 태핑운동시켜 치아의 진동 상태를 촉진한다.
③ 교합지로 치면에 교합접촉 상태를 기록한다.
④ 인상재, 교합검사용 왁스, 실리콘블럭을 사용해 검사한다.
⑤ 교합지나 인발시험용지로 인발시험을 한다.
⑥ Dental Prescale이나 T-Scan으로 교합검사한다.
⑦ 촉진, 청진, 교합음 측정장치로 검사한다.
⑧ 상하악 치열 모형을 조절성 교합기에 장착하여 검사한다.

1) 교합지에 의한 교합접촉의 평가

교합지를 사용하는 방법은 간단하고 경제적이므로 임상에서 가장 빈번히 사용되는 평가법일 것이다. 교합지는 얇은 종이나 플라스틱 필름에 탄소와 빨강, 파랑 색소 등을 혼합해 도포한 재료이다. 최근 임상에는 두께 30㎛ 제품이 많이 사용된다. 교합지를 상하악 치아에 끼워 교합시키면 교합접촉 부위의 치면이 착색되고 교합지에는 색소가 벗겨지거나 구멍이 뚫린다. 이들 착색부위의 위치나 방향, 교합지와 치면에 관찰되는 색의 농담(짙고 옅음)을 보고 교합접촉을 평가한다.

Hasegawa(長谷川)[5,6]는 교합지에 나타나는 색의 농담을 보고 교합접촉을 평가할 때, 10㎛의 높이 차이를 판정할 수 있다고 보고하고 있다. 또한 크라운의 높이에 대한 생체의 반응을 관찰한 연구[7]나 교합 높이에 대한 치수나 치주조직의 반응을 조사한 연구[8]에서, 교합조정은 10㎛ 이하의 오차에서 진행되어야 한다고 한다. 두께 30㎛의 교합지가 찢어진 상태를 보면 교합조정량을 충분히 판별할 수 있다.

한편 교합지를 상하악 치아에 끼워 기록하는 방법은 치면의 표면 거칠기나 젖음성, 교합접촉 부위의 재질, 상하악의 감합 강도에 큰 영향을 받는다. 도재소부주조관의 글레이즈면이나 젖은 치면에는 잘 기록되지 않고 감합하는 힘이 너무 약하면 실제로 교합이 접촉하고 있어도 기록되지 않으므로 주의가 필요하다.

2) 인발실험(pull out test)에 의한 교합접촉의 평가

교합지나 Artus사 occlusal registration strips의 인발실험 용지를 1치아씩 교합시켜 잡아 뺄 때의 저항으로 교합접촉 부위와 접촉 강도를 검사한다. 실험 용지가 저항 없이 통과할 때에는 교합접촉이 없다고 판정한다. 인발실험은 높이에 관한 정보만 알 수 있으며 교합 시에는 치근막 왜곡에 의한 20~40㎛의 침하를 고려할 필요가 있다.

3) 인상재, 교합검사용 왁스, 실리콘 블럭에 의한 교합접촉의 평가

교합접촉은 하악위나 감합 강도에 따라 달라지므로 그 내용을 충분히 고려한 후 교합접촉을 평가할 필요가 있다. 또한 교합접촉을 평가할 때는 교두, 와, 구의 치관 형태나 위치의 파악이 필요하다. 이것들을 충족하려면 실리콘 인상재나 실리콘 블록을 사용해 교합접촉을 평가하는 것이 편리하다.

실리콘 인상재는 흐름성이 좋고 상하악 치아 간 공간의 형태를 기록하고 그 두께로 교합접촉을 평가하므로 감합 강도가 약하더라도 교합접촉을 기록할 수 있다. 반대로 강하게 감합한 상태에서는 실리콘 인상재를 경화시키면 forced intercuspation의 교합접촉을 기록할 수 있다. 강한 감합 상태와 약한 감합 상태를 기록해 비교하고 교합접촉의 위치와 면적이 크게 다른 경우에는 하악편위나 교두감합위의 불안정을 읽을 수 있다.

또한 측방위나 전방위 등 임의의 하악위에서 정지시켜 실리콘 인상재를 경화시키면 임의의 편심위의 교합접촉을 평가할 수 있다. 교합접촉을 평가할 때에는 실리콘 체크바이트를 구강 밖으로 꺼내 투과광에서 관찰한다. 교두나 구의 해부학적 지표와 교합접촉 부위의 위치 관계를 파악하고 교합접촉 부위의 색 농담을 보고 교합접촉의 강약을 판정한다.

4) AnaBiter에 의한 교합접촉의 평가

교합접촉의 진단, 즉 정상인지 비정상인지 판단하려면 비정상이라 판단할 만한 기준이 필요하다. 교합지나 실리콘 체크바이트에 의한 평가는 정성적(定性的)이며, 교합접촉의 평가에는 보다 구체적인 기준치가 요구된다. 그래서 필자는 교합접촉 부위를 자동검출하고 교합접촉 면적을 정량적으로 분석하기 위해 1998년에 AnaBiter를 개발하였다.

AnaBiter는 체크바이트의 반사광 영상과 투과광 영상을 컴퓨터에 입력해 투과광 영상을 2치화 처리한 후 교합접촉 부위를 자동으로 식별해 면적을 측정하는 기기이다(**그림 1, 2**). 인식된 교합접촉부는 치열 및 각 치아의 교합면 윤곽, 형상이 명시된 반사광 영상에 합성되어(교두나 소와열구를 참고하여) 그 위치와 영역을 식별할 수 있다. 역치를 조정하면 조기접촉 부위의 식별이 가능하다.

교합접촉의 표준 데이터

임상에 교합접촉검사를 응용할 때는 교합접촉의 정상 모양을 알고 있어야 하므로 교합접촉을 평가할 때에 필요한 교합접촉의 표준 데이터를 소개하겠다. 다만 교합접촉 상태는 하악위나 감합 강도에 따라 변화하고 기록 재료의 영향을 받으므로 검사결과를 비교할 때에는 측정 조건의 확인이 필요하다.

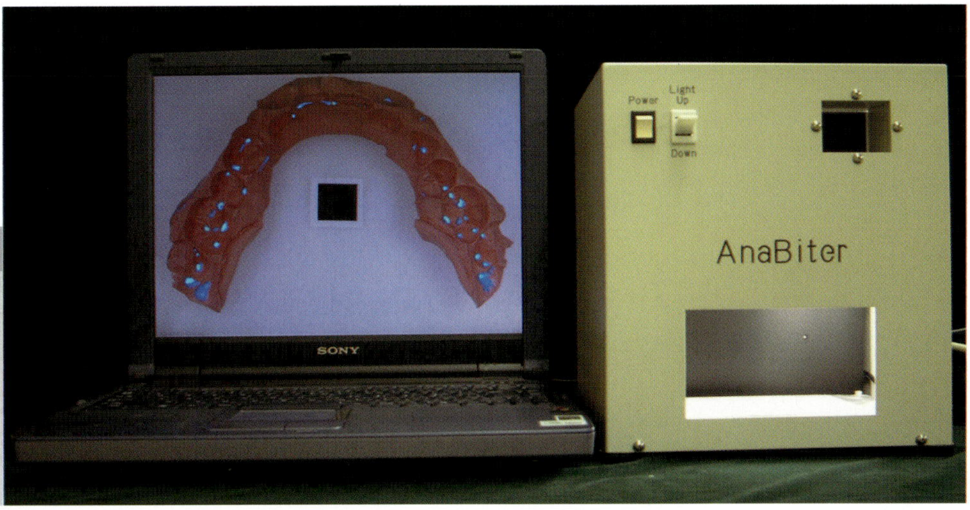

그림 1

AnaBiter. 체크바이트를 촬영하는 고해상도 디지털카메라와 체크바이트의 반사광 영상, 투과광 영상용 광원을 내장한 계측장치 본체, 그것을 제어하는 컴퓨터로 구성된다(발매원: 주식회사 軌維舍, Tel: 81-3-5333-3250).

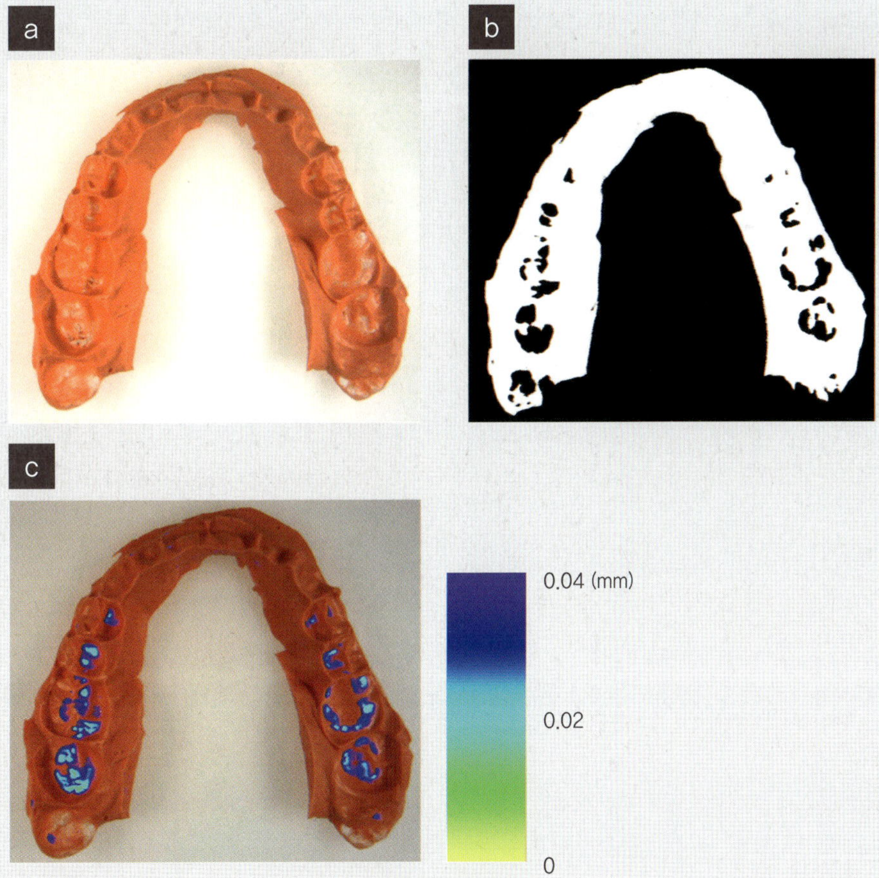

그림 2

AnaBiter에 의한 해석. 체크바이트의 투과광 영상(a)을 2치화 처리하고(b) 광투과부를 검출해 반사광 영상과 겹쳐 표시한다(c). 교합접촉부의 상하 치아 간 거리가 표시된다.

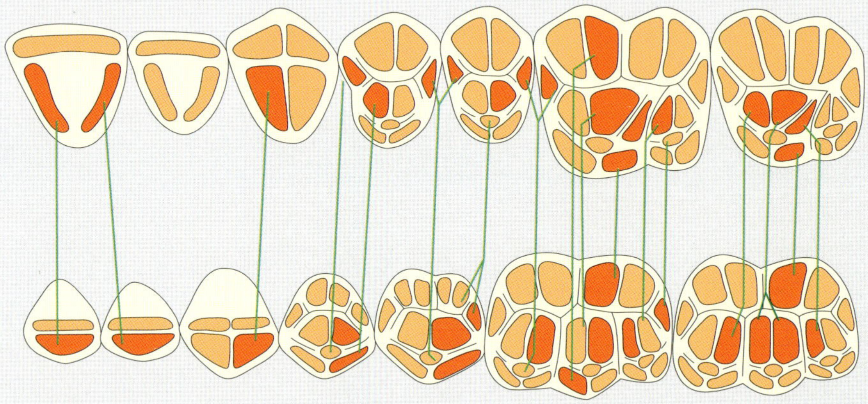

그림 3
교두감합위에서 교합접촉 양식(中尾, 1970[9]에 기초해 작성).

1) 교합접촉 부위

지금까지는 교두감합위의 교합접촉 양식은 '교두 대 소와', '교두 대 변연', '3점 접촉', 'ABC contact'이 바람직하다고 여겨져 왔다. 그러나 자연치열을 가진 건강한 사람에서는 이들 교합접촉 양식을 거의 볼 수 없다. Nakao(中尾)[9]의 보고에 따르면 교두감합위에서 높은 빈도로 관찰되는 상하악 치아의 접촉 관계는 **그림 3**과 같다. 모든 구치는 기능교두의 내사면끼리 고빈도로 접촉하는 특징을 보인다.

교합접촉 부위의 기능적 의의에는 불분명한 점이 많은데 최근 기능교두 내사면의 교합접촉은 다른 부위의 접촉보다 치아의 변위량이 적고[10], 상하악 제1대구치 기능교두 내사면 간 교합접촉은 음식의 압착과 분쇄에 관여한다[11]는 보고가 있다.

2) 교합접촉 점수

자연치열을 가진 건강한 성인의 교두감합위에서 평균 교합접촉 점수는 측정방법에 관계없이 35~40점이라는 보고가 많다. 전술한 Nakao(中尾)[9]에 따르면 교합접촉 점수는 편측 상악 전치부에서 3.1점, 하악 전치부에서 2.6점, 상악 구치부에서 16.8점, 하악 구치부에서 17.6점으로 구치부의 교합접촉 점수가 매우 높다. 치아 종별로 보면 제1대구치가 가장 높고, 제2대구치, 제2소구치 순이다(**그림 4**). 좌우측 동명치 간에 교합접촉 점수의 차이는 낮고[9], 좌우측 치열의 비대칭성 지수는 평균 12.8±9.2%이고[12], 교합접촉 점수는 좌우측 치열에서 거의 대칭적으로 분포하는 특징이 있다.

한편 교합치료로 치유된 악관절증 환자의 평균 교합접촉 점수는 26.3±8.8점으로, 치료개시 전(22.7±8.1점)에 비해 다소 증가한다는 보고가 있다[12](**그림 5**). 그러나 치유 후 교합접촉 점수는 건강한 사람의 평균치(37.2±7.2점)보다 유의하게 낮으므로 높은 교합접촉 점수가 정상 악구강기능을 발휘하는 데 있어서 반드시 필요한 조건이 아니라는 것을 시사한다.

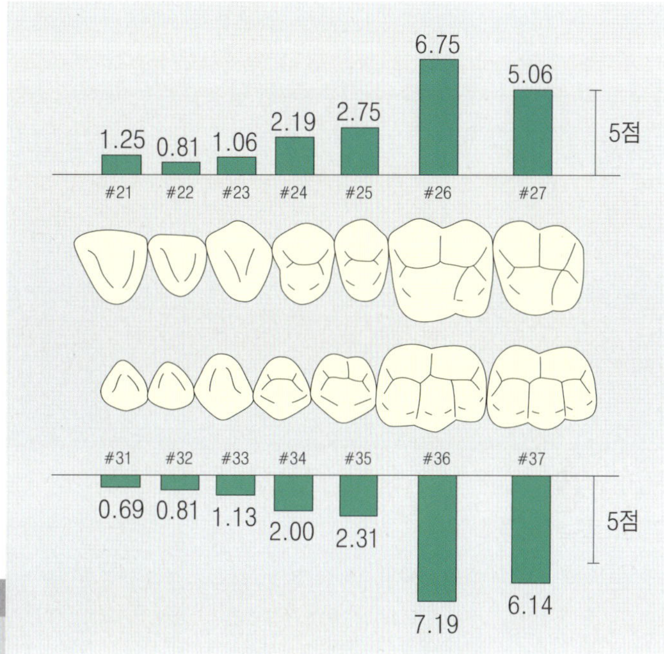

그림 4

교두감합위에서 교합접촉 점수(中尾, 1970[9]에 기초해 작성).

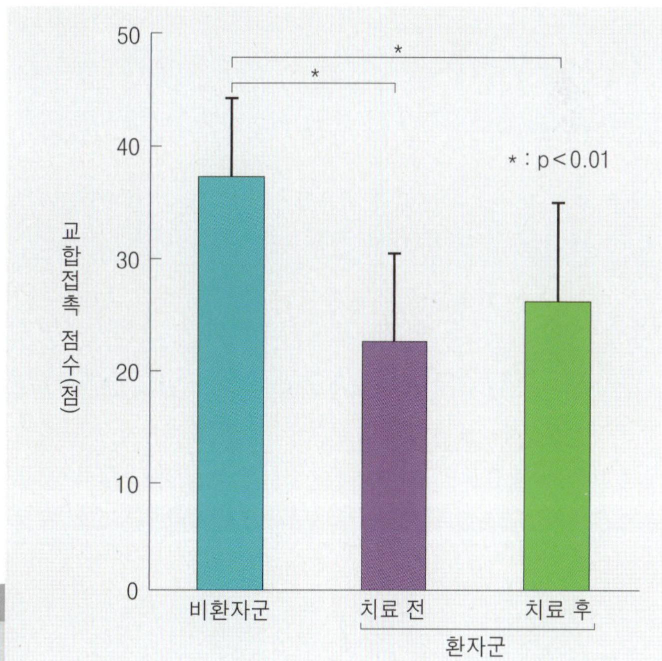

그림 5

악관절증이 있는 환자의 교합접촉 점수(平松 외, 1998[12]).

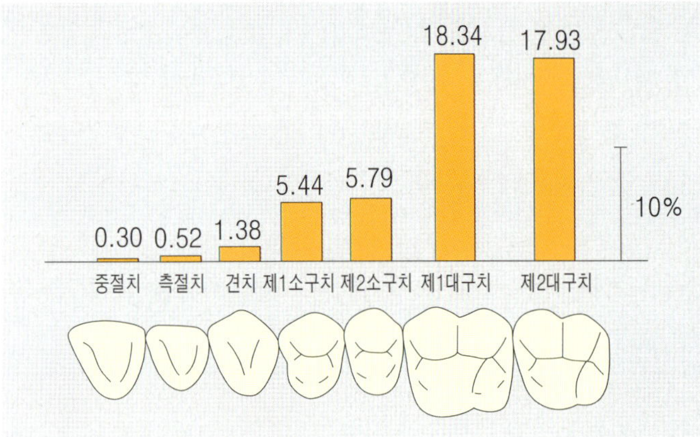

그림 6

교두감합위에서 교합접촉 면적의 치열상 분포(高橋[13]에 기초해 작성). 건강한 사람 51명의 교합접촉 면적의 평균치를 치종별로 분류하였다. 교합접촉 면적은 총 교합접촉 면적에 대한 비율(면적비)로 표시하였다. 교합접촉 면적은 후방 치아로 갈수록 크고 약 80%는 대구치부에 분포한다.

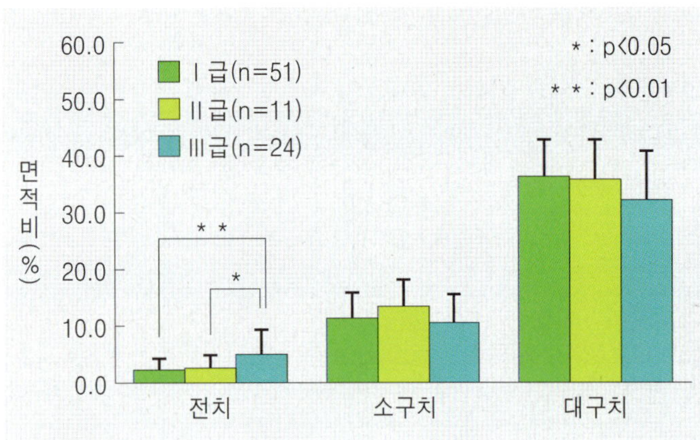

그림 7

치열의 전후적 대향관계와 교합접촉 면적의 분포(高橋[13]에 기초해 작성). Angle 분류에 의한 전후적 대향관계별 교합접촉 면적의 치열상 분포를 소개한다. 전치의 교합접촉 면적은 치열의 대향관계에 따라 유의하게 다르지만 후방 치아로 갈수록 교합접촉 면적이 커지는 교합접촉 면적의 전후적 치열상 분포에는 변함이 없다.

3) 교합접촉 면적

건강한 사람 성인의 경우 교두감합위의 교합접촉 면적은 넓게 분포되며 개인차가 크고 정상 범위가 넓다. 실리콘 인상재를 사용해 교합접촉 상태를 기록하고 상하악 치간 거리가 30㎛ 이하를 교합접촉으로 본 보고에서는 교합접촉 면적이 6.1~41.5mm^2(평균 18.2±9.7mm^2)에 분포하고 있다[13].

한편 교합접촉 면적의 치열상 분포는 전치, 소구치, 대구치 순으로 커진다[13](**그림 6**). 이 경향은 치열의 전후적 대향관계에 상관없이 건강한 사람에게 공통적이다(**그림 7**). 또한 좌우측 동명치 간에 교합접촉 면적의 차이는 전치부, 소구치부, 대구치부 순으로 작아진다[14]. 좌우측 치열의 비대칭성 지수는 평균 14.2±8.4%이고, 교합접촉 면적은 좌우측 치열에서 거의 대칭적으로 분포한다[12].

4) 교합접촉 높이

기능장애가 없는 교합접촉 높이의 안전영역은 0~30㎛이라고 한다[7]. 한편 치아의 변위는 1kg 이하 하중에서도 20~45㎛에 이르므로 교합접촉의 높이를 평가할 때에는 매우 가벼운 태핑운동 종말위에서 검사를 해야 한다.

건강한 사람의 경우 태핑운동 종말위의 평균 교합접촉 점수는 21.5±7.7점, 평균 교합접촉 면적은 7.5±6.9mm^{2}라고 보고된다[12,13]. 교두감합위에 비해 점수와 면적은 감소하지만 다수의 치아가 동시에 접촉하므로 치열의 후방 치아에 치우치는 분포나 좌우 대칭성은 교두감합위와 똑같이 관찰되며, 교합접촉 상태는 안정적이다[12-14]. 한편 조기접촉이나 저위교합이 존재하면 교합접촉의 분포는 변화한다. 예를 들면, 조기접촉을 보이는 악관절증 환자의 태핑운동 종말위의 교합접촉 점수는 평균 4.2점으로 매우 낮다[12]. 또한 좌우적 비대칭성 지수의 평균치는 교합접촉 점수, 면적이 모두 50%를 넘어 뚜렷한 비대칭성을 보인다[12,14].

교합력의 측정

교합력은 200년 전부터 측정되어 왔는데 20세기 중반 전기적 측정법이 개발되어 보다 생리적인 조건에서 기록할 수 있게 되었다. 교합력의 측정에는 Photocclusion, T-Scan system, Dental Prescale 등 각 교합접촉점에 작용하는 교합력을 여러 점에서 동시에 기록하는 방법과 교합력계 MPM-3000처럼 교합력을 1점에서 측정하는 방법으로 분류할 수 있다.

1) T-Scan 검사법

T-Scan system은 1987년에 타프츠대학의 Maness에 의해 교합접촉 부위, 접촉 시기, 접촉 세기의 정량 분석을 목적으로 개발된 시스템이다. 전용 감압필름을 상하 치열 사이에 끼워 교합시켰을 때에 필름 내 전도성 잉크층이 교합접촉점의 위치와 압력을 감지하는 장치이며 교합접촉 시간과 교합력을 시각적, 정량적으로 평가할 수 있다. T-Scan system은 각 교합접촉점의 순서를 볼 수 있는 유일한 검사 기기이다.

건강한 사람의 경우 초기 접촉이 시작되는 교두감합은 평균 0.52±0.26초라고 하는데[15], 최초 접촉점에서 마지막으로 접촉할 때까지 시간이 길면 교두감합위는 불안정하다. Tonaka(田中)[16]는 교두감합위에서 정상교합의 기준을, 양측 구치에서 접촉이 동시에 진행될 때로 보고 있다.

2) Dental Prescale 검사법

Prescale은 공업용 압력 측정 시트로서 후지필름이 1977년에 개발한 제품이다. 치과 임상에 Prescale을 응용하게 된 것은 필자들이 1994년에 Dental Prescale 50H(**그림 8**)를 개발한 이후의 일이다[7]. 두께 98㎛의 PET 필름에 발색제가 봉인된 마이크로 캡슐과 현색제를 도포해(**그림 9**) 필름에 압력이 가해지면 마이크로 캡슐이 찢어져 발색제가 누출되고 현색제와 반응해 빨간색으로 발색한다. 감합세기가 강할수록 파괴되는 마이크로 캡슐도 증가하므로 발색하는 적색 농도도 진해진다. 전용 해석 장치(Occluzer, **그림 10**)로 계측하면 교합접촉점의 분포, 교합접촉 면적, 교합력을 시각적 및 정량적으로 평가할 수 있다.

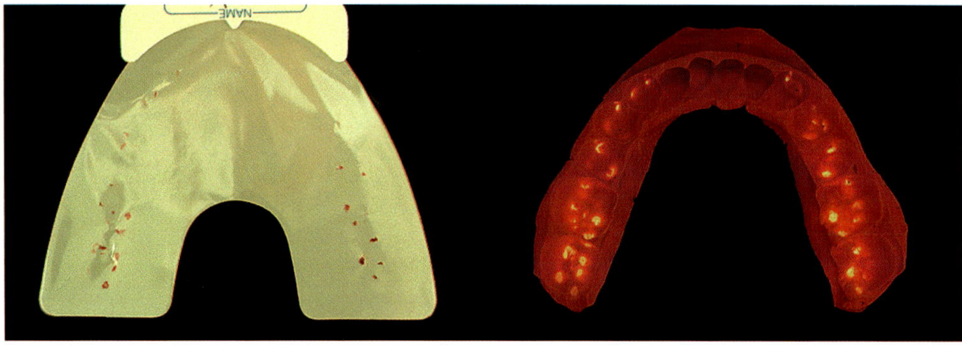

그림 8

감합 시 발색한 Dental Prescale(좌측)과 동일 환자의 실리콘 체크바이트(우측). Prescale의 발색상과 체크바이트상은 거의 일치하고 상하악 치열의 교합접촉면 사이에 발생한 교합력이 Prescale에 기록된 것을 알 수 있다.

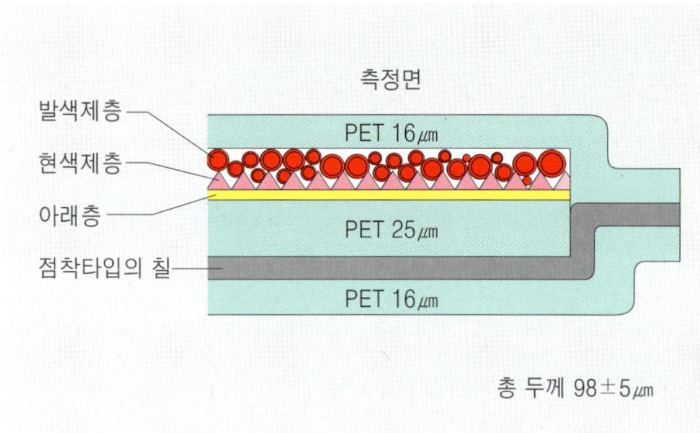

그림 9

Dental Prescale(50H: R type)의 구조도(GC).

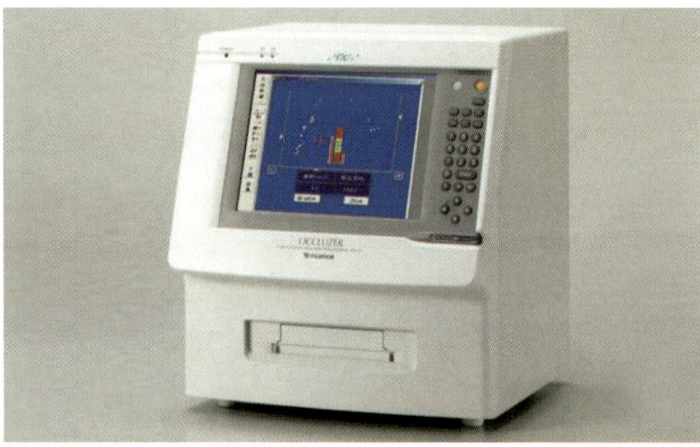

그림 10

Occluzer FDP-707(GC).

교합력의 표준 데이터

Dental Prescale 50H로 측정한 건강한 사람의 교합력 데이터를 교합력의 표준 데이터로 제시한다. 각 치아나 치열의 교합력은 연령, 성별, 잔존 치수, 악안면 형태에 따라 세기에 차이가 있다. 또한 동일한 치열 내에서도 감합세기가 다르면 교합력은 변동한다. 따라서 교합력 데이터를 비교할 때에는 교합력의 크기뿐만 아니라 교합력 비율(각 치아의 교합력이 총 교합력에 차지하는 비율)과 좌우 비대칭성 지수(좌우측 치열에서 교합력의 차이가 총 교합력에 차지하는 비율) 등의 지표를 사용할 필요가 있다.

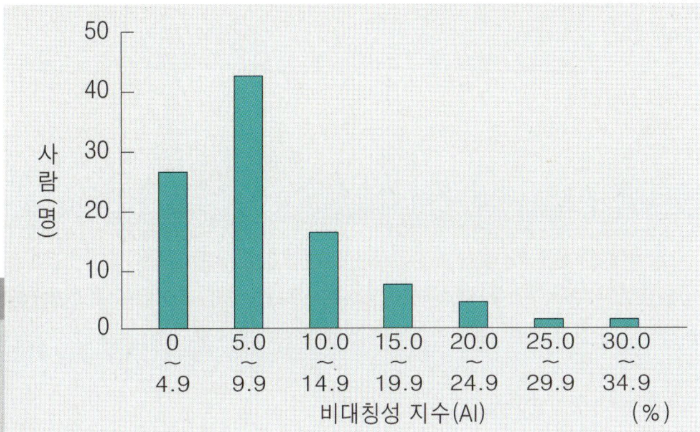

그림 11

치열상 교합력의 비대칭성 지수(渡邊 외, 2003[18]에 기초해 작성). 비대칭성 지수는 좌우측 치열에서 교합력의 차이가 총 교합력에 차지하는 비율로 산출하였다. AI 값이 작을수록 좌우측치열의 교합력은 균형을 이룬다.

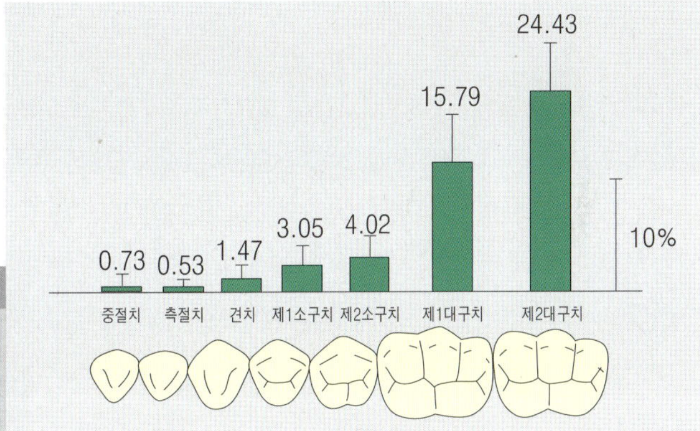

그림 12

양측 감합 시 교합력의 치열상 분포(渡邊 외, 2003[18]에 기초해 작성). 교두감합위에서 수의적 최대감합 시 치열상에 발현하는 교합력을 기록해 각 치아에 작용하는 교합력을 총 교합력에 대한 비율(교합력비)로 표시하였다.

1) 치열상 교합력의 크기

악구강계의 기능이상이 없고 제3대구치 이외에 결손이 없는 건강한 사람 68명(평균 연령 23.0±2.1세)을 대상으로 교두감합위에서 최대감합 시 교합력을 측정하자 치열 전체의 교합력(이하, 총 교합력)은 443~2507N 범위(평균 1036.3±434.0N)에 분포하고 개인차가 컸다[18].

또한 치열상 교합력을 좌우측에서 비교하면 좌우적 비대칭성 지수(Asymmetry Index: AI)는 90%의 피험자에서 20% 미만이고 평균 8.8±6.4%이다(**그림 11**). 이 결과는 건강한 사람의 교합력이 좌우측에서 거의 균형을 이루는 것을 시사한다.

한편 교합력의 전후적 분포를 검색하면 교합력 비율은 후방 치아로 갈수록 커진다. 평균치는 제1대구치에서 15.8±5.7%, 제2대구치에서 24.4±5.9%이고(**그림 12**), 양측 대구치부에서 총 교합력의 80%를 부담한다. 이렇게 교합력의 치열상 분포는 전후적으로는 후방 치아 우위를 보이며, 좌우적으로는 대칭성을 가진다.

2) 치열상 교합력의 방향

보통 교두감합위에서 교합하면 교합력은 다수의 교합접촉점에 동시에 발현한다.

그림 13은 치열의 형상 데이터상에 교합력의 크기, 작용부위, 작용방향을 나타내는 벡터를 표시한 일례이다. 각 교합접촉점에 발생하는 교합력은 크기와 방향이 저마다 다르며 복수의 부위에서 교합력이 발생하는 대구치나 치열 전체의 교합력 벡터를 살펴보면 교합평면과 평행한 전후 방향, 좌우측 방향의 성분은 상반된 방향의 성분끼리 서로 상쇄하는 양상을 볼 수 있다(그림 14). 이렇게 교합력 수평성분의 상쇄는 각각의 치아에서 치주조직의 부담 경감에 기여하며 치열의 교합위 안정에 기여한다.

교합접촉을 진단한다

이상으로 교합접촉의 평가법, 교합접촉, 교합력에 대한 표준 데이터를 제시하였다. 이번에는 교합접촉 진단 시 주의사항을 정리해 보겠다.

첫 번째 주의사항은 교합접촉의 검사치는 측정 조건에 큰 영향을 받는다는 것이다. 따라서 검사치뿐만 아니라 측정 조건에 대한 충분한 배려가 필요하다. 교합접촉은 하악위나 감합세기에 따라 변화한다. 이 변화는 교합 시 치아의 침하나 경사, 악구강계가 가지는 점탄성의 특징이 발휘되어 복잡하게 수식된다. 검사치가 어떤 조건에서 도출되었는지 생각하지 않으면 정상과 비정상을 구별할 수 없게 된다.

두 번째 주의사항은 도출된 데이터에 근거해 교합이상의 종류와 정도를 진단할 필요가 있다. 가령 하악편위 증례에 대해 교합지색의 농담을 보고 강하게 접촉하는 편위측 교합을 삭제하면 하악편위를 더 조장하는 결과가 되어 그 치료는 반드시 실패한다. 전술했듯이 검사 시 하악위, 감합 세기를 생각하여 이것이 조기접촉인지, 하악위에 기인하는지 이상의 종류를 판단할 필요가 있다.

거듭 말하지만 교합접촉을 평가하려면 검사치가 도출된 배경(조건)을 생각하면서 도출된 검사치로부터 교합을 진단하는 것이 중요하다.

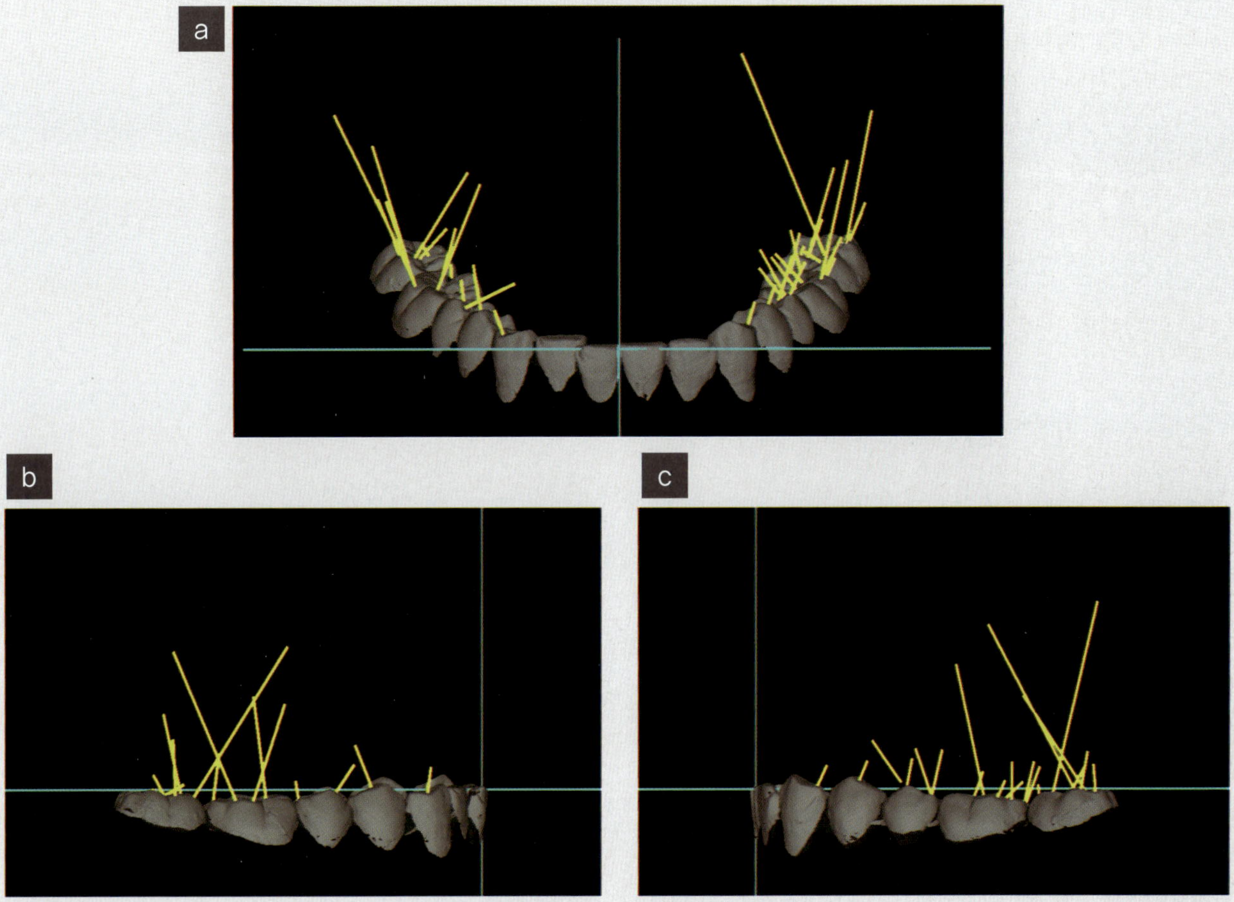

그림 13

하악 치열에서 교합력 벡터(a: 전상방면, b: 우측치열의 시상면, c: 좌측치열의 시상면). 교합면에서 나오는 노란 막대가 교합력 벡터를 나타낸다. 좌표는 절치점을 원점으로 하고 원점과 하악 양측 제2대구치 원심 협측교두정의 중점을 통과하는 선을 X축, X축과 직행하는 교합평면상의 선을 Y축, XY축과 직행하는 선을 Z축으로 정한다.

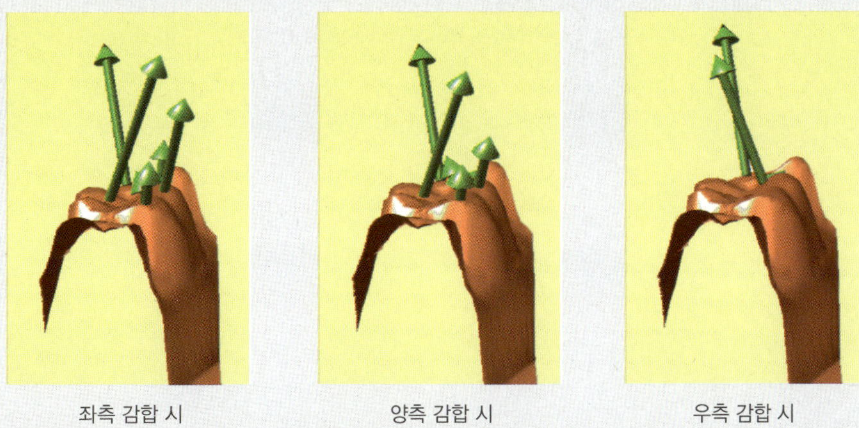

그림 14

치아에 작용하는 힘. 좌측부터 좌측 감합 시, 양측 감합 시, 우측 감합 시 제1대구치의 3차원 교합력을 표시한다. 치아에는 복수의 부위에 방향이 다른 교합력이 작용하며 양측 감합 시에는 치축에 대한 측방력이 서로 상쇄하는 모습을 볼 수 있다.

■ 참고문헌

1) Hellman M : Variation in Occlusion. *Dental Cosmos,* **63** : 608-619, 1921.
2) 石原寿郎 : 咬合面形態のあり方. 日歯医会誌, **21** : 207-214, 1968.
3) Körber K : Zahnartliche Prothetik. Georg Thieme Verlag, Stuttgart, 1975.
4) 日本補綴歯科学会ガイドライン作成委員会 : 咬合異常の診療ガイドライン (日本補綴歯科学会編). 補綴誌, **46**(4) : 585-593, 2002.
5) 長谷川成男, 坂東永一, 田中伐平 : クラウンの咬合調整 (上). 歯界展望, **54**(2) : 249-257, 1979.
6) 長谷川成男, 坂東永一, 田中伐平 : クラウンの咬合調整 (下). 歯界展望, **54**(3) : 413-418, 1979.
7) 田中伐平 : 咬頭嵌合位における補綴物の高さが顎口腔系に及ぼす影響. 補綴誌, **19** : 480-506, 1976.
8) 池田隆志 : 強い咬合接触が歯の感覚および歯周組織に及ぼす影響. 補綴誌, **31** : 675-688, 1987.
9) 中尾勝彦 : 正常天然歯列における咬合小面と歯牙接触に関する研究 (咬頭嵌合位). 補綴誌, **14** : 1-21, 1970.
10) 石原弘文 : 咬合接触部位が歯の変位様相に及ぼす影響. 口病誌, **67** : 310-321, 2000.
11) 渡部厚史 : 側方滑走運動による上下顎大臼歯間の接触間隙の変化. 補綴誌, **39** : 517-529, 1995.
12) 平松伸一, 渡邉　誠, 許　重人 : 顎関節症の発症に関与する咬合因子に関する臨床的研究. 補綴誌, **42** : 686-696, 1998.
13) 高橋志保 : 前後的対向関係の異なる天然歯列者の咬合接触に関する研究. 東北大歯誌, **28** : 印刷中.
14) 田辺泰一, 渡邉　誠, 坪井明人 : 顎関節症の治癒に伴う咬合接触面積の動態に関する研究. 補綴誌, **46** : 722-731, 2002.
15) 鍋島史一, 田中昌博, 河野　亘ほか : T-Scanシステムからみた咬頭嵌合位での咬合接触バランスについて. 補綴誌, **34** : 340-349, 1990.
16) 田中昌博 : 咬合接触の検査・診断ー特に有歯顎者の咬頭嵌合位での評価基準についてー. 補綴誌, **46** : 444-450, 2002.
17) 服部佳功 : 生体力学的診断. 健康科学における歯科補綴学 (日本補綴歯科学会編). 口腔保健協会, 東京, 1999, 68-71.
18) 渡邉　誠, 佐藤智昭 : 正常者の咬合像と顎関節症. 顎関節症 (日本顎関節学会編). 永末書店, 京都, 2003, 112-123.
19) 荻野友紀 : 三次元咬合力の負担様式に関する研究. 東北大歯誌, **21** : T1～T13, 2002.

Chapter 2

생리적 교합조정의 개념

-수복물 및 자연치에 부여하는 교합양식과 Schuyler에 의한 교합조정 술식

PFM crown 연구개발 과정에서 인식한 교합의 중요성

아이치기공전문학교 설립자인 Kage Shungo(鹿毛俊吾) 선생의 권유로 '치과계 실력 향상을 위해' 혈혈단신 뉴욕으로 떠난 것이 1962년, 필자의 나이 25세의 일이다.

필자가 담당하던 porcelain 수복치료 업무는 SS white사의 고용융도재(대기소성)로 제작하는 porcelain jacket crown(all ceramic crown), 도재를 응용한 reverse-pin facing crown 계속치였다. 당시 일본에는 최신 심미수복기법으로 고분자재료인 경질레진이 활발하게 사용되었지만 아직 Dowell pin조차 들어오지 않은 상황이었으므로 유학 초기에 목격한 미국 치과의 임상 수준과 기공 수준에 경탄하였다.

그러나 무엇보다 눈에 들어온 것은 수복치료의 임상술식이 생물학적 기능에 기초해 행해지는 점이었다.

'치주보철학'을 탄생시킨 펜실베니아대학의 Dr. Morton Amsterdam, Dr. Walter Cohen, Dr. Leonard Abrams는 정밀도 높은 주조기술로 만들어지는 더블 크라운을 임상에 사용하고 상부 구조의 심미영역을 자연치색 경질레진으로 수복하였다. 펜실베니아대학의 메디컬 센터 내 기공실(일본계 치과기공사 Sim Endo)에서 보내준 기공의뢰서에는 치주조직의 건강을 유지하기 위한 형태적인 지시도 적혀 있었다.

당시 사용하던 경질레진은 흡수에 의한 재질의 열화(劣化)와 표면이 거칠어지는 재질적 결함이 발견되어 교합면 등의 교합접촉 부위는 모두 금으로 수복하였다. 물론 porcelain 수복도 있었지만 대기소성으로 제작되는 porcelain은 강도가 불안정해 만족스러운 심미성을 얻지 못하고 활택성도 떨어져 치은관계나 대합치에 미치는 영향이 심각하였다.

도미 후 얼마 되지 않아 필자는 금속소부 porcelain(PFM)의 개발에 참여한 Sigmund Katz(공학박사)의 개발팀에 들어가게 되었다. 그리고 1963년, 세계 최초로 임상응용에 견디는 PFM crown이 완성되었다.

필라델피아에서 개업한 Dr. Sydney S. Wagman은 경질레진수복을 중심으로 임상을 진행하면서도 개발 과정에 있는 PFM crown에 관심을 보이며 임상시험에 적극적인 도움을 주셨다. 같은 시기 타프츠대학의 Dr. R. Sheldon Stein도 참여하고 임상 증례가 계속해서 지원되면서 우리들은 작업에 몰두할 수 있었다. 또한 Sumiya Hobo(保母須彌也) 선생이 계셨던 인디애나대학의 Dr. George Mumford와도 자주 연락하였다(인디애나대학은 우리 팀과 별도로 PFM crown에 관한 임상적 견해를 가지고 있었다).

이렇게 필자는 연구와 임상의 장에서 PFM과 관계를 맺고 1964년 PFM crown의 지대치 형성 등 PFM에 관한 논문을 완성할 수 있었다.

PFM의 개발로 동고동락을 함께 했던 Dr. Katz는 항상 "우리들의 연구가 인정을 받고 임상에 응용되어 평가를 받기 위해서는 '교합(occlusion)'이 중요하다"라고 강조하였다. 자신의 체중 정도가 되는 교합압이 작은 치아에 가해지는 것을 생각하면 그 힘에 견딜 수 있는 구조역학적, 생물학적, 재료학적으로 검증된 시스템이 구축되어야 한다. 그것들을 보장하는 다음의 열쇠가 '지대치 형성'이다.

지대치의 형태는 porcelain의 강도를 보장하며 치주조직의 건강을 지지해야 한다. 또한 상부 구조의 기반은 지지구조체인 메탈프레임의 디자인이며 이것은 구조역학적으로 영속성을 가지고 porcelain의 심미적 특성을 보완할 수 있어야 한다. 우리들은 그 생각을 공유하고 있어 *"The Journal of Prosthetic Dentistry"*(1966)에 처음 발표한 PFM 논문 주제를 메탈 프레임 디자인으로 정하였다.

또한 크라운 풍융(crown contour)과 치주조직과의 생물학적 관계, 교합압과 치주조직과의 상관 관계, 심미성(형태와 색조)도 PFM crown의 연구개발에 있어서 중요한 주제가 되었다.

실패하지 않는 기공작업을 위한 교합과 crown contour

1960년대 중반 미국은 gnathology 학파, 생리학파 모두 수복물의 교합면을 메탈로 제작했는데 우리들이 경영하는 'CERAMICAST'에는 PFM crown의 제작 의뢰가 비약적으로 늘어나 1967년 당시 하루에 PFM crown의 제작 개수가 80~110개에 이르렀다. 그래서 Dr. Katz는 기공물 제작을 의뢰한 그룹(대학과 병원)에 술후 경과를 검증해 줄 것을 부탁하였다.

Dr. Peter K. Thomas의 gnathology 학파에서는 크라운 교합면에 ABC contact을 부여한다. 그러나 경과를 관찰하면서 B contact이 삭제 조정되는 증례가 많았고 특히 대구치의 비작업측 내사면에 있는 B contact이 주로 평평하게 조정되었다. 통계를 살펴보면 교합면을 porcelain으로 수복한 PFM crown의 경우 하악 제2대구치의 협측교두 비작업측 내사면과 상악 제2대구치의 설측교두 비작업측 내사면에 있는 B contact이 삭제, chipping되는 예가 많았다. 그 다음으로 chipping이 많았던 곳은 하악 제2대구치 설측교두의 C contact이었다.

한편 Dr. Clyde H. Schuyler의 생리학파(PMS 학파)는 FGP technique의 핵심인, 상악 지대치에 FGP table을 적합해 채득하는 'functional bite'의 부정확성에 어려움을 겪고 있었는데 functional bite도 공정을 정확하게 지켜 채득한다면 그에 근거한 기능모형이 수복물의 질과 작업효율을 높인다는 것을 알게 되었다. PMS 학파는 centric contact을 교두의 중심, 그리고 상하 차이가 없는 동일한 평면상에 연결해 area of centric을 부여하는데, 구강 내 조정이 적고 예후 면에서 교합접촉점이 장기간 유지되었고 porcelain의 chipping도 적었다.

이런 이유에서 필자는 PMS 학파에 관심을 가지게 되었고 Dr. Schuyler와 임상에 공동 참여하면서 교합을 의식적으로 배울 수 있었다. 특히 환자의 교합조정에 참여한 이후로 교합에 대한 이해가 더 깊어졌다.

이들 검증은 PFM 시스템을 개발한 우리들에게 중요한 책임이었고 사활이 걸린 문제이기도 하였다. 필자는 평소 업무를 통해 많은 지식을 배웠고 뿐만 아니라 학회의 논의, 치과 권위자의 임상을 통해 기공물에 부여하는 교합(functional discluded occlusion: 교두와 교두 내사면의 근접정도)에 관한 생각과 교합이론에 대한 견해가 정립되었다.

필자가 생각하는 '크라운 브릿지, 자연치열에 부여하는 교합양식'을 정리하기로 한다.

크라운 브릿지, 자연치에 부여하는 교합양식

①

과두안정위(CRO)에서 상악 치아와 하악 치아의 관계는 모든 치아가 균일하게 접촉한다.

②

강하게 감합하지 않고 가볍게 감합시켜 정지했을 때에 모든 치아가 접촉한다.

③

교합접촉점은 교두정의 중심부근에 위치하고 편심운동 시에 확실하게 disclusion(이개교합)한다. 교합접촉점은 각 교두상에 복수의 점도 무방하지만 가능하다면 동일한 교합평면상에 오도록 한다.

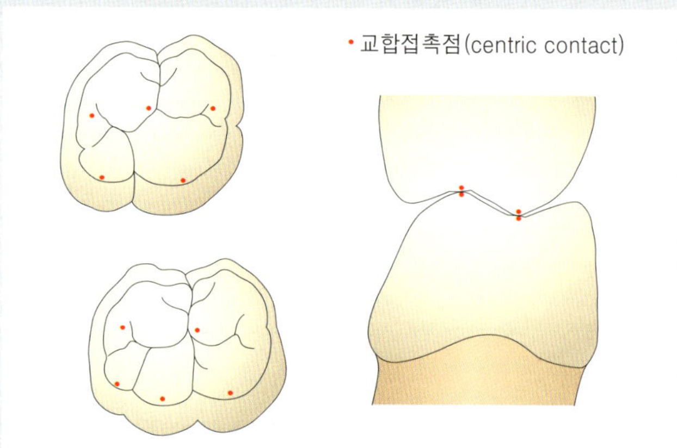

④

교합접촉점 주변, 특히 상악은 구치의 근심부근, 하악은 구치의 원심부근에 강도가 강해지는 융선(ridge), 부융선(accessory ridge)을 부여하지 않는다.

Basic Principles of Occlusion

Static coordination in "centric relation (CRO)" ⎤ area of centric
Static coordination in "centric occlusion (CO)" ⎦

Forces related to long axis of tooth

Cusp to fossa relation

Functional discluded occlusion on working inclines

No contact on balancing side of inclines

⑤

교두융선(절연), 특히 하악 구치의 working surface의 교두정에서 인접우각에 이르는 각도는 상악 치아 작업측 내사면과의 접근도를 지배하며, 저작 효율과 교합압의 측방압 부담에 관여하므로 중요하다.

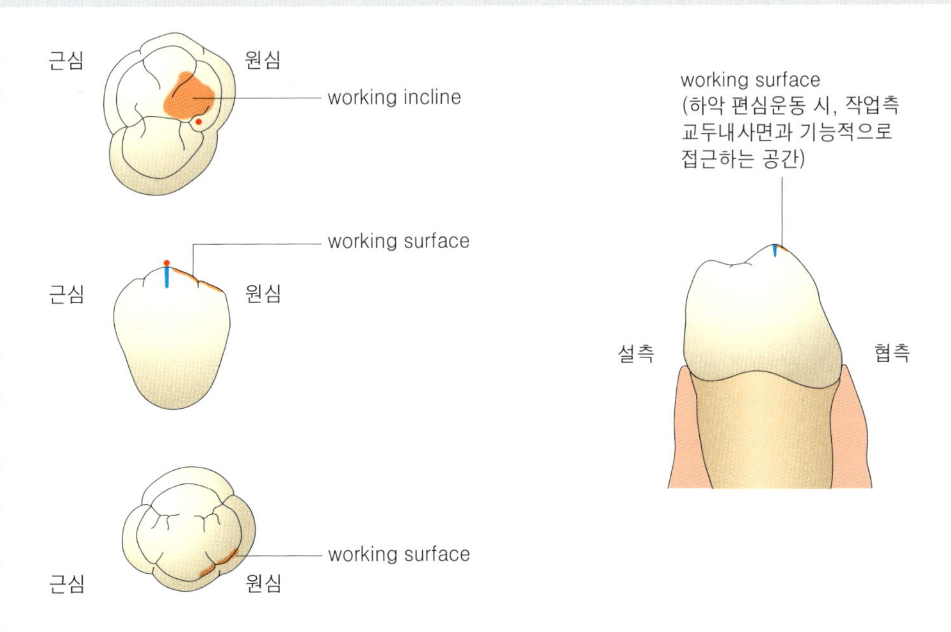

크라운 브릿지, 자연치에 부여하는 교합양식

⑥

구치부는 교두 대 와의 관계, 교합압은 치아의 장축방향을 향하게 한다.

⑦

측방압의 부담 과중이 치근막에 미치지 않도록 치아 형태에 주의한다.

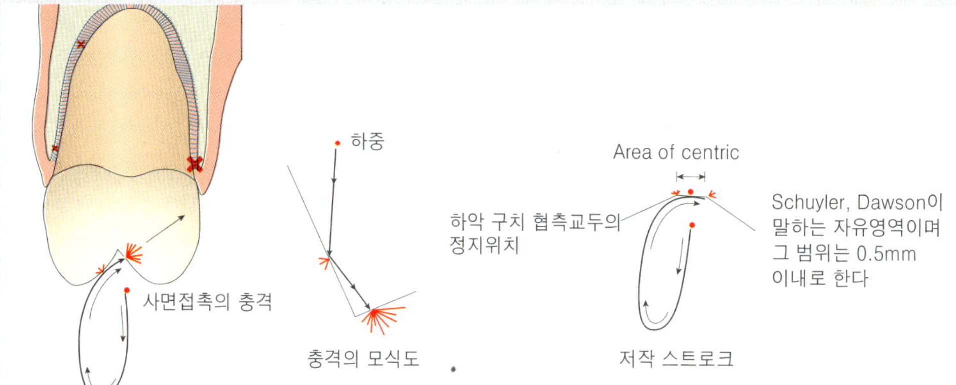

Schuyler 1963에 기초해 작도

⑧

기능교두정의 협설적 중심은 내, 외측으로 크게 멀어지지 않는 곳에 설정한다.

⑨

구치부 협설의 교두정간 거리는 치관 협설 최대폭경의 55~60% 범위로 정한다.

⑩

근원심적 교두정의 위치는 치근의 중심선상에 오게 한다.

⑪

시상면에 관찰되는 치아의 교두정은 상하 차이가 없는 교합평면상에 연결한다.

⑫

교합접촉점은 동일한 교합평면상에 설정한다.

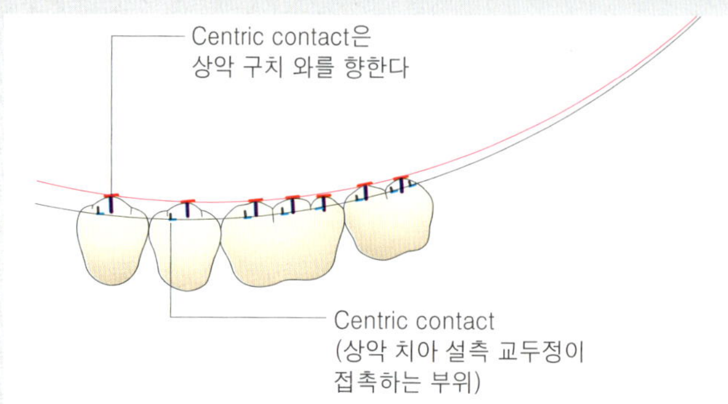

⑬

Functionally discluded occlusion에서, 측방운동 시 상하 치아의 접촉 활주는 작업측 견치에 구하고 하악 구치의 협측 기능교두절연(working surface)과 상악 구치 작업측 내사면의 기능적 접근 정도(functional chewing distance)를 저작 스트로크(chewing stroke) 범위 내에서 적절하게 계획하고 상하악 치아 비작업측 내사면과 대합하는 교두와의 기능적 이개정도(functional disclusion angle)를 계획한다.

⑭

하악 편심운동 시 대합하는 구치의 교두정부가 통과하는 부분, 즉 main groove는 운동 방향에 대해 평행하게 spillway 기능을 담당하게 한다.

⑮

작업측 교두내사면(working incline), 즉 기능운동 시 저작 스트로크 범위 내에서 working surface와 접근하는 부분의 내사면에는 운동 방향에 대해 45° 각도를 이루는 accessory groove(b)를 부여하고 spillway 효과를 얻을 수 있는 고랑(음식물 통로; c)을 운동 방향에 대해 평행하게 부여한다. Main groove(a)를 운동 방향에 대해 평행하게 부여하면 섭식 시 측방압 부담 하중을 경감할 수 있다.

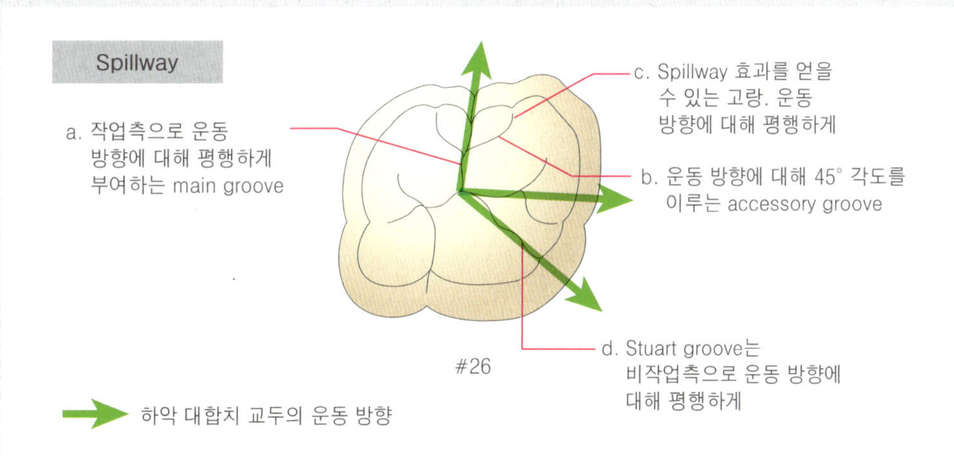

⑯

측방운동 시 비작업측 상하악 치아의 과도한 접근은 물론, 교두끼리 절대 접촉시켜서는 안 된다. 비작업측으로 운동 방향에 대해 Stuart groove(d)를 평행하게 부여하면 spillway 효과를 얻을 수 있고 disclusion을 보장한다.

이들의 요점을 'Occlusion Map'에 정리한다.

Occlusion Map

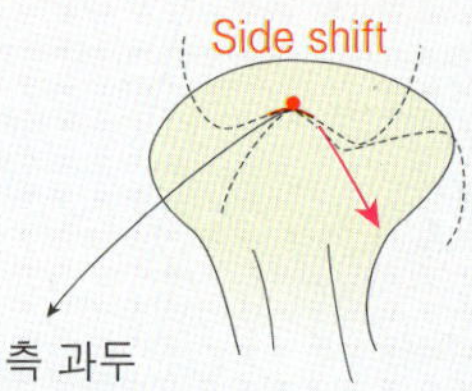

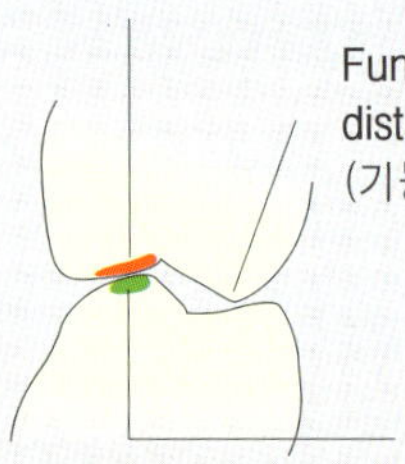

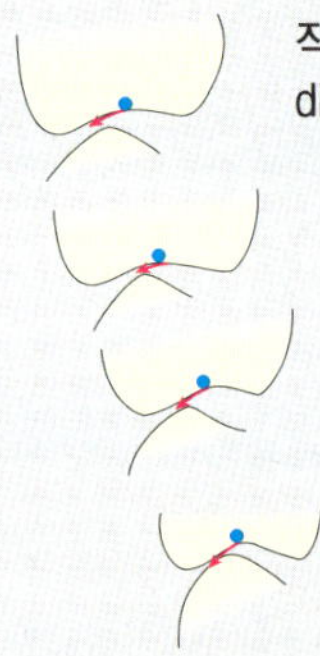

작업측 내사면(working incline)과 working surface의 기능적 접근정도(functional chewing distance)를 계획한다.

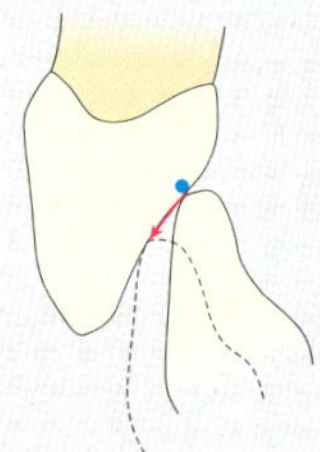

구치부 교두내사면의 각도(전개각)는 anterior guidance(측방운동 시 견치의 각도)를 넘지 않는 각도가 되어야 한다

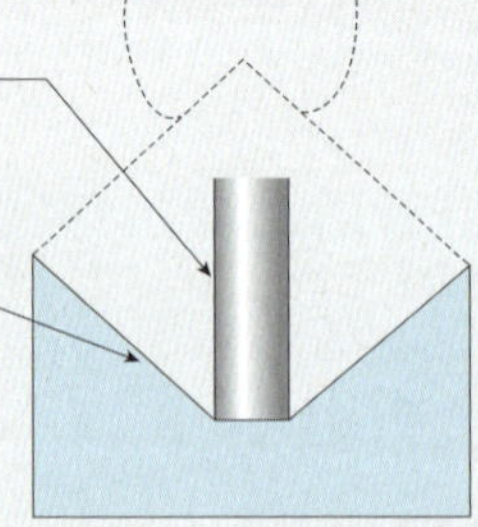

비작업측 posterior guidance

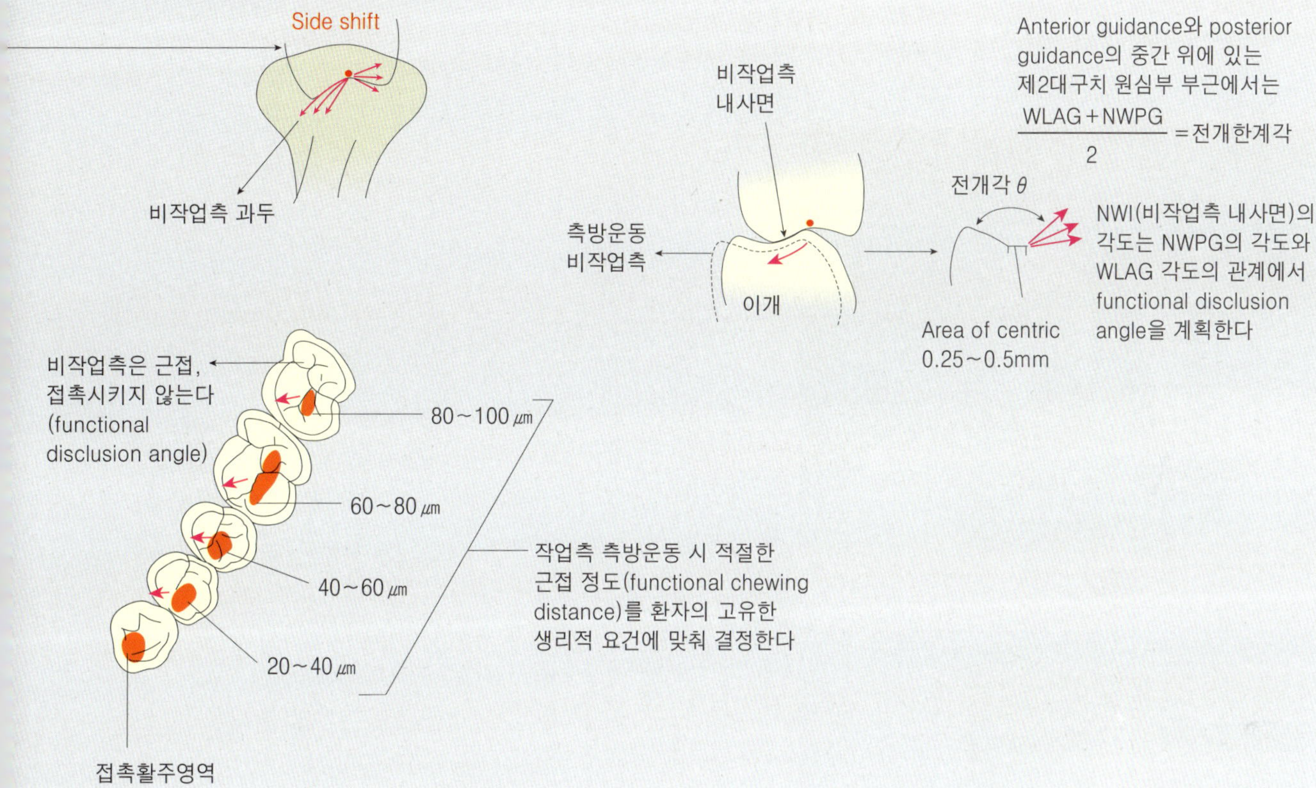

Functional disclusion angle은 유치악의 경우 위의 식으로 구할 수 있는 전개한계각 이하의 각도로 한다(전개한계각에서는 balanced occlusion이 된다).
유치악의 경우 anterior guidance와 posterior guidance의 관계에서 환자의 고유한 functional disclusion angle(기능적 이개정도)을 교합기상에서 조정해 적절하게 계획한다.

WLAG	Working side of Lateral Anterior Guidance	작업측 측방 anterior guidance
WPG	Working side of Posterior Guidance	작업측 posterior guidance
NWPG	Nonworking side of Posterior Guidance	비작업측 posterior guidance
WI	Working Incline	작업측 내사면
NWI	Nonworking Incline	비작업측 내사면

Dr. Schuyler에 의한 교합조정의 실제

Dr. Schuyler의 교합이론을 체계적인 임상술식으로 제시하기 위해 당시 Dr. Schuyler와 필자가 실천했던 교합조정 술식을 소개하겠다.

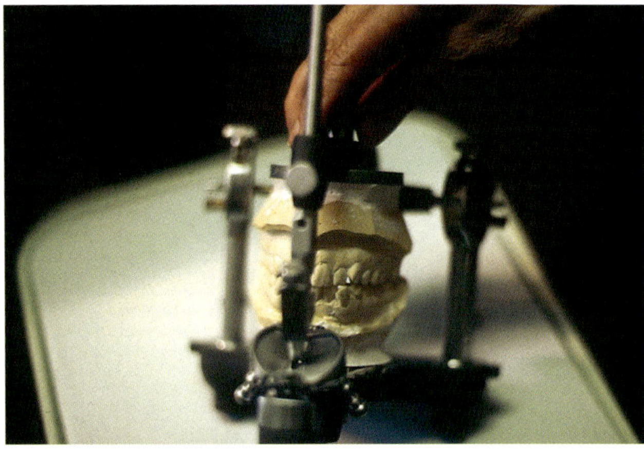

01

환자의 진단용 모형을 중심위에서 교합기에 장착한다. 교합기는 Hanau사 145-II형.

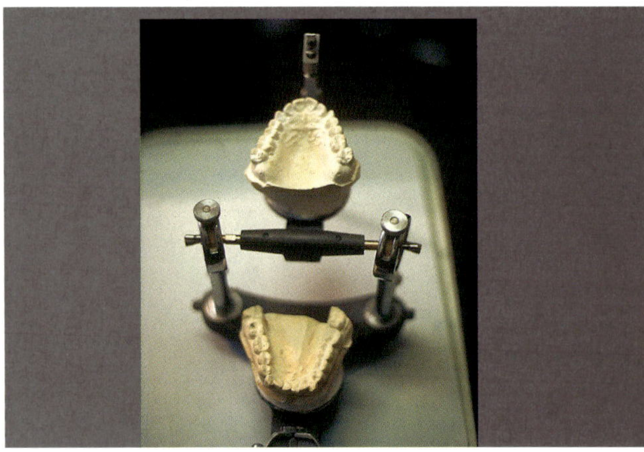

02

교합지로 교합접촉 상태를 기록한다. 하악 우측 제2대구치의 협측 기능교두 내사면(비작업측 내사면)에 기록된 부분이 1차 조기접촉이다. 이것이 1차 조정 목표다.

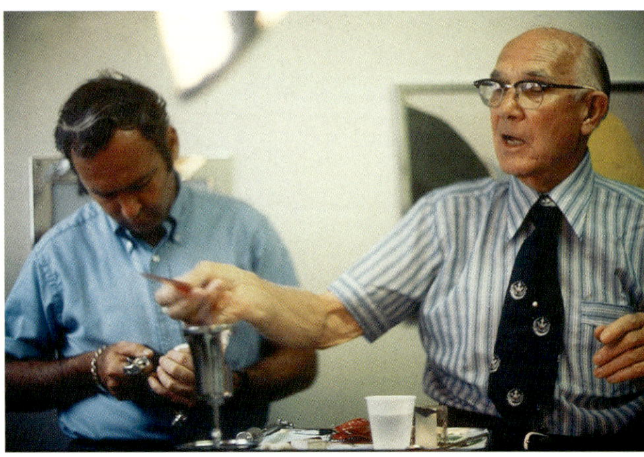

03

모형상에서 확인된 1차 조기접촉을 구강 내에서 확인하기 위해 두께 약 1.5mm 바이트왁스(Schuyler wax)를 사용한다.

이 자료는 1968년 Dr. Schuyler를 강사로 초빙해 실제 환자를 대상으로 교합조정 시범을 보인 자료이다(촬영: Kuwata).

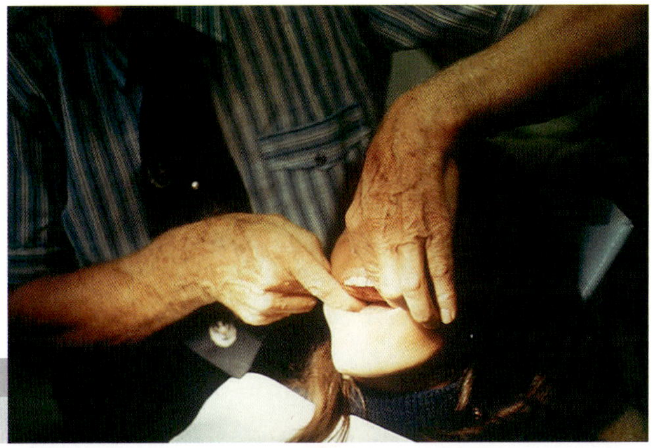

04

연화 왁스를 환자의 상악 치열궁에 맞춰 설치한다.

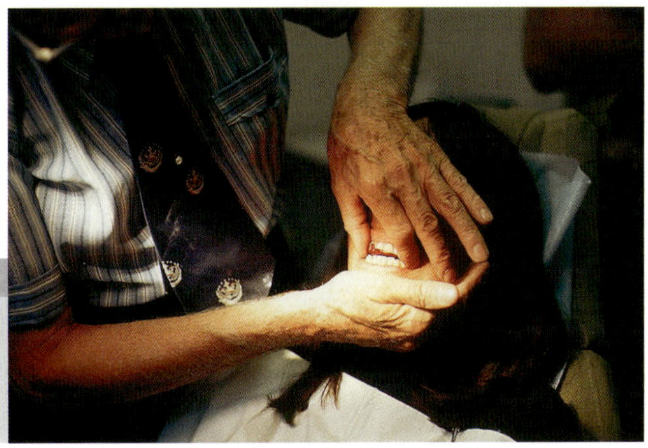

05

중심위로 유도해 교합채득. 자연두위에서 머리를 헤드레스트에 고정하고 talking action(말을 할 때의 자연스러운 하악 상태)에서 하악 치아를 상악 치아에 접근시킨다(이때 교합접촉시키지 않는다). 양 견치에 검지와 엄지 끝을 대고 하악을 상전방(전두면에서 관찰한 중심위)으로 유도한다.

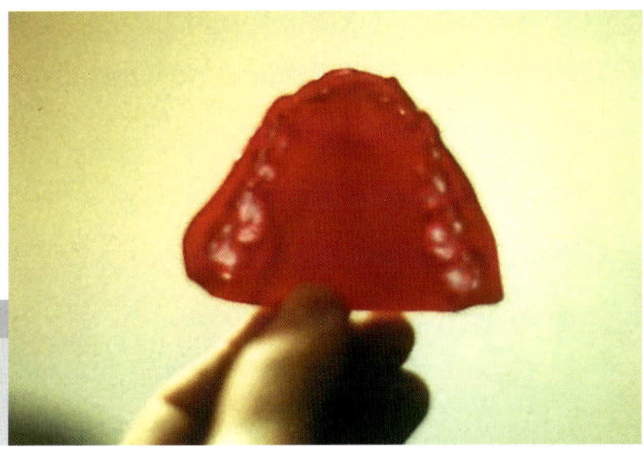

06

환자가 사용한 바이트왁스를 조명에 비춰 관찰한다. 왁스가 얇게 비춰 보이는 부분이 상하 치아가 접근해 있는 곳이다. 교합지로는 근접 정도를 알 수 없다.

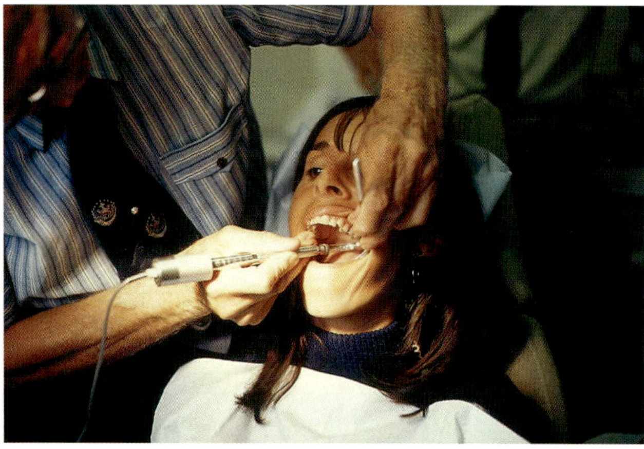

07

필자가 모형상에서 1차 조기접촉을 조정한 후 Dr. Schuyler가 구강 내에서 1차 조기접촉을 조정한다. 이때 구강 내 절삭용 다이아몬드 포인트를 선택하는 것도 필자의 역할이다.

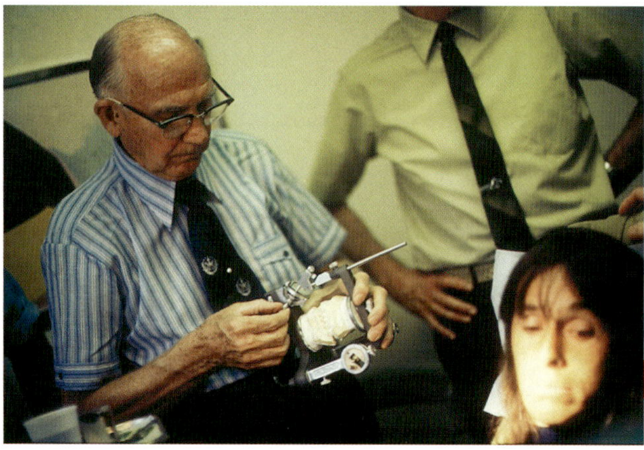

08

같은 순서로 2차 조기접촉을 모형상에서 확인한다.

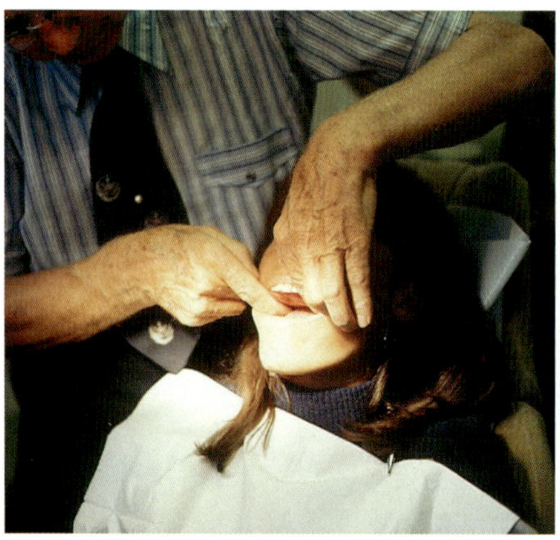

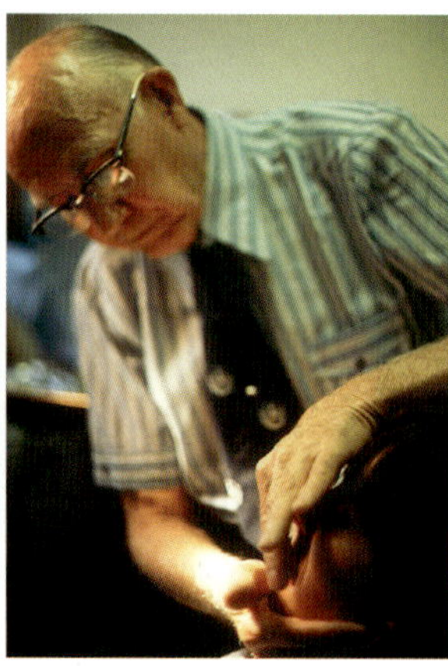

09, 10

중심위로 유도하고 바이트왁스를 물게 한다.

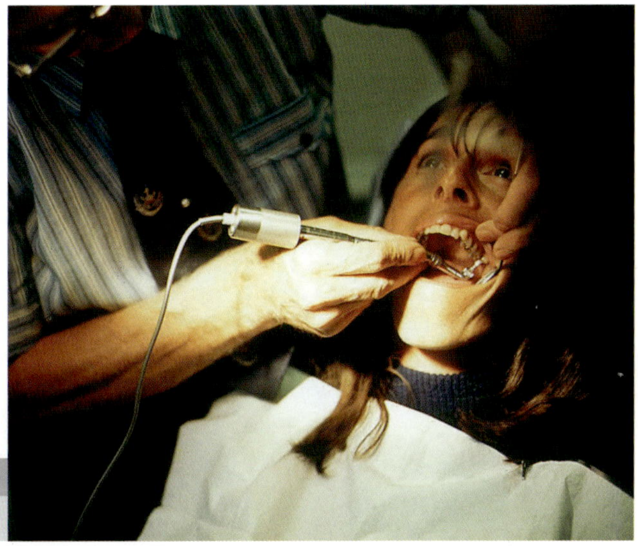

11

대구치의 협측 기능교두 내사면의 2차 조기접촉을 삭제한다.

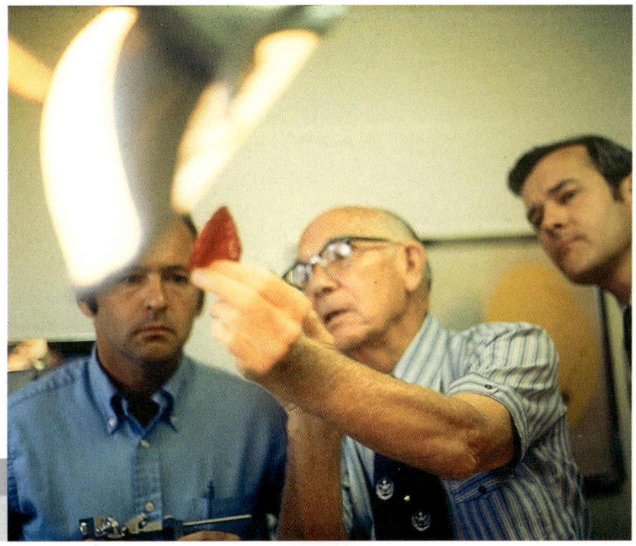

12

교합조정 후 상하악 치아의 접촉, 접근 정도를 바이트왁스로 확인한다.

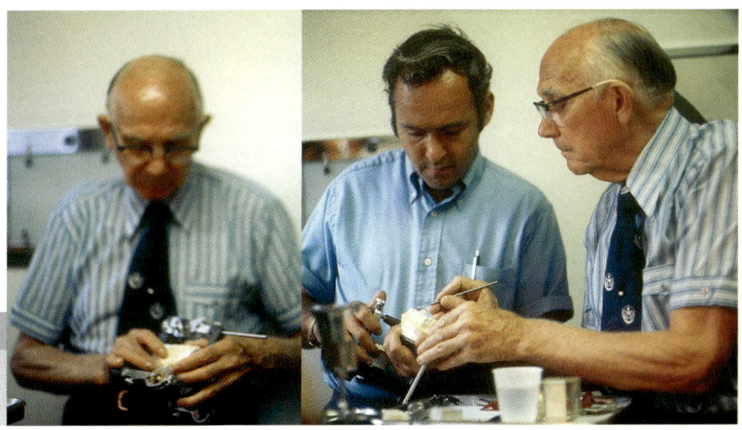

13, 14

공정별로 필자가 모형상에서 조정한 부위를 확인한 후 구강 내에서 조정해 간다.

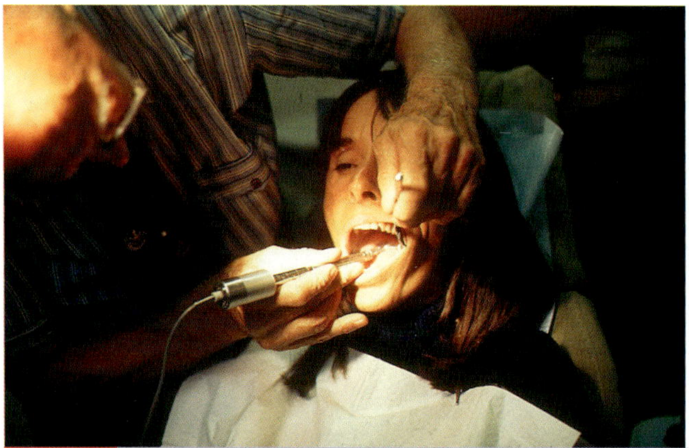
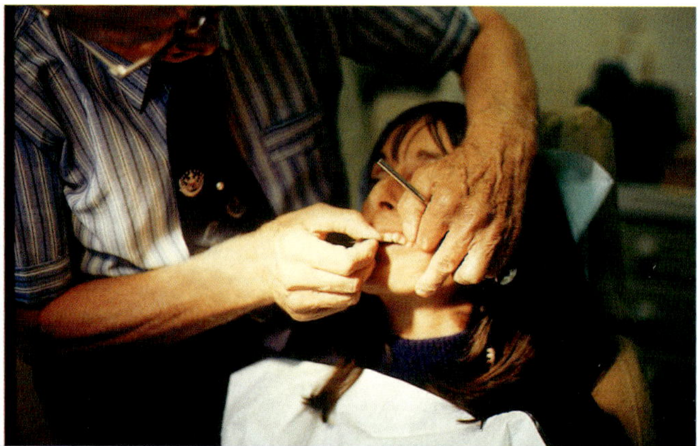

15, 16

중심위의 조기접촉이 제거되면 좌우측방운동 시 교합을 확인한 후 필요하면 조정한다.

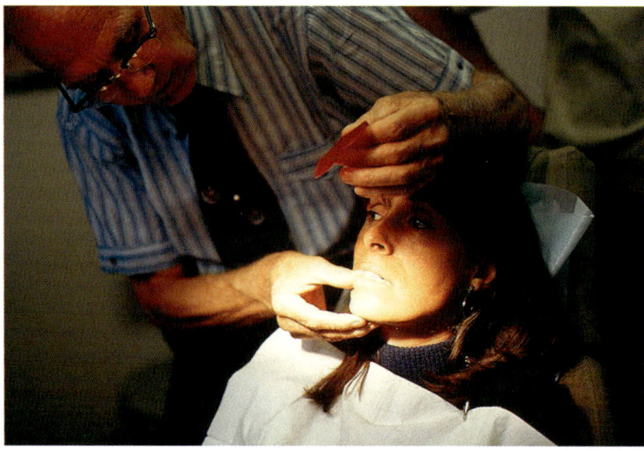

17

최종 교합접촉을 확인한다. 엄지를 견치에 대고 하악을 우측으로 움직여 본다.

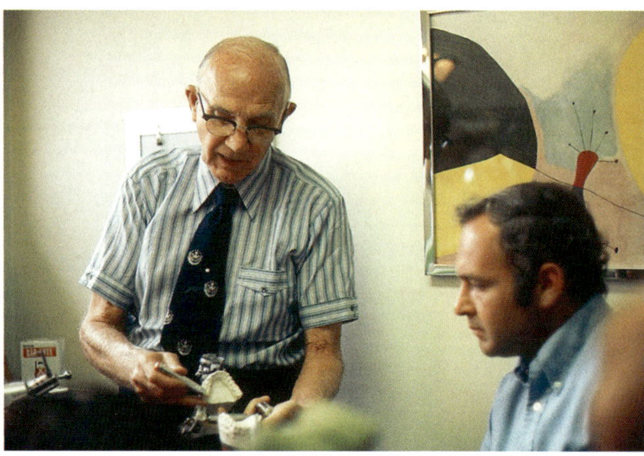

18

중심위에서 교합접촉 상태의 안정과 전방운동 시 구치부의 이개 정도(functional disclusion angle)를 모형에서 확인하고 측방운동 시 비작업측의 이개 정도를 확인한다.

칼럼

Dr. Schuyler와 Occlusal Rehabilitation Study Club

1965년 필자와 함께 임상을 진행하는 치과의사를 모시고 교합학을 배우기 위해 'Occlusal Rehabilitation Study Club'을 조직한 후 CERAMICAST 내 연수실에서 세미나를 개최하였다. 이 세미나는 셋째 주 금, 토 2일 간 진행되었고, 전미 각 지역에서 저명한 분들을 초빙하였다. 강사는 Dr. L.D. Pankey, Dr. A.W. Mann, Dr. P.E. Dawson, Dr. L.A. Weinberg, Dr. G.C. Anderson 등 이 중에 '교합이론의 아버지'라 불리는 Dr. Schuyler는 흔쾌히 강단에 서주셨다. 필자와 함께 임상을 진행한 적도 있어 자신의 임상 증례과 함께 실천적인 내용을 소개해 주셨다.

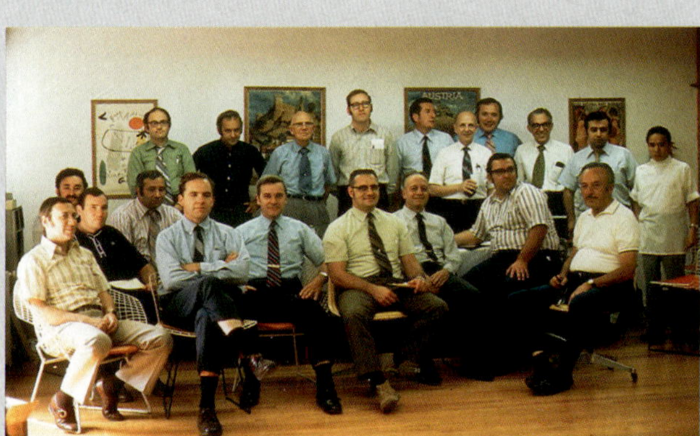

모임의 멤버들. 뒷줄 좌측에서 세 번째가 Dr. Schuyler, 뒷줄 우측 끝에 흰옷을 입고 있는 사람이 젊었을 때(1967년)의 Kuwata.

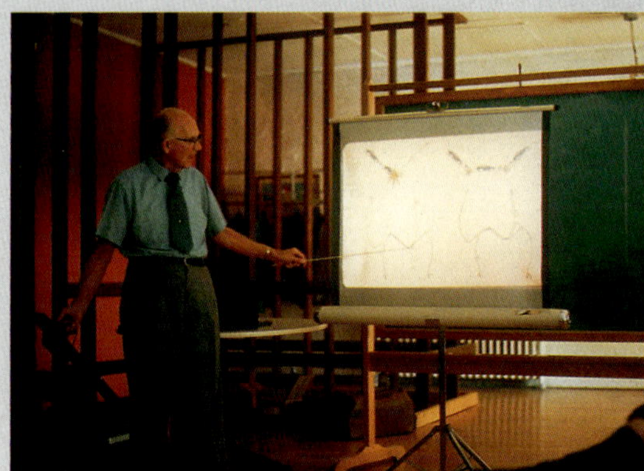

Long centric(area of centric)의 제창자인 Dr. Schuyler가 손수 일러스트를 그리며 강의해 주셨다.

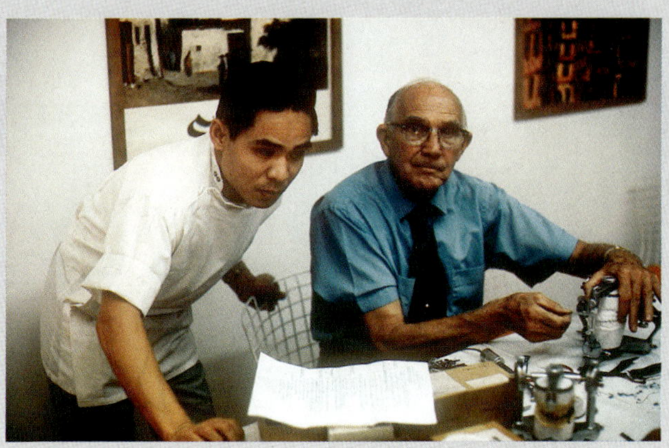

모형 제작과 교합기 마운트 등 실습준비를 담당한 필자가 Dr. Schuyler와 이야기를 나누고 있다. 타프츠대학에서는 이 사진에서 Dr. Schuyler가 들고 있는 모형을 사용한다.

Chapter 3
진료실, 기공실 공동작업에 의한 교합조정의 실제

Section 1 조기접촉의 제거를 목적으로 한 교합조정

Section 2 조기접촉의 제거와 하악 편심운동 시 교두간섭 제거를 목적으로 한 교합조정

Section 3 AnaBiter에 의한 교합접촉의 평가

Section 1

조기접촉의 제거를 목적으로 한 교합조정

Masahiro Kuwata
Keiji Shigeno

교합조정의 목적

중심위(과두안정위)에서 하악의 개폐구운동이 진행될 때에 폐구 시 운동경로에서 최대교두감합위가 재현되는 것이 이상적이지만, 많은 경우 중심위(과두안정위)의 폐구경로와 최대교두감합위에서 상하악 치아가 접촉할 때의 폐구경로에는 차이가 있다(대부분의 성인에게서 이 차이가 관찰된다고 한다). 폐구경로의 차이는 상하악 치아 상호 접촉에 의해 야기되며, 보통은 생체(악구강계)의 허용 범위 내에 있고 기능적 조화가 이루어진다면 문제는 없다.

그러나 그 차이의 정도가 클수록 기능적 조화는 붕괴되며, ① **악관절통,** ② **개폐구근군의 압통 및 자발통,** ③ **그에 동반하는 치아의 동요, 과도한 교모, 지각과민 등의 문제**가 발생한다. 이들 문제를 일으키는 중심위(과두안정위)에서 상하악 치아의 폐구 시 조기접촉을 간섭부위로 보고 제거할 필요가 있다.

교합조정의 순서

환자의 주소를 참조해 검사한 후 조기접촉으로 인해 어떤 문제가 발생한 것으로 밝혀진 경우 우선 중심위(과두안정위)의 폐구경로 시에 부분적 간섭을 일으키는 상하악 치아의 접촉을 제거하기 위해 **교합을 조정(trim off: 삭제하는 교합조정, add on: 추가하는 교합조정)**한다.

특히 자연치열을 교합조정할 때는 직접 구강 내에서 진행하기가 곤란하며 치질의 조정은 최소화해야 한다. 따라서 환자의 치열모형을 교합기에 장착하고 교합기상의 중심위 폐구경로에서 조기접촉의 유무를 확인, 해당치를 조정하고 시뮬레이션한 후 구강 내에서 조정하는 것이 기본이라 생각한다.

이번에 소개하는 방법은 교합기상에 교합을 조정하고 그것을 구강 내에 재현하는 것이 이상적이며 실패가 적은 교합조정법이다.

구체적인 방법을 기술하기로 한다.

〈교합조정의 순서〉

① 상하악 치열 모형(정밀하고 변형이 없는 모형)을 제작한다.

② Facebow transfer.

③ 중심위(과두안정위)에서 하악위의 채득, 체크바이트의 채득(측방운동 시, 전방운동 시 바이트의 채득)을 한다.

④ 최대교두감합위의 바이트를 채득한다.

⑤ 교합기의 제로를 설정한다.

⑥ 상악 모형을 facebow transfer해서 교합기에 장착한다.

⑦ 하악 모형을 중심위(과두안정위)에서 교합기에 장착한다.

⑧ 체크바이트를 사용해 교합기를 조절한다.

- 전측방과로각의 조정
- Anterior guide table의 각도 설정

⑨ 교합기상의 최대교두감합위에서 바이트를 상하악 모형에 적합시켜 환자 본래의 수직적 악위를 기록한다.

⑩ 모형에 1차 조기접촉을 기록한다.

⑪ 기본원칙을 지켜 교합을 조정한다.

⑫ 1차 조기접촉의 제거, 2차, 3차, ……, 교합기의 incisal pin이 incisal guide table에 접촉할 때까지 교합조정을 반복한다. 이 조정을 통해 중심위(과두안정위)의 폐구경로에서 최대교두감합위를 얻을 수 있다. 즉 중심위교합(centric occlusion)을 얻을 수 있다.

⑬ 교합기상과 똑같이 구강 내에서 교합조정하고 교합기상에 종료한 시점에서, 구강 내 trim off(삭제하는 교합조정)를 마치고 결과를 평가한다. 필요하다면 교합기상에서 add on(추가하는 교합조정)하고 그것을 구강 내에 적용한다.

⑭ 구강 내에 진행한 trim off, add on을 최종 평가한다.

해 설

중심위(centric relation) – 과두안정위

하악과 상악 치아가 접촉하지 않을 때 수평적 하악위(하악과 상악의 대향 관계). 치아가 접촉하면 신경근 기구가 작용해 대뇌변연계에서 저작근에 지령을 내리고 최대교두감합위가 가능한 위치로 하악을 이동시킨다. 따라서 중심위에서 폐구경로와, 최대교두감합위에 이르는 하악의 폐구경로에는 차이가 생긴다.

'중심위–과두안정위'에서 폐구경로상의 종말 위에 최대교두감합위가 위치하는 것이 하악위의 이상적인 위치이다[이런 교합 상태를 중심위교합(centric occlusion)이라 한다]. 보통 그것이 일치하는 예는 적지만 그로 인해 문제가 발생하는 일은 적다. 왜냐하면 악구강계, 특히 악관절의 허용량이 크기 때문이다.

그러나 우리들이 교합을 진단할 때나 수복치료를 할 때에 하악위를 변경해야 하는 경우에는 하악운동 시발점의 기준이 필요하다. 이 기준이 되는 하악위가 '중심위–과두안정위'이다.

술전검사

환자: 30대 여성

초진: 2005년 2월

주소: 몇 년 전부터 취침 시 이갈이, clenching 자각증상, 개폐구 시 좌측 악관절의 클릭음, 빈번한 개구장애

치과치료 병력: 초진으로부터 17년 전에 교정치료를 받았고 그때 제1소구치 4개를 발치했다고 한다. 수년 간 몇 회에 걸쳐 교합조정을 받았다.

사진은 본인의 허가를 얻어 개재

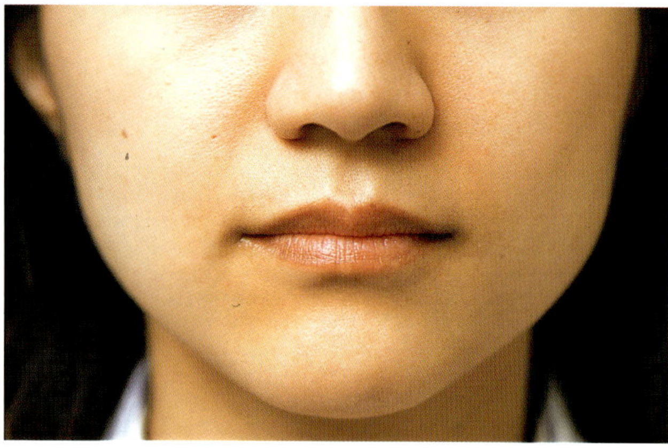

1-1

초진 시 안모. 습관성 교합위(최대교두감합위)에서는 폐구 시, 하악이 우측으로 다소 이동해 있는 것처럼 보인다.

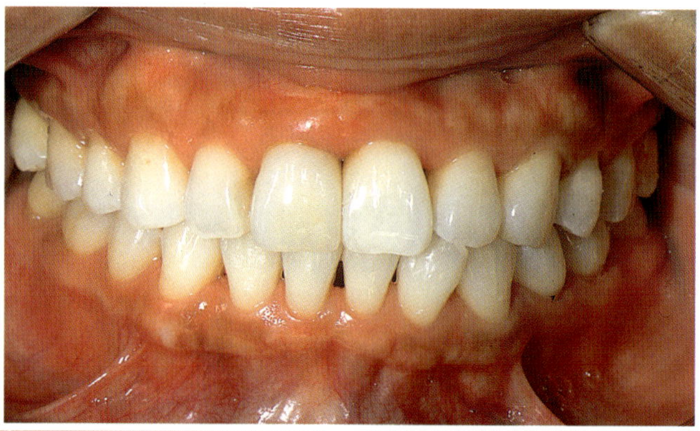

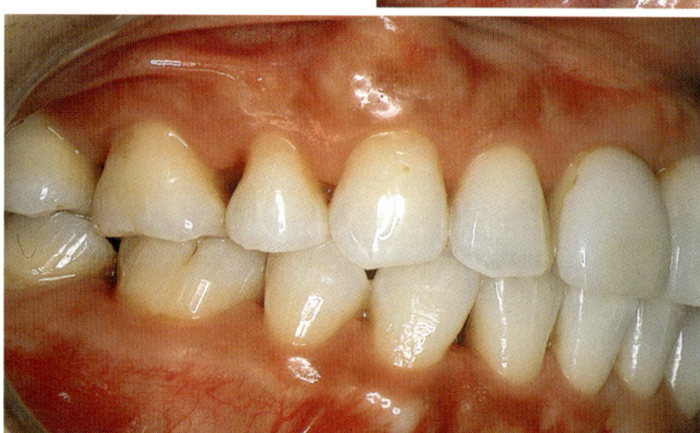

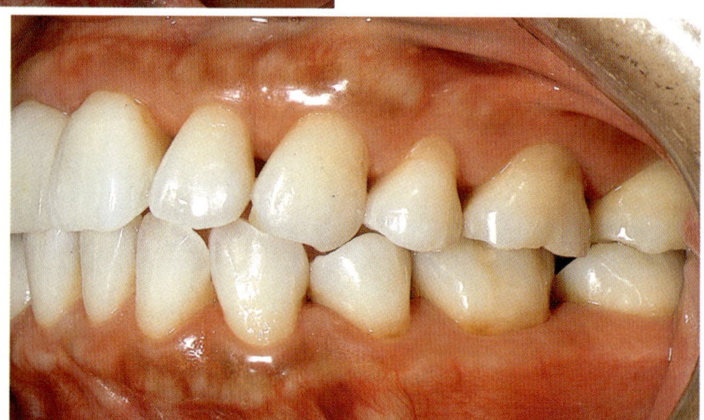

1-2~1-4

구강 내 소견. 습관성 교합위에서는 #17~27, #47~37부에 현저한 facet이 관찰되었다. 중심위 폐구경로에서 최대교두감합위에 이를 때에 하악이 교두간섭을 일으키고 우측으로 편위한다. 특히 좌측운동 시 anterior guidance가 상실되었다. 따라서 우측 구치부에서는 비작업측(평형측) 교두의 근접과 접촉이 관찰된다. 이 상태에서는 앞으로 교모가 더 진행되리라 예상된다.

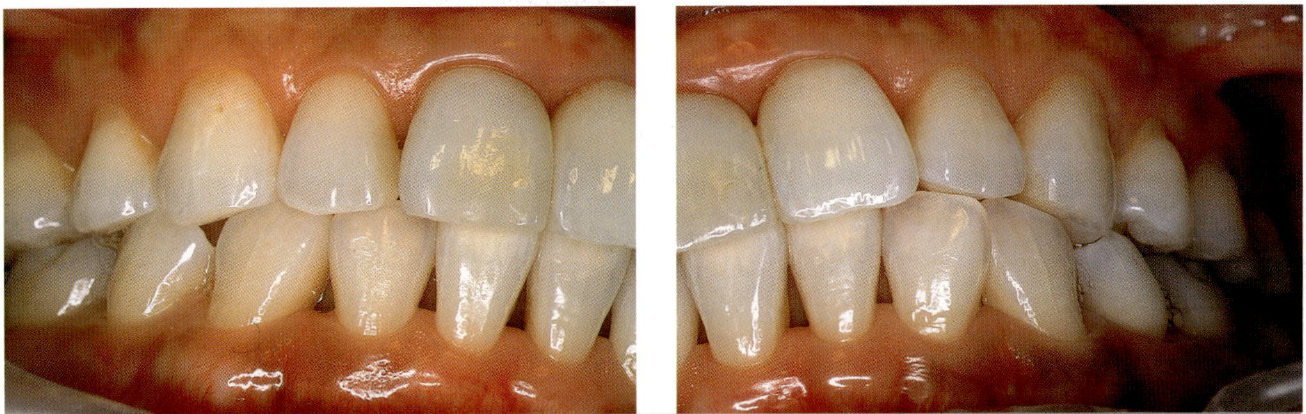

1-5, 1-6

하방에서 관찰한 습관성 교합위. #22, 23, #32, 33에 공간을 볼 수 있다.

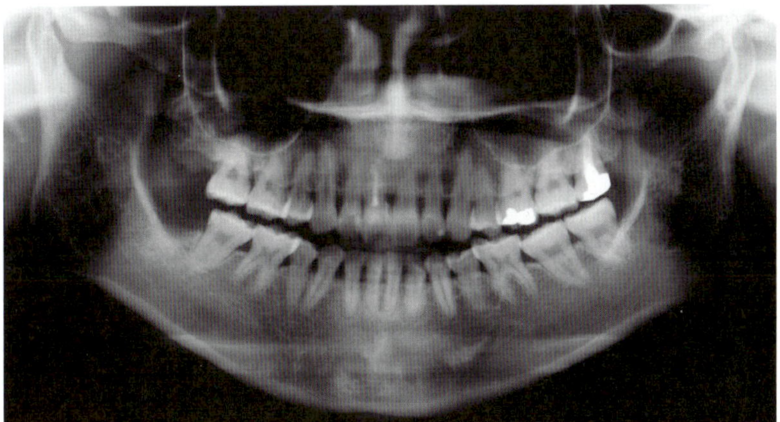

1-7

파노라마 방사선사진. #28은 타진통이 강해 치아가 파절했을 가능성이 있어 발치하였다.

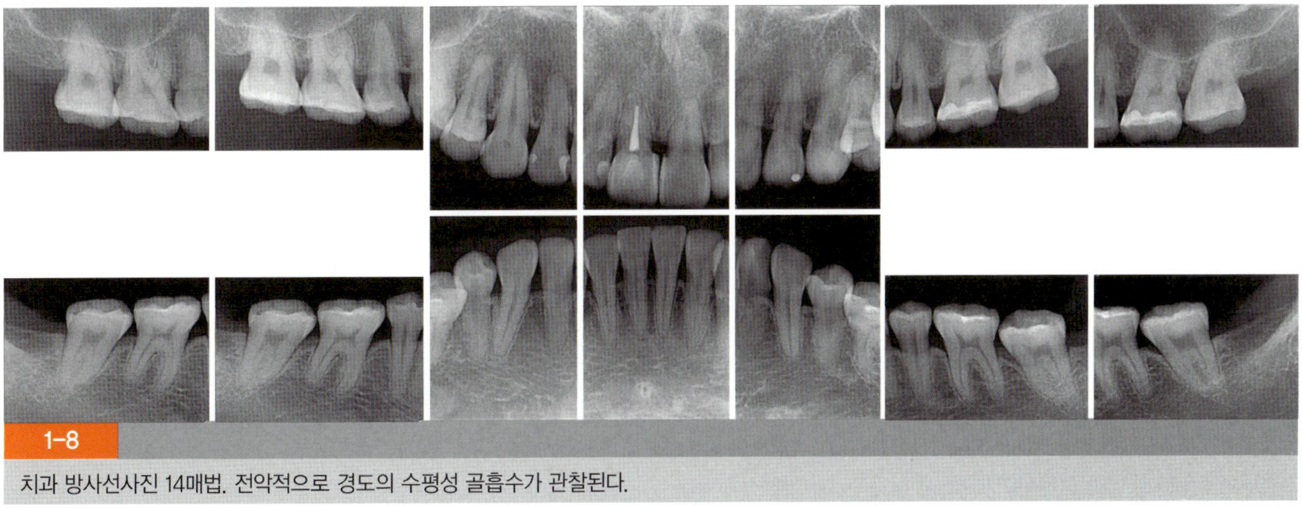

1-8

치과 방사선사진 14매법. 전악적으로 경도의 수평성 골흡수가 관찰된다.

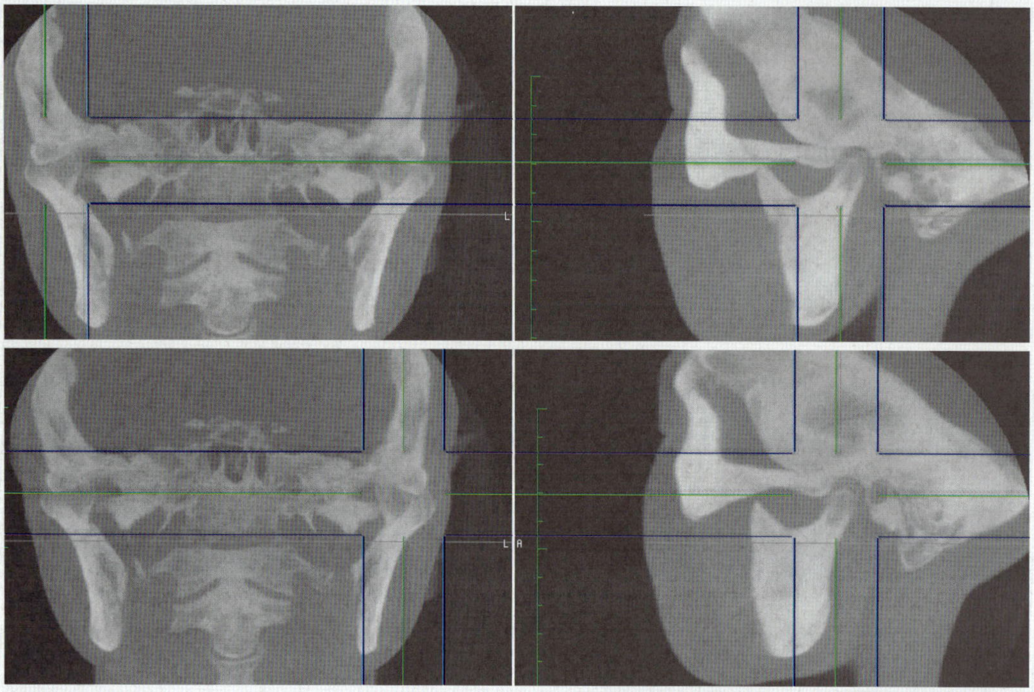

우측

좌측

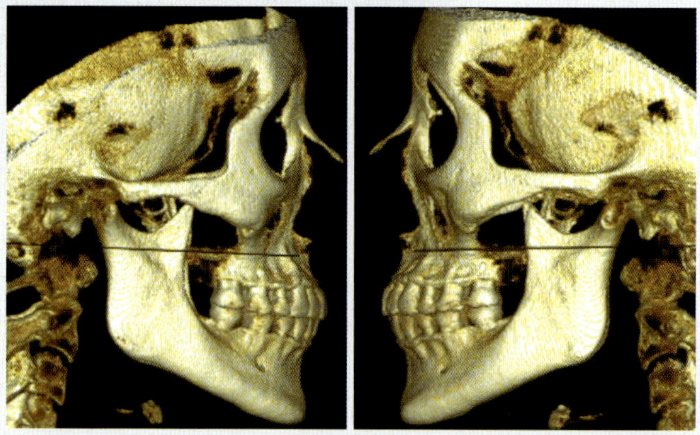

1-9

CT image로 악골, 치아, 악관절 주위 상태를 정밀 검사.

Furcation Inv.			B.M.D=I													B.M.D=I	
Mobility					1		1	1	1	1	1	1					
Probing Depth	B		3 3 4	3 3 3	3 3 3		3 3 3	3 2 3	3 3 3	3 3 4	3 2 3	3 3 3		3 2 3	3 3 3	3 3 3	
	L		3 3 3	3 3 3	3 3 3		3 3 3	3 3 3	3 3 3	3 3 3	3 2 3	3 2 3		3 3 3	4 3 3	4 3 3	
Tooth		18	17	16	15	14	13	12	11	21	22	23	24	25	26	27	28
Tooth		48	47	46	45	44	43	42	41	31	32	33	34	35	36	37	38
Probing Depth	L		3 3 4	4 4 4	3 3 3		3 2 3	3 2 3	3 2 3	3 2 3	3 2 3	3 2 3		3 3 3	4 3 3	3 3 3	
	B		3 3 3	3 3 3	3 2 3		3 2 3	3 2 3	3 2 3	3 2 3	3 2 3	3 2 3		3 3 3	3 3 3	3 3 3	
Mobility			1		1			1	1	1	1						
Furcation Inv.			B.L=I												B.L=I		

1-10

Perio chart. 치주병의 문제는 적지만 치은의 염증이 심각해 전악적 소파술을 계획한다. Caries risk test에서 세균 수는 문제가 없고, 타액완충능은 높고 타액량도 많은 편이였다. 또한 #15, 13, 12, 11, #21, 22, 23, #47, 45, 42, 41, #31, 32에 1도의 동요가 관찰된다. #17, 27, #47, 36은 1도(±)의 근분기부병변이 관찰되었다. 붉은 글씨는 출혈 부위를 나타낸다.

I) Condyler Pain

R : ☐ Spontaneous pain
☐ Biting pain
☑ Oppressive pain
☐ opening pain

L : ☐ Spontaneous pain
☐ Biting pain
☑ Oppressive pain
☑ opening pain

II) maximum opening — 약 38 mm

III) Clicking

R : Open (early, middle, (late))
Close (early, middle, late)

L : Open (early, middle, (late))
Close ((early) middle, late)

IV) Crepitas

R : Open (early, middle, late)
Close (early, middle, late)

L : Open (early, middle, late)
Close (early, middle, late)

V) Palpation(촉진) 빨강: 자발통, 운동통 파랑: 압통

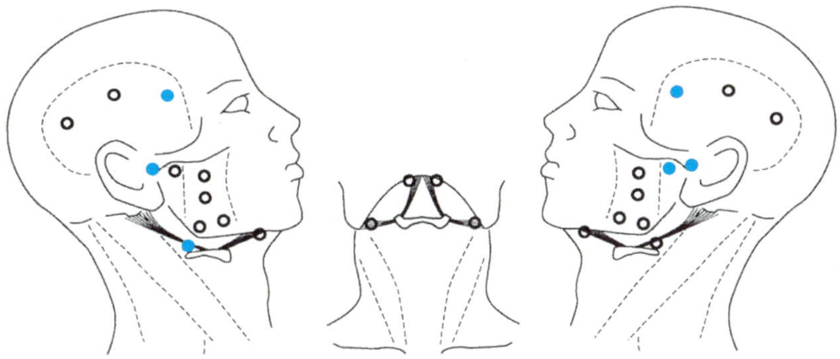

구근촉진 — ± + ++ +++

우측		좌측	
교근심부	(—)	교근심부	(—)
교근천부 기시부	(—)	교근천부 기시부	(—)
교근천부 정지부 전연	(—)	교근천부 정지부 전연	(—)
교근천부 정지부 후연	(—)	교근천부 정지부 후연	(±)
교근천부 중앙	(—)	교근천부 중앙	(—)
측두근 전부	(±)	측두근 전부	(±)
측두근 중부	(—)	측두근 중부	(—)
측두근 후부	(—)	측구근 후부	(—)
악이복근 전복	(—)	악이복근 전복	(—)
악이복근 후복	(++)	악이복근 후복	(—)

1-11

악관절 및 주위근군의 촉진 차트. 개폐구 시, 우측 악관절은 개구종말기에 경도의 클릭이, 좌측 악관절은 개구종말기와 폐구 시 초기에 클릭이 관찰되었다. 근육촉진에서 우측 악이복근에 강한 압통이, 좌우측두근 전복, 좌측교근 기시부 후연에 경도의 압통이 관찰되었다. 악관절 주변은 좌우 모두 경도의 압통이 있었다.

〈교합조정에 이르는 경위〉

구강 내 검사 및 교합검사로 얻은 자료에 근거해 치료계획을 세운다. 우선 스케일링, 치근활택술을 진행하였다.

교합을 검사해 중심위에서 상하악 6전치, 특히 #21, 22, 23, #31, 32, 33부는 anterior open bite이며, 상하악 구치부의 조기접촉으로 anterior guidance가 상실된 것을 알 수 있었다. 또한 #25, 26, 27, #35, 36, 37부의 강한 조기접촉으로 최대교두감합위에 이르는 폐구경로가 우측으로 틀어져 있었다.

근육촉진 결과와 환자의 주소, 특히 "구치로 음식을 씹기가 힘들다", "좌측 구치로 씹으면 날카로운 통증을 느낀다"를 참고해 일단 교합을 조정하고 동시에 anterior guidance를 구축하기로 계획하였다.

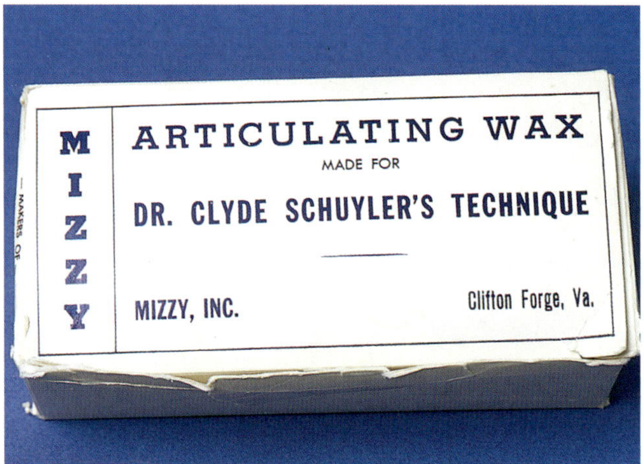

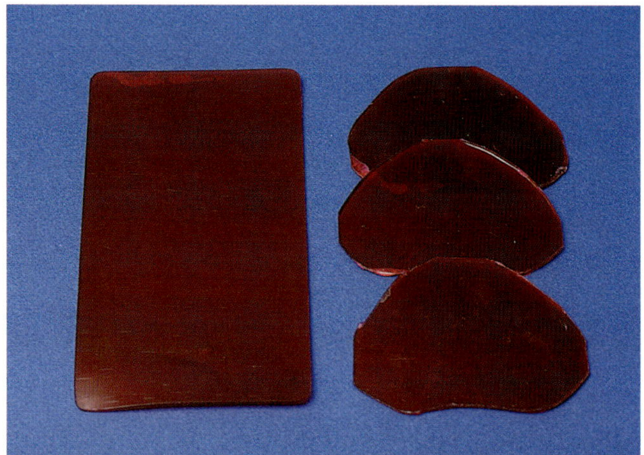

2-1, 2-2

교합조정용 바이트왁스(Schuyler wax). 교합접촉점 및 접근 부위의 상황이 그대로 남아있는(온열, 경화수축에 의한 형태 변화가 거의 없다) 교합조정용 바이트왁스를 사용해 왁스의 투과도를 보고 상하악 치아의 접촉 상태와 접근 정도를 판단한다.

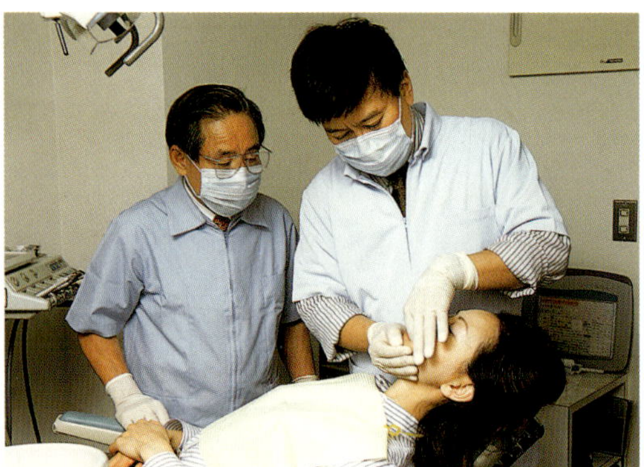

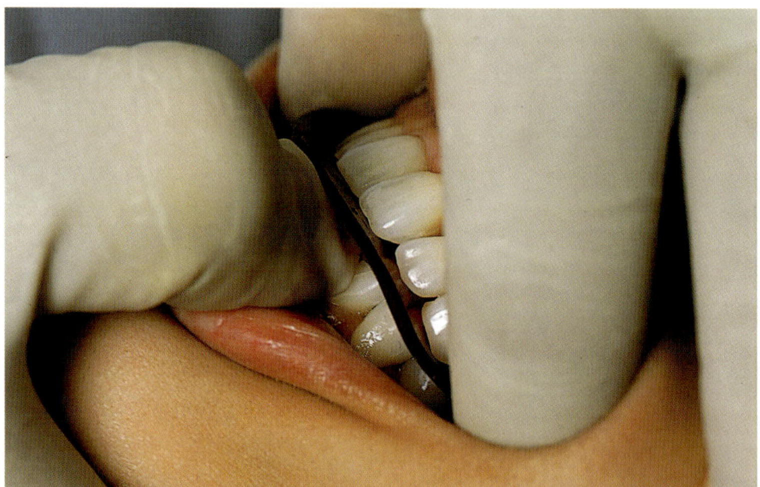

2-3, 2-4

바이트왁스(Schuyler wax)를 연화시켜 상악 치아열에 끼우고 하악을 적정 중심위(과두안정위)로 유도하면서 상하악 치아를 접근시킨다. 이렇게 해서 중심위에서 교합을 채득하고 상하악 치아의 접근정도를 평가해 조기접촉의 양, 발현 방향을 확인한다.

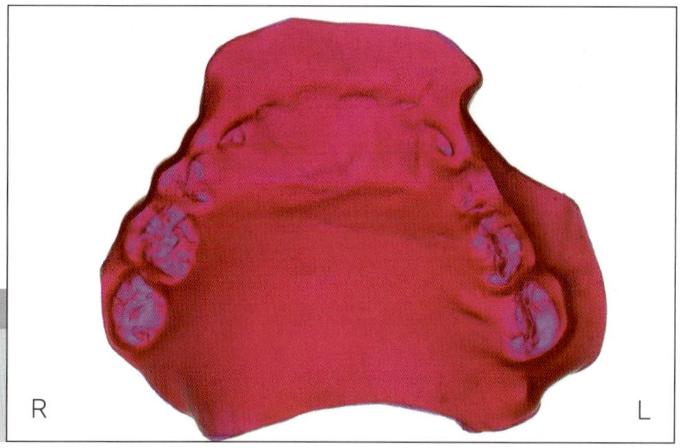

2-5

바이트왁스를 관찰해 보면 기능교두의 부융선이 서로 접근해 있다. 특히 #36, 37 근심 협측 기능교두의 근심 부융선이 대합하는 상악의 교두에 접근해 있는 것을 볼 수 있다.

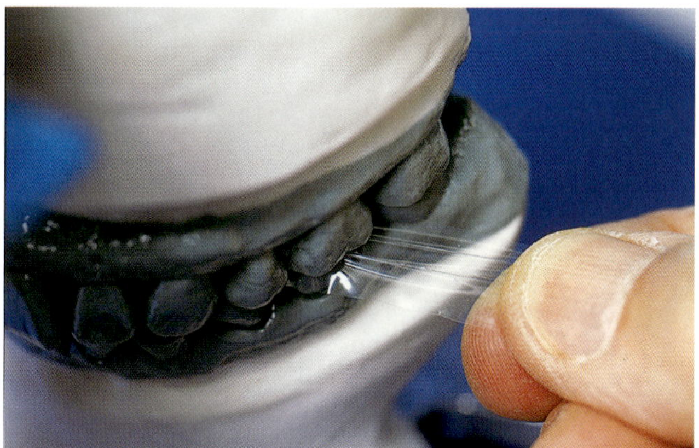

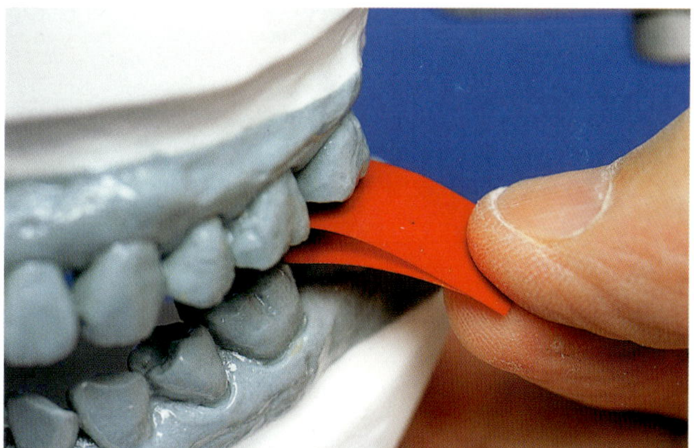

2-6, 2-7

얇은 6㎛ 비닐필름(식품용 랩)은 통과하지만 두께 12㎛의 교합지를 2장 겹치면 통과하지 않는다. 바이트왁스의 확인뿐만 아니라 실제 모형상에서 교합지의 두께를 바꿔가며 상하악 구치의 교두간 접근 정도를 확인한다.

중심위에서 교합채득 시 주의사항

① 환자의 전신을 이완시킨다. 환자가 수평위에 있을 때에 수평면에 대해 25°, 헤드레스트는 35° 설정한다(3-1).

② 환자의 상하악 치아는 접촉시키지 말고 살짝 개폐구시켜(관절와 내에서 과두가 회전운동을 하는 상태), 재현성이 있는 개폐구운동인지 관찰한다. 이때 환자의 양측 하악골체 저부에 손가락이나 손바닥을 대고 개폐구운동의 방향을 정한다. 절대 '유도'해서는 안 된다(3-1).

③ 하악 전치부 또는 상악 전치부에 jig(왁스나 레진 플레이트)를 올려 폐구량을 일정하게 하면서 상하악 치아의 접촉을 막는다. 중심위에서 채득하는 교합은 어디까지나 상악과 하악의 대향 관계를 기록하는 것이므로 상하악 치아를 접촉시켜서는 안 된다(3-2).

④ 환자가 긴장을 풀고 재현성 있는 개폐구운동이 가능해지면 상하악 전치부(상하악 중절치부)에 왁스 jig를 올리고 개구량이 최소가 되도록 조정한 후 하악을 폐구시켜 상하악 치아 간에 바이트 재료를 주입한다. 이때 다른 쪽 손가락으로 상구순을 긴장시키지 않을 정도로 뒤집고 검지와 엄지의 배 부분을 좌우측 구치부 상하 치아 사이에 끼워 환자가 감합하려고 할 때 저지한다(3-2).

⑤ 바이트 재료가 경화할 때까지 환자의 하악골체 저부에 올린 손가락이나 손바닥을 가만히 둔다. 그렇지 않으면 환자가 바이트 재료를 씹으려고 할 수 있다(3-2).

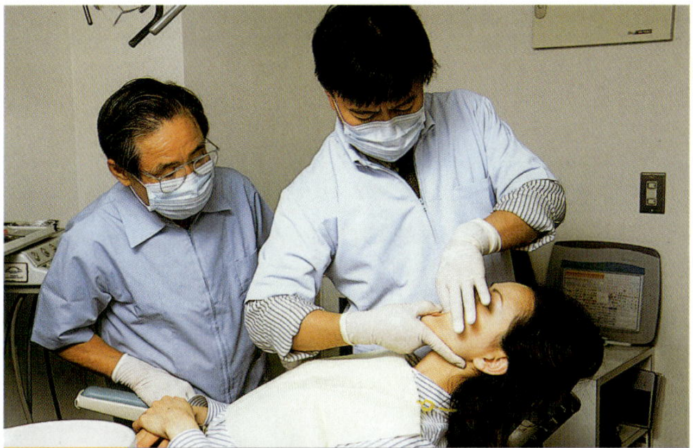

3-1

중심위 채득 시에 환자의 전신긴장이 풀려 있는지 확인한다.

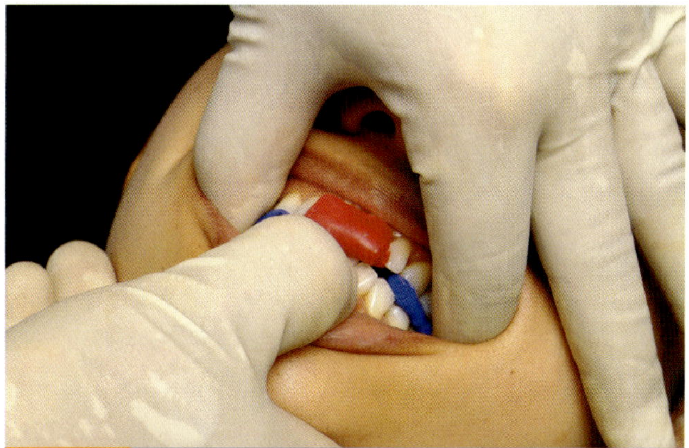

3-2

하악위가 재현성이 있는 상태인지 확인한 후 교합채득(centric bite taking)한다.

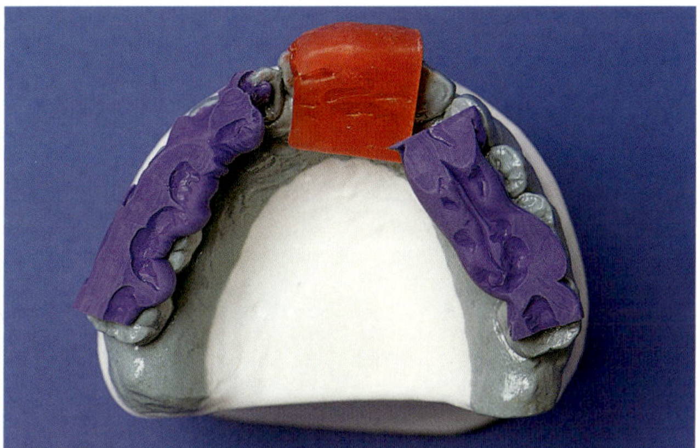

3-3

중심위(과두안정위)에서 채득된 centric bite.

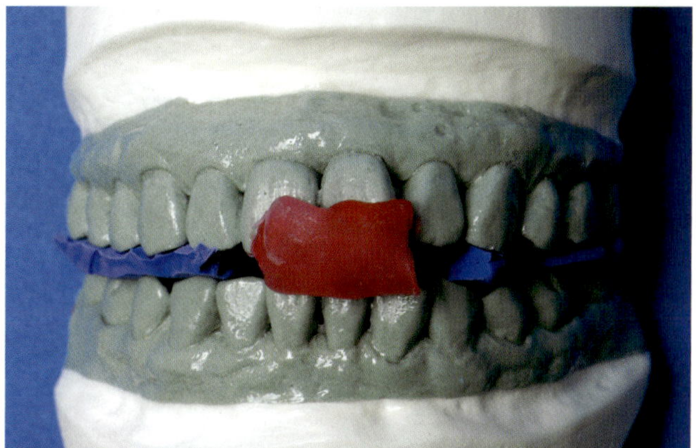

3-4

하악 모형을 centric bite로 교합기에 장착한다. 최후구치 교합채득재의 두께로 알 수 있듯이 교합접촉하지 않고 하악두가 회전운동(terminal hinge movement) 범위 내에서 재현성이 있는 상악과 하악의 대교관계에서 교합채득되었다.

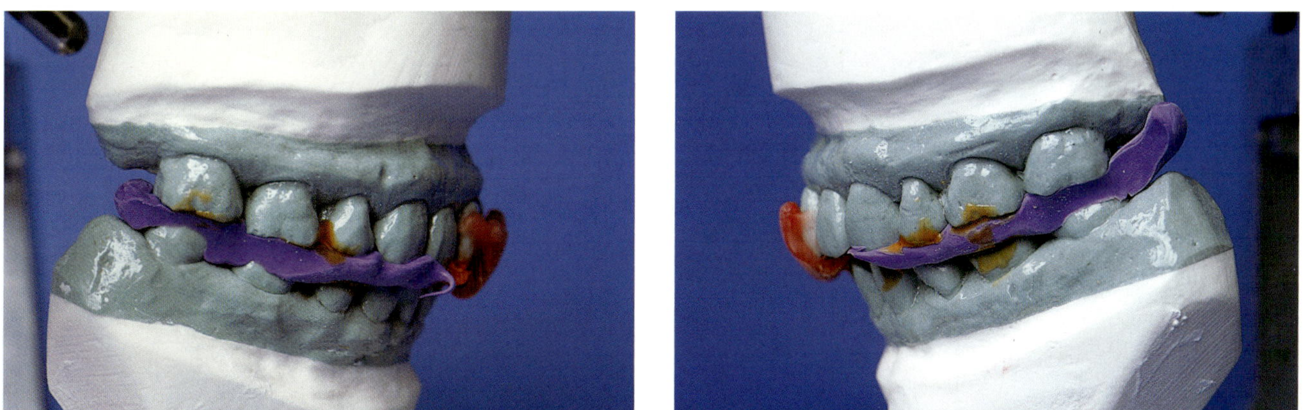

3-5, 3-6

중심위(과두안정위)의 바이트. 후방에서는 1mm 전후, 전방에서는 약 2mm, 상하악 치아는 최소개구량에서 centric bite가 채득되었다.

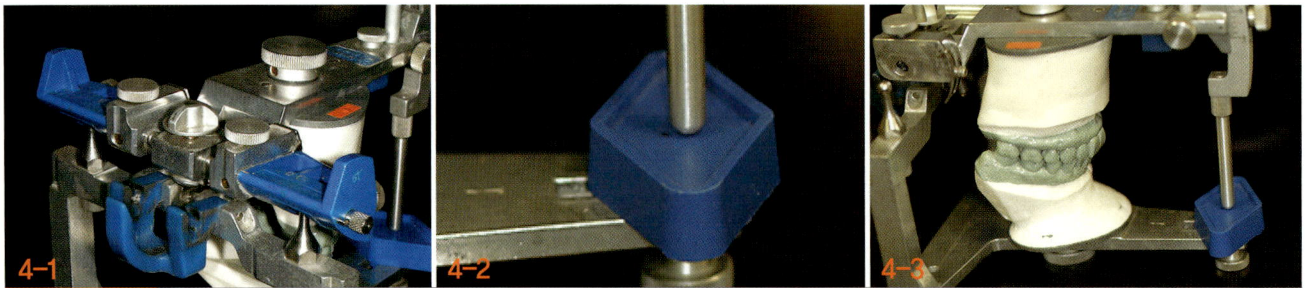

4-1~4-3

교합기의 centric latch를 풀고 incisal pin을 분리해 최대교두감합위의 바이트를 상하악 모형에 적합시킨다(4-1). 이 바이트 상태에서 incisal pin을 anterior guide table에 접촉시키고(4-2) incisal pin의 나사를 고정한다. 이를 통해 환자 본래의 수직적 악위가 기록된다. 교합기의 fossa box가 간섭해 최대교두감합위를 유지할 수 없는 경우는 fossa box를 풀고 최대교두감합위를 유지한다(4-3). 사용 교합기: Panadent 교합기(curved incisal pin 사용)

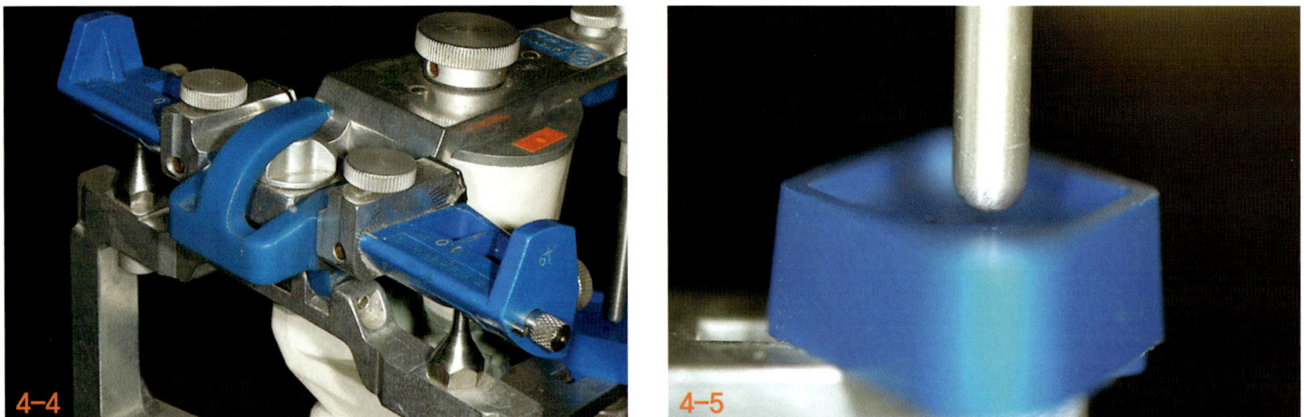

4-4, 4-5

Centric latch를 설치하고 교합기상에서 상하악 모형을 중심위 상태로 되돌린다(4-4). 교합지를 치열 사이에 끼우고 상하악 치아를 가만히 접촉시킨다. 여기에 표시된 부위가 1차 조기접촉이다. 이때 교합기의 incisal pin은 anterior guide table에서 떨어진다(4-5). 떨어진 incisal pin이 anterior guide table에 접촉할 때까지 교합을 조정할 수 있다. 즉 환자의 고유한 교합고경을 저하·변화시키지 않고 교합을 조정할 수 있다.

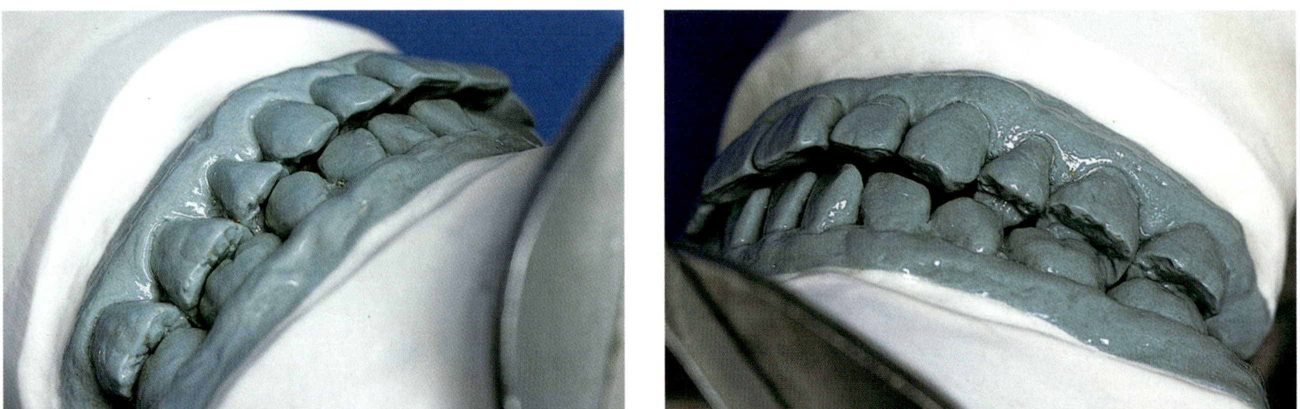

4-6, 4-7

구치부에 조기접촉(교두간섭)이 있어 전치부가 이개한다.

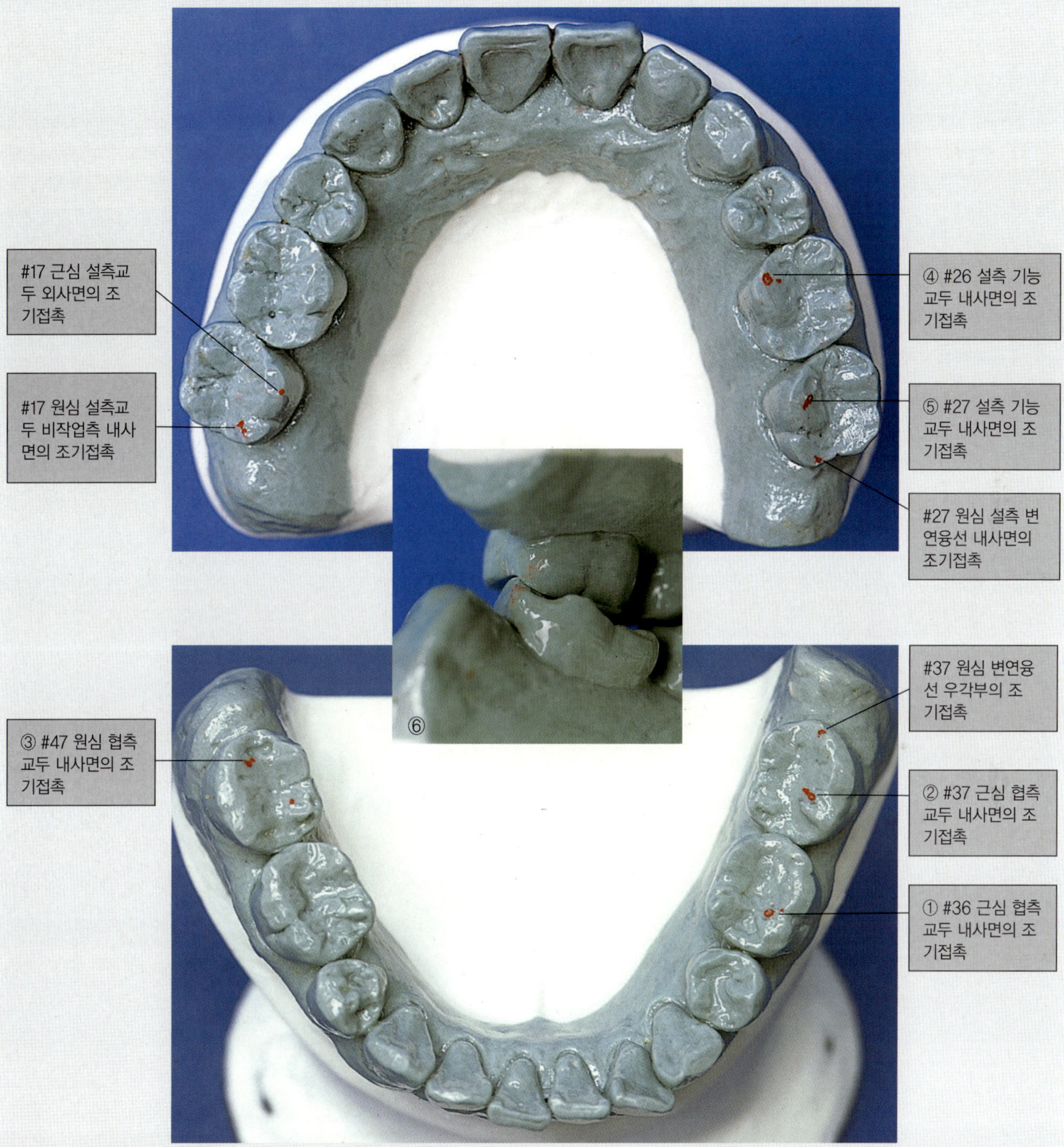

4-8~4-10

중심위(과두안정위)에서 표시된 1차 조기접촉. #36 근심 협측(비작업측)교두 내사면의 각도가 강한 곳이 간섭한다(①). 이 상태라면 우측방운동 시에 비작업측이 강하게 접촉한다고 생각할 수 있다. 동시에 #37 근심 협측(비작업측)교두 내사면도 접촉하는데(②) 이것은 강하게 감합했을 때의 접촉이 아니라 상하 모형을 폐교시켰을 때에 접촉하므로 역시 side shift 시(편심운동으로 이동할 때) 좌측방운동했을 때에 각도가 강한 사면으로 측방압이 미쳤다고 생각할 수 있다. #47의 원심 협측(비작업측) 교두 내사면에도 접촉이 관찰되는데(③) 이것은 하악이 전방이동할 때(Upper Mesial-Lower Distal)의 접촉이지 좌측처럼 강한 간섭은 아니다. 상악 모형의 #26 설측(작업측) 기능교두 내사면(④), #27의 설측(작업측) 기능교두 내사면(⑤)에 강한 접촉점을 볼 수 있다. 하악 제2대구치 비작업측 교두 내사면의 원심부근과 상악 제2대구치 비작업측 교두 내사면을 최소한도로 trim off한다. 비작업측에서 functional disclusion angle의 임상적 요구를 보상하려면 add on해서 anterior guidance를 구축한다(⑥).

Trim off(삭제하는 교합조정)의 기본원칙

① Hollow point를 pin point(점접촉)로(그림 A)

② Hollow point는 일단 삭제하지 말고 반드시 분할한다. 구치부는 교합면 중심축 방향으로 접촉점이 향하도록 외측에서 중앙을 향해 조정한다(그림 B).

③ 다수 부위의 '사면 대 사면' 의 접촉은 안정된 교합접촉을 얻을 수 없으므로 가능한 한 '교두 대 와'가 되도록 또는 접촉부에 가상의 교합평면을 그리고 교두나 융선의 동일 평면상에 복수의 접촉점이 오도록 조정한다.

④ 하악의 좌우측방운동 시, 비작업측 간섭부위는 anterior guidance의 개선을 염두에 두고 제거한다(작업측 부분적 조기접촉도 기본은 같다)(그림 C).

⑤ 하악 전방운동 시, 구치부의 접촉 또는 부분적으로 근접해 있는 곳을 조정한다(그림 D).

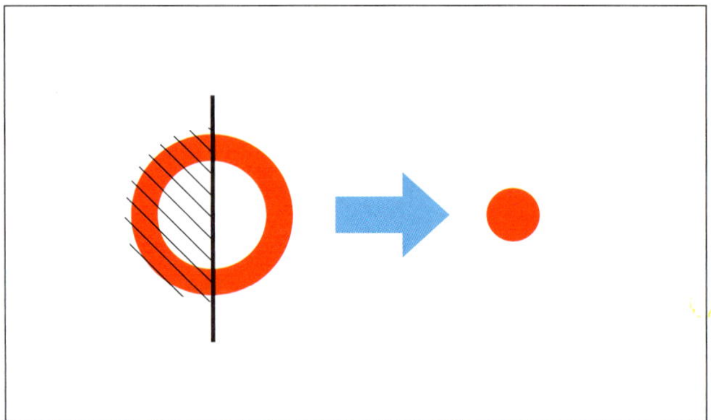

그림 A

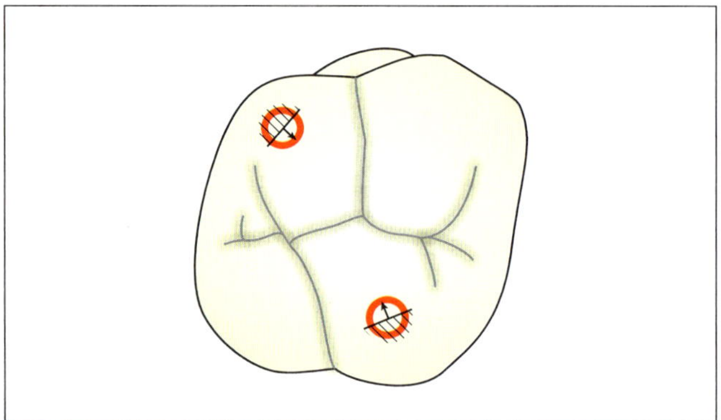

그림 B

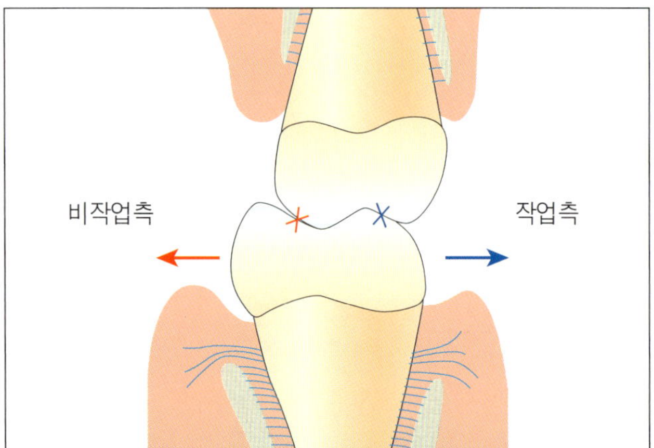

그림 C

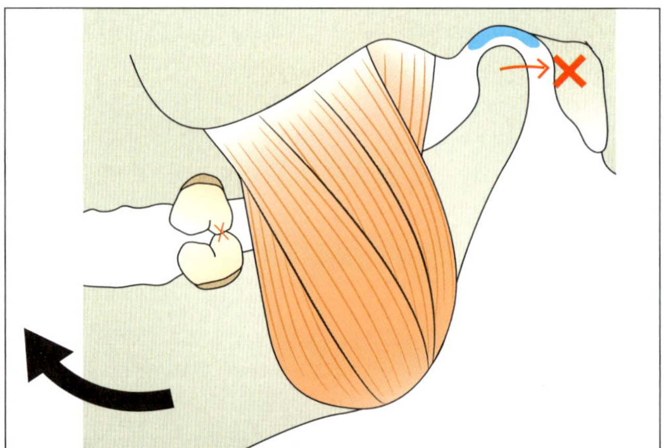

그림 D

조기접촉부 교합조정의 지침

① 교두정부는 가능한 한 조정하지 않는다(기본적으로 내사면의 조정을 우선한다).
② 교두에서 와를 향해(외측에서 내측으로) 조정한다.
③ 상악 치아는 근심을 향해 조정하고 하악 치아는 원심을 향해 조정한다.
④ 교합접촉점은 교두 중심과 와 중심에 점 상태로 존재한다.
⑤ Anterior guidance를 구축할 때는 add on adjustment(추가하는 교합조정)를 염두에 두고 조정량을 최소화한다.
⑥ 수직적 교합고경을 변경하지 않는다.

본 증례에서 하악 좌측 제1, 2대구치는 교합접촉 부위의 근심 협측교두의 원심 부융선 부근에 조기접촉(교두간섭)이 있고 상악 좌측 구치는 설측교두 부융선 근심부에 조기접촉(교두간섭)이 있다. 따라서 상악 좌측 구치의 기능교두 근심사면의 근심부(upper mesial)를 삭제하고 동시에 하악 좌측 구치의 원심 협측교두 원심사면의 원심부(lower distal)를 삭제하고 교합접촉점(centric contact)이 교두의 중심, 와의 중심을 향하도록 조정한다(**그림 E**).

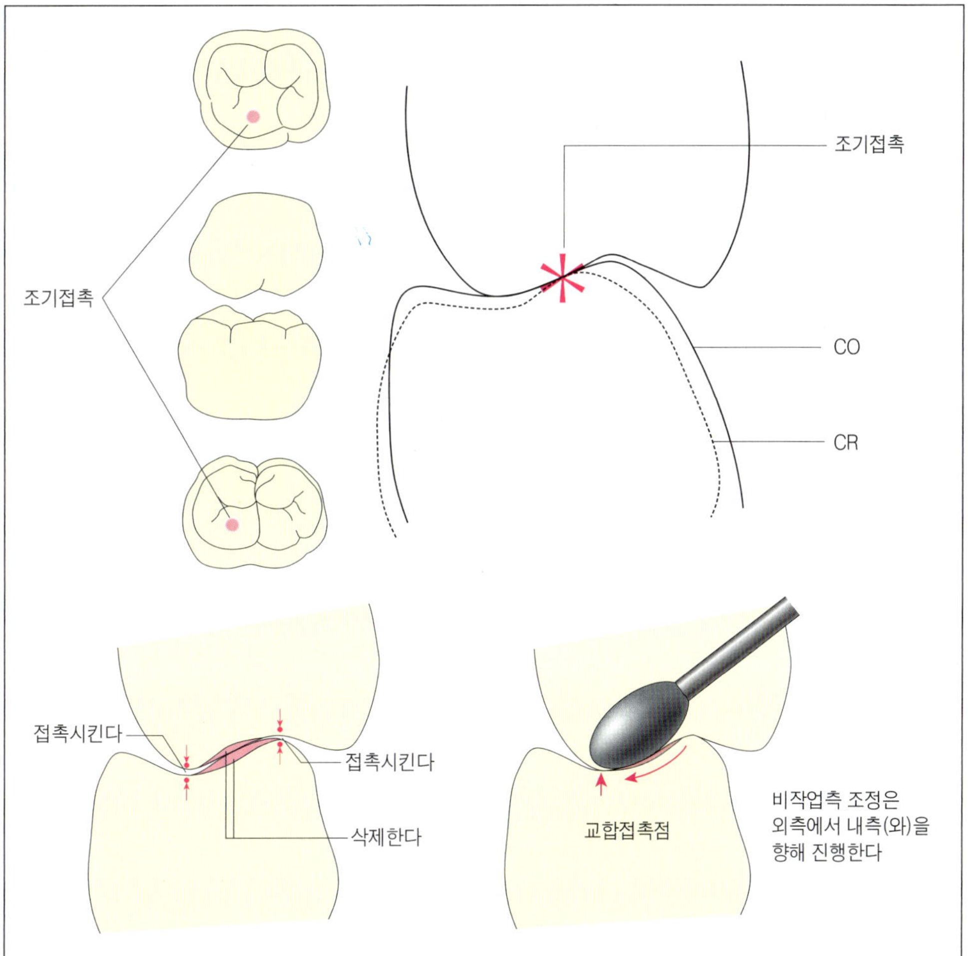

그림 E

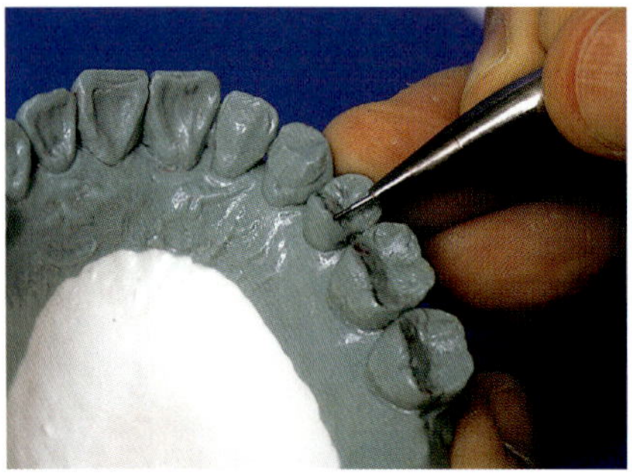

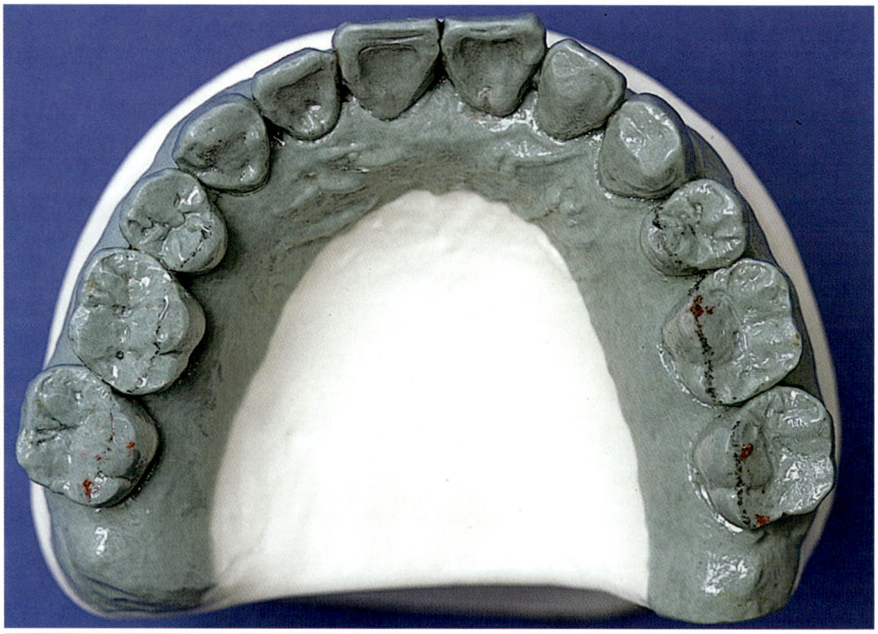

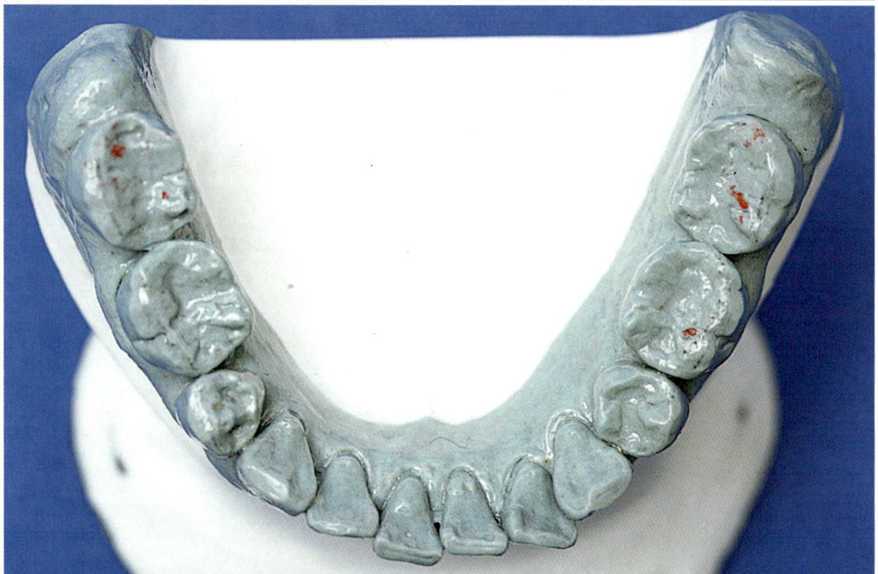

5-1~5-3

1차 조기접촉을 표시한 모형상에 연필로 교합의 중심이 되는 목표(기능교두정)를 그린다. 이 증례는 교모되어 판단하기가 어렵지만 상악 설측 기능교두를 설정하고 싶은 곳에 기준선을 그린다. 구강 내에서는 치면을 잘 볼 수 없으므로 모형상의 표시부를 가이드로 구강 내에서 삭합(functional re-contouring)하고 이 교두정에 접촉점이 근접하도록 한다. 또한 교합압이 치아의 장축을 향하도록 가능한 한 '교두 대 와'(cusp to fossa)의 교합관계를 목표로 한다.

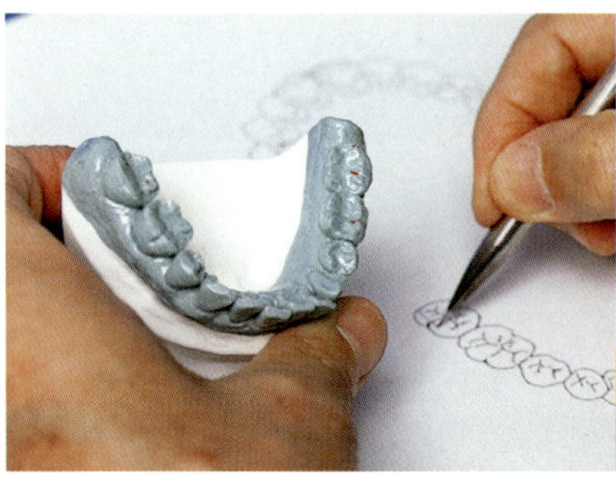

5-4

차트에 1차 조기접촉 부위를 표시한다.

1차 조기접촉

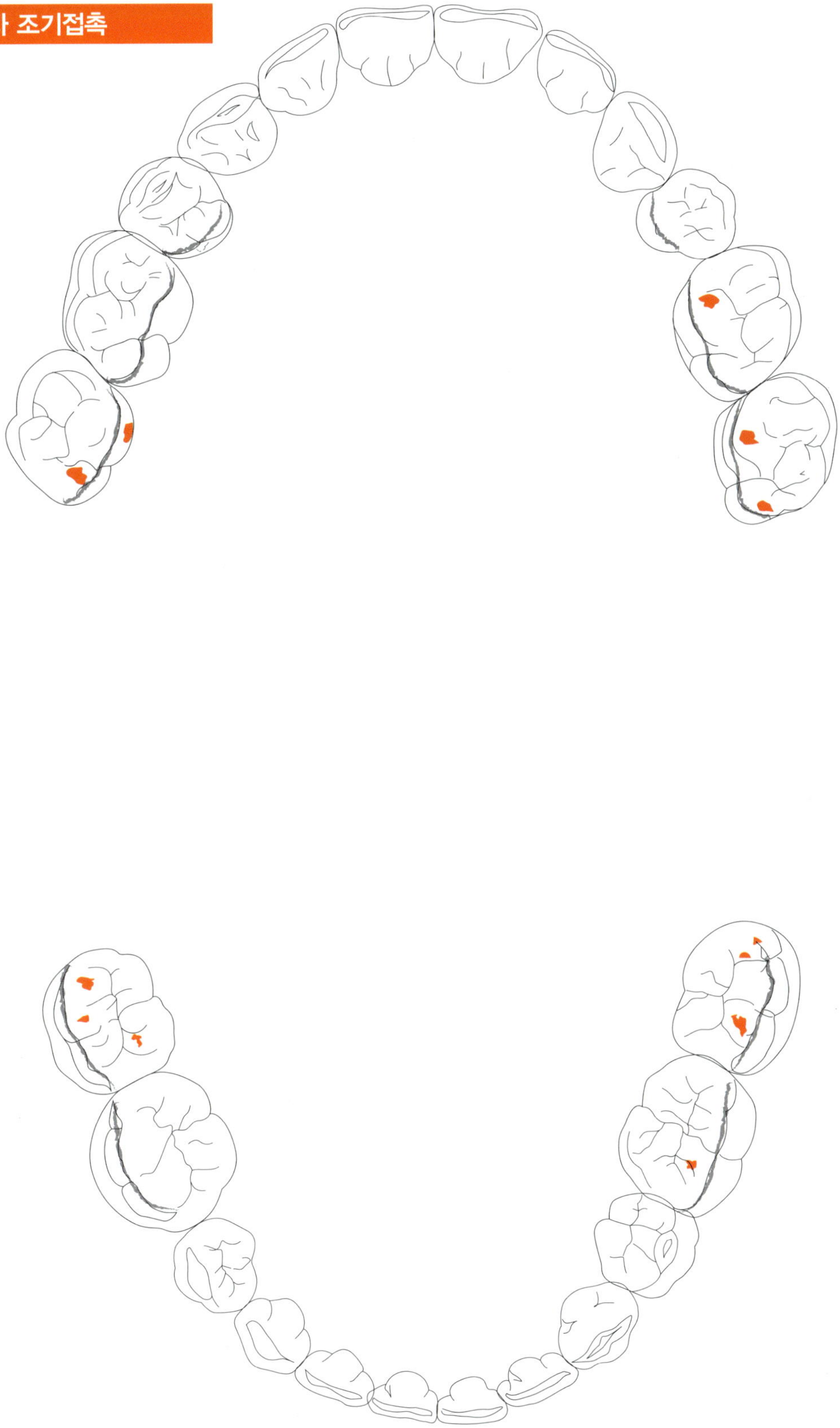

5-5

1차 조기접촉 부위를 표시한 차트.

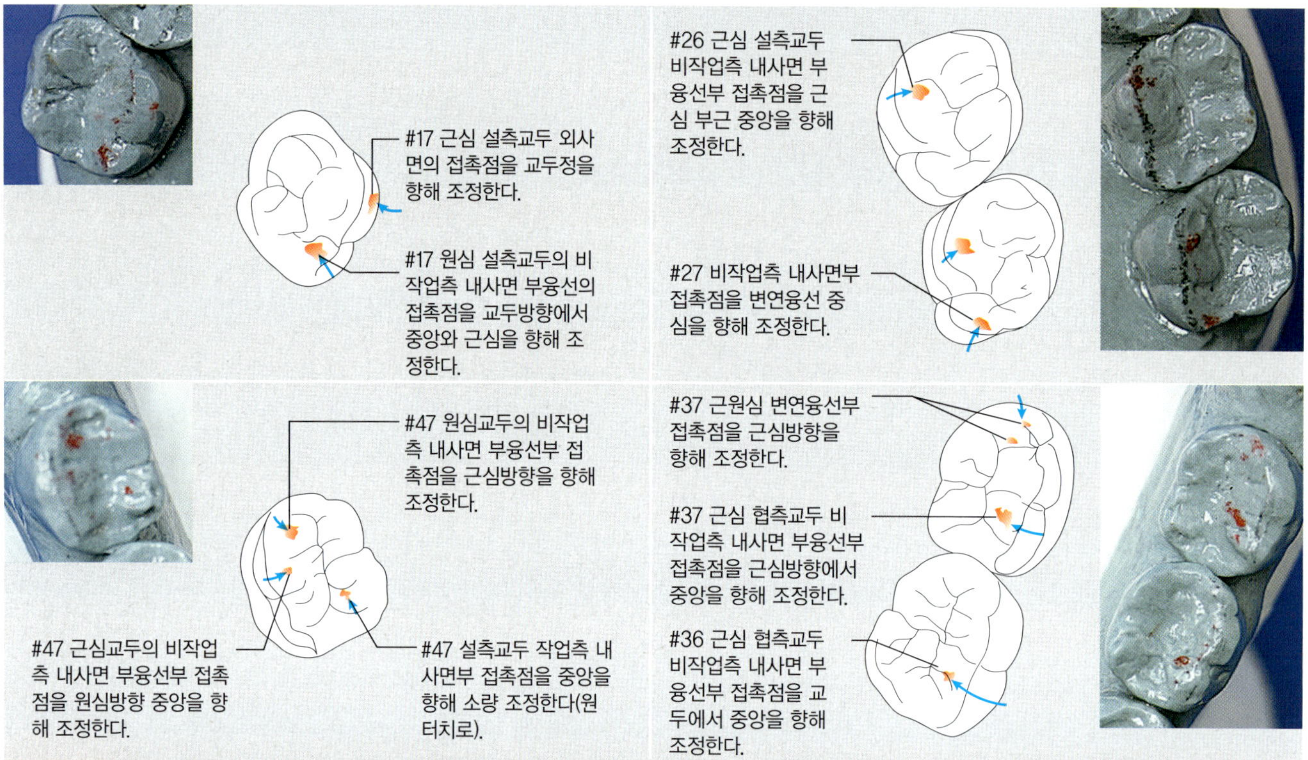

5-6

1차 교두조정의 지침.

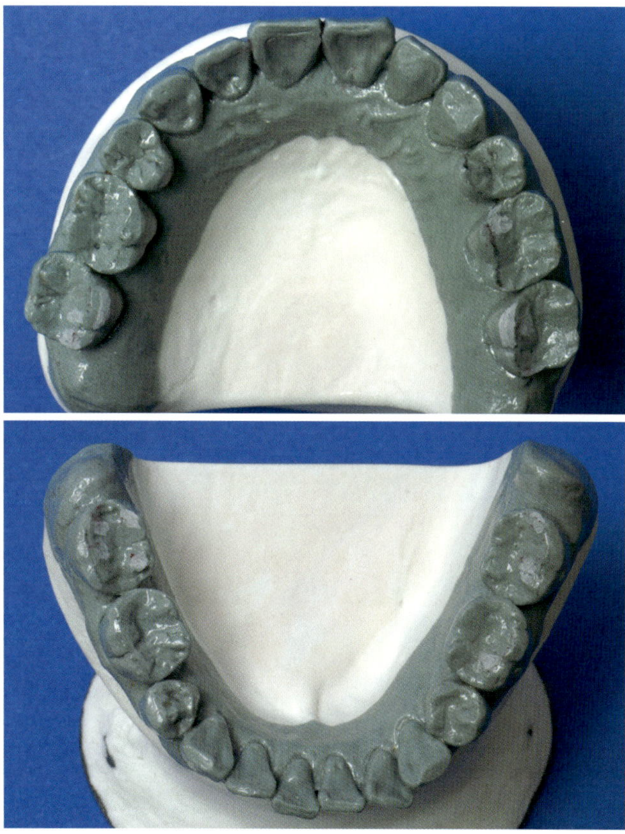

5-7, 5-8

모형상에서 1차 조기접촉을 조정.

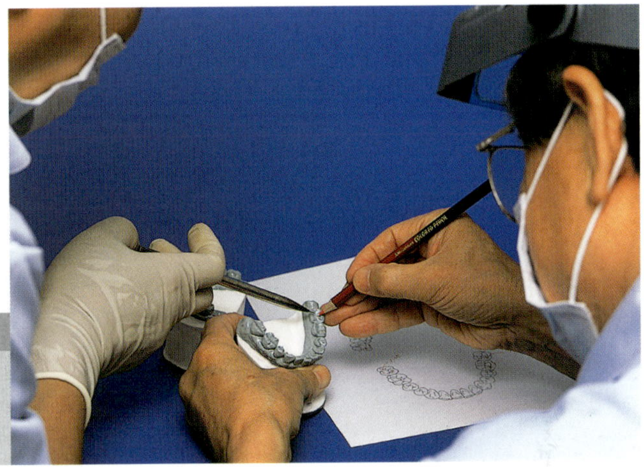

5-9

치과기공사가 모형상에서 삭제 부위를 표시하고 치과의사가 부위와 삭제량을 확인하면서 환자의 구강 내에서 작업한다. 석고모형은 삭제한 곳을 잘 볼 수 없으므로 변형이 적은 에폭시제 록모델을 준비한다.

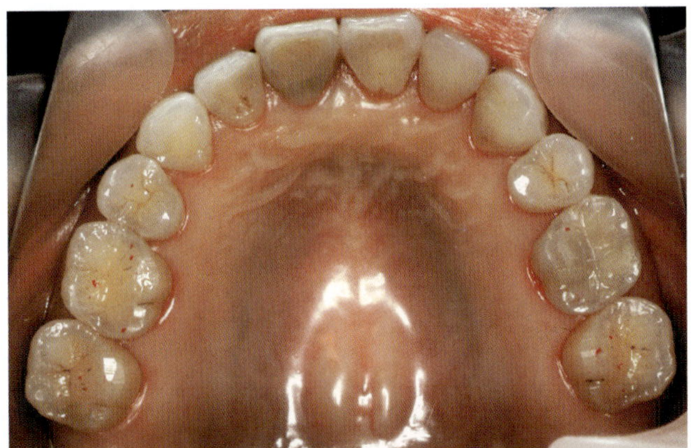

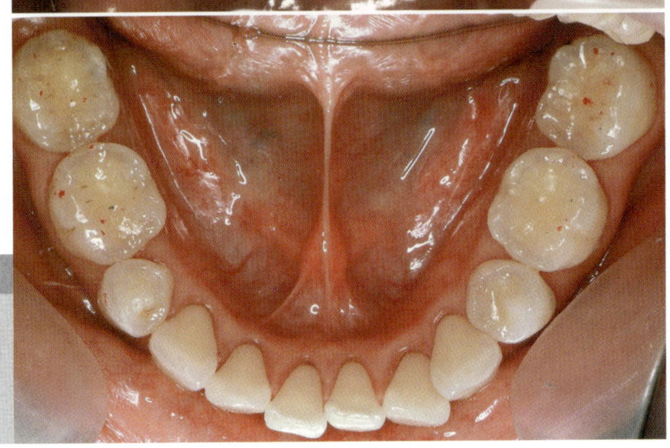

5-10, 5-11

모형을 참고로 구강 내를 조정한 후 접촉 부위를 표시한다. 기능교두(비작업측) 내사면에 있는 교합접촉영역, 소위 B contact이라 불리는 부위는 각도가 급한 부위에서 접촉시키지 말고 가상교합평면을 설정해 동일한 평면상에서 가능한 근접한 곳에 접촉점(B점)이 오도록 조정한다.

2차 조기접촉

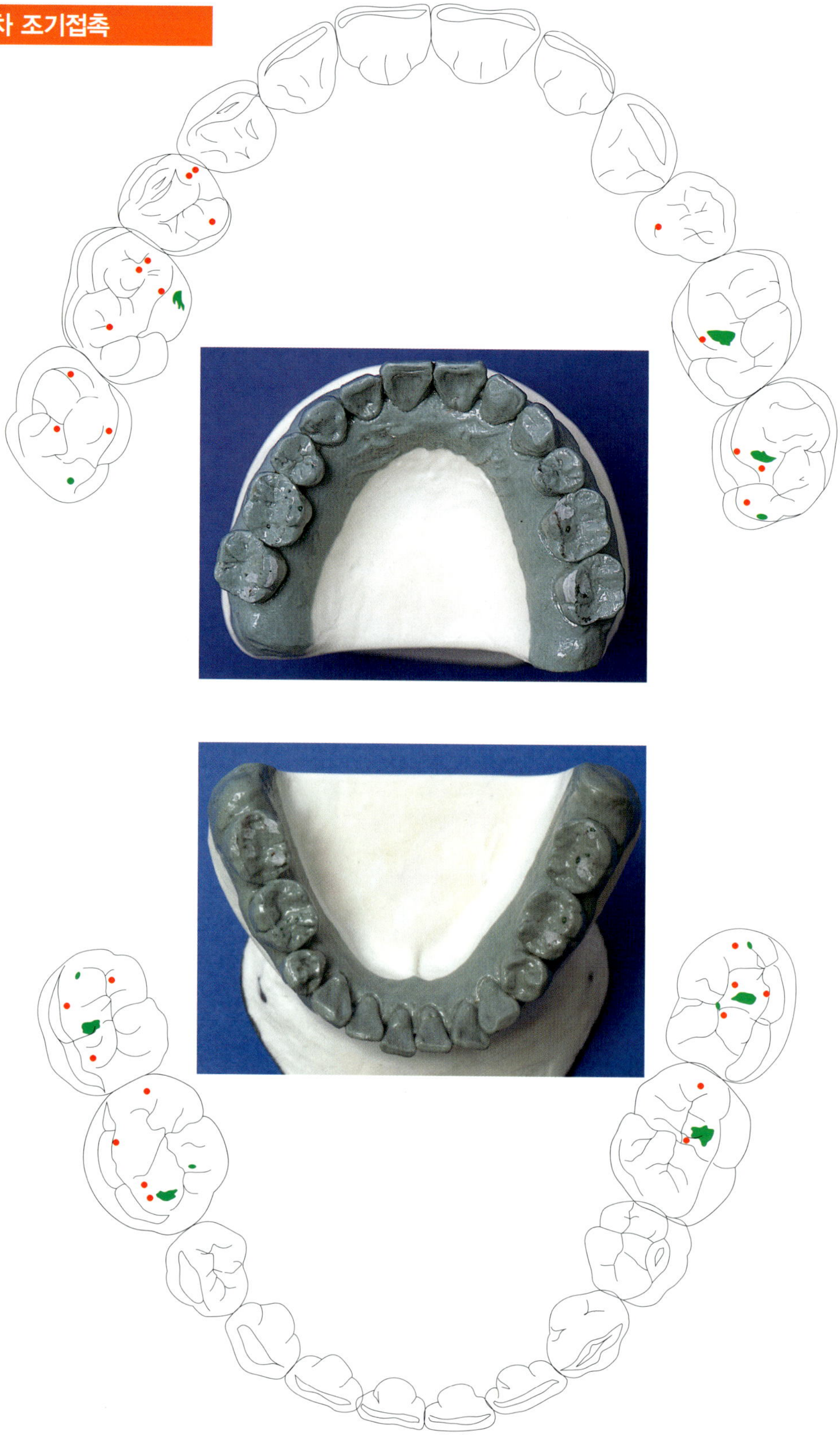

5-12

2차 조기접촉 부위(녹색)를 표시한 모형과 차트. 붉은 점은 1차 조기접촉 조정 후에 얻은 교합접촉점. 중심위의 조기접촉을 조정하면 동일한 평면에 가까운 곳에서 교합접촉점이 와를 향하게 된다.

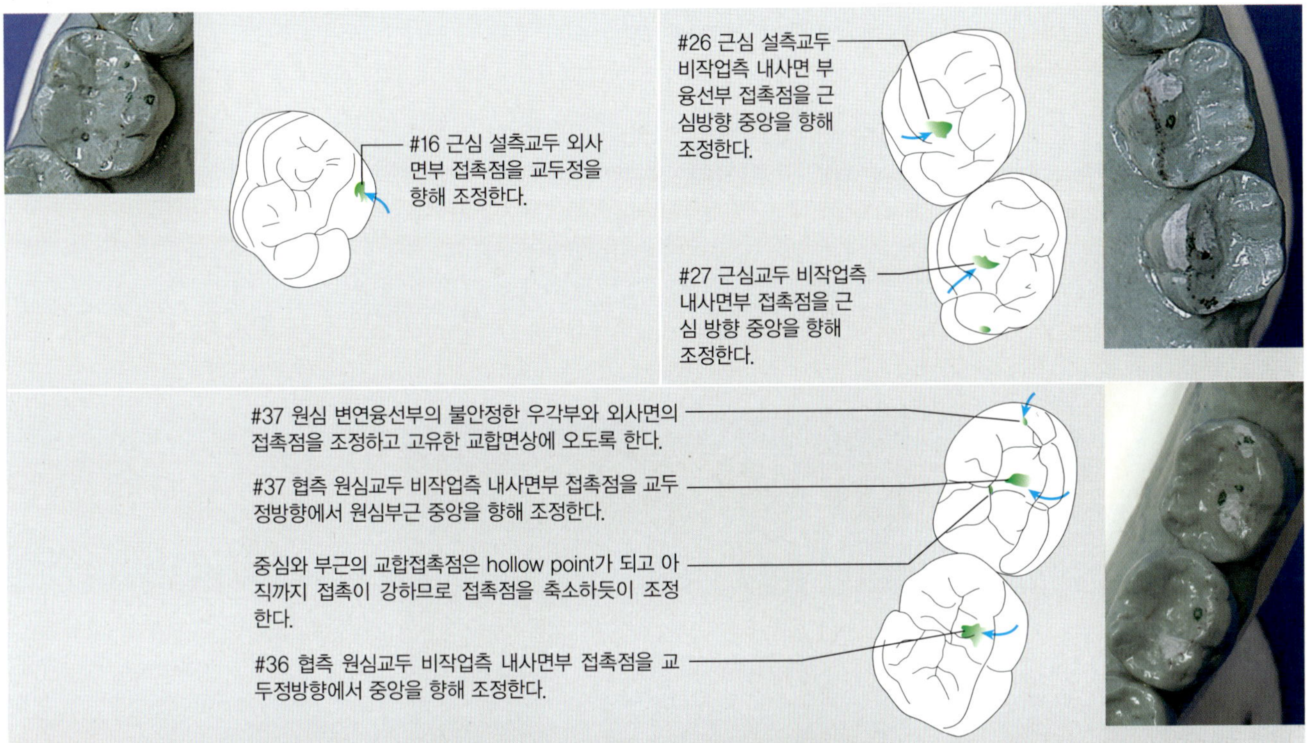

5-13

2차 교합조정의 지침.

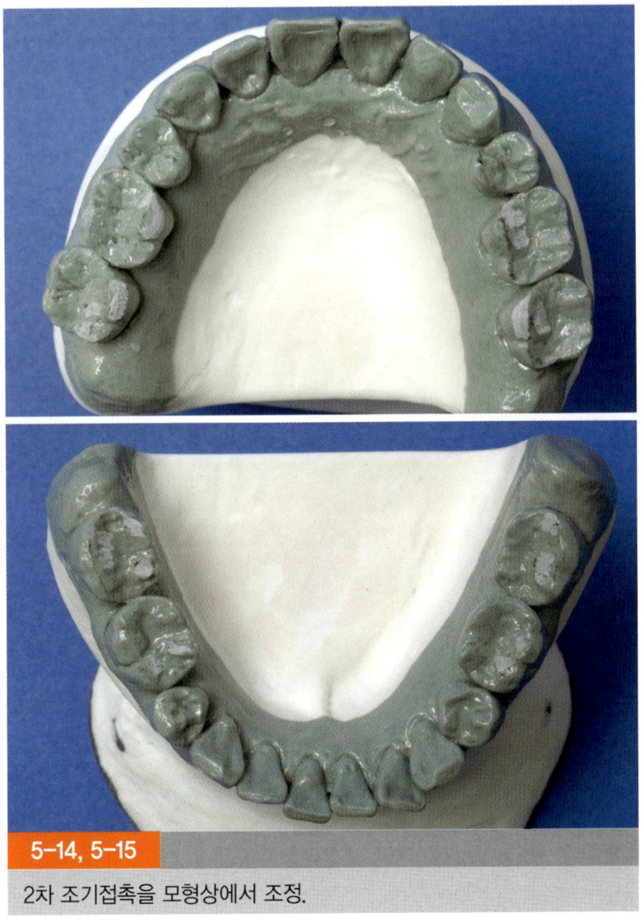

5-14, 5-15

2차 조기접촉을 모형상에서 조정.

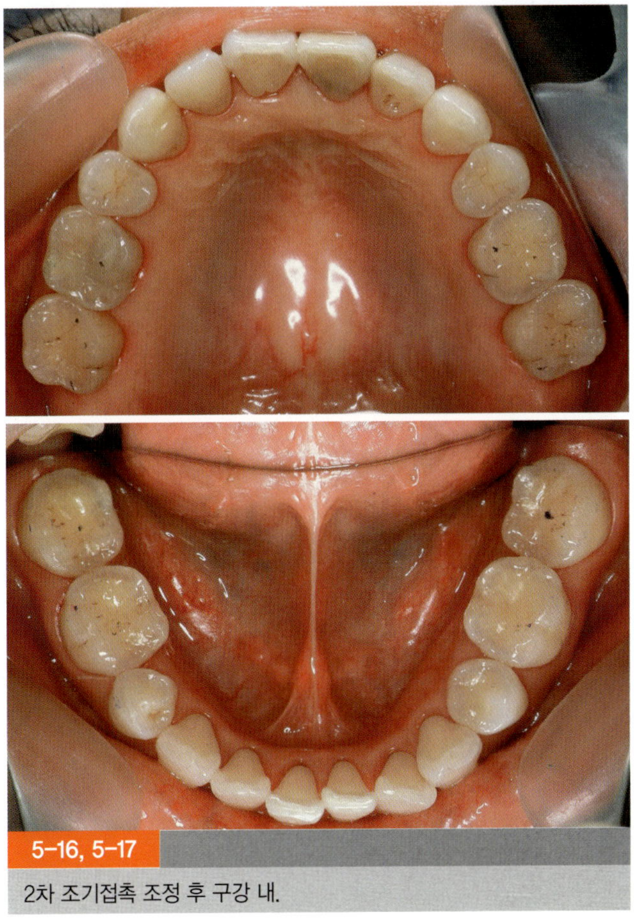

5-16, 5-17

2차 조기접촉 조정 후 구강 내.

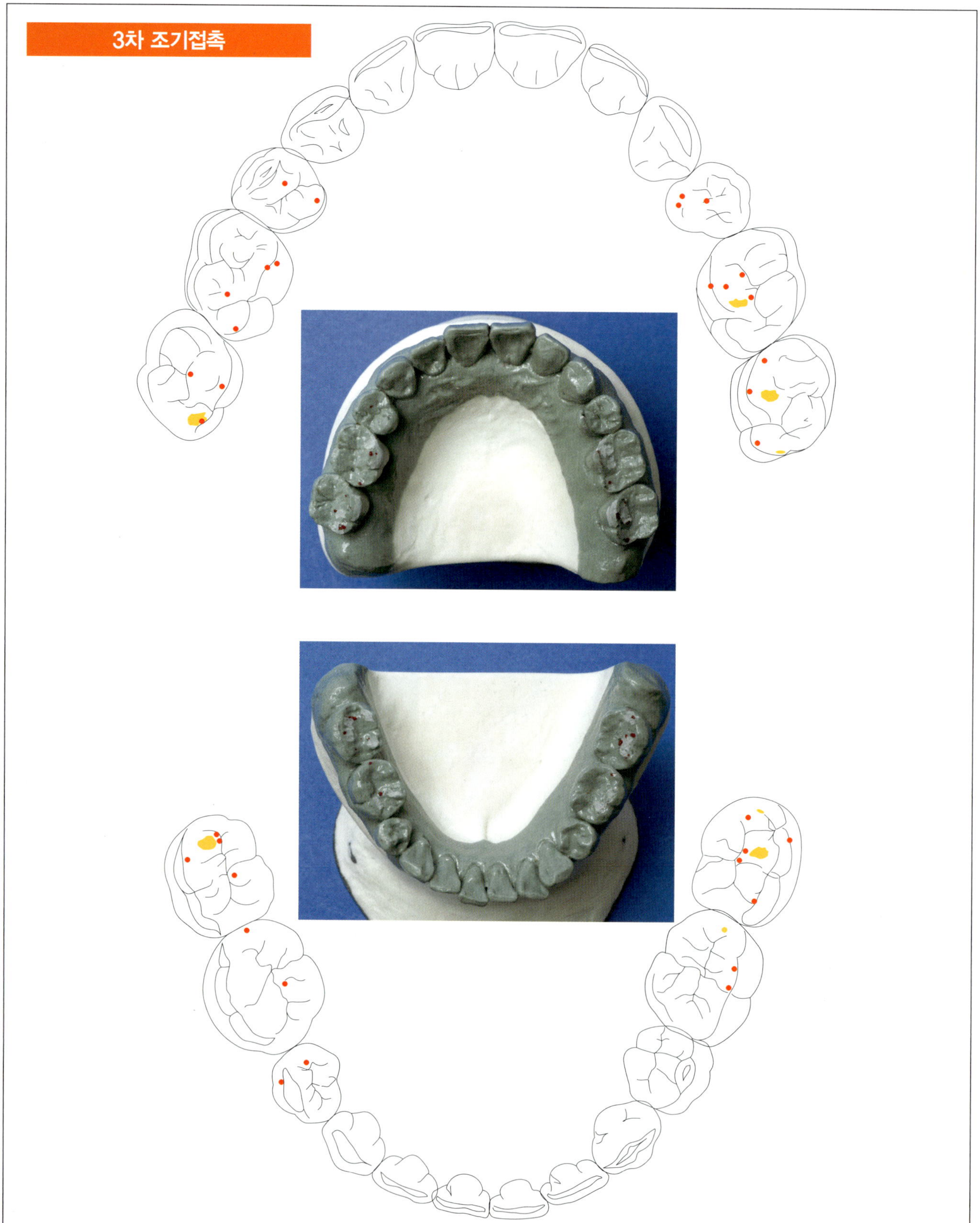

5-18

3차 조기접촉 부위(노랑)를 표시한 모형과 차트. 붉은 점은 2차 조기접촉을 조정한 후에 얻은 교합접촉점. 좌우측 제2대구치부 교합접촉점이 와의 중심, 교두의 중심에 가까워지는 것을 알 수 있다.

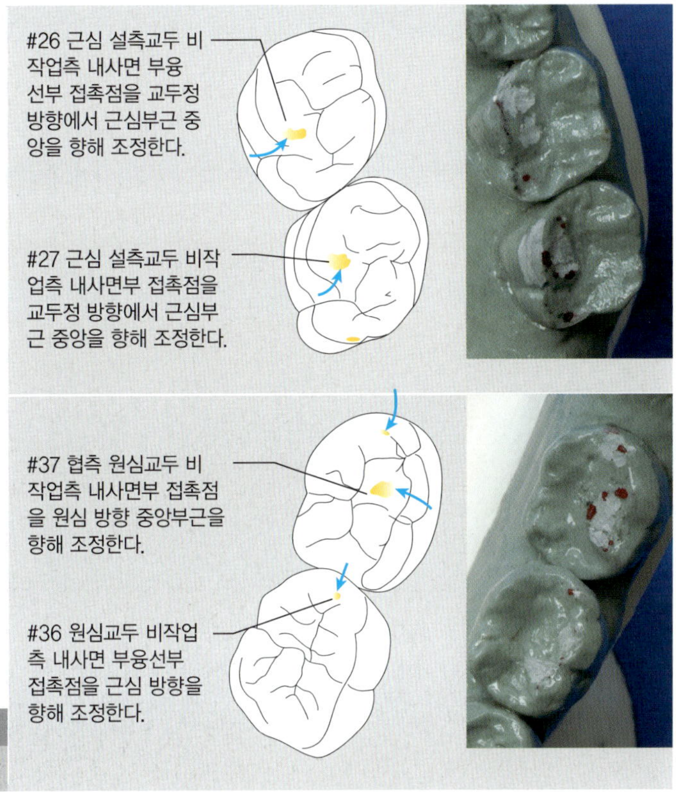

5-19

3차 교합조정의 지침.

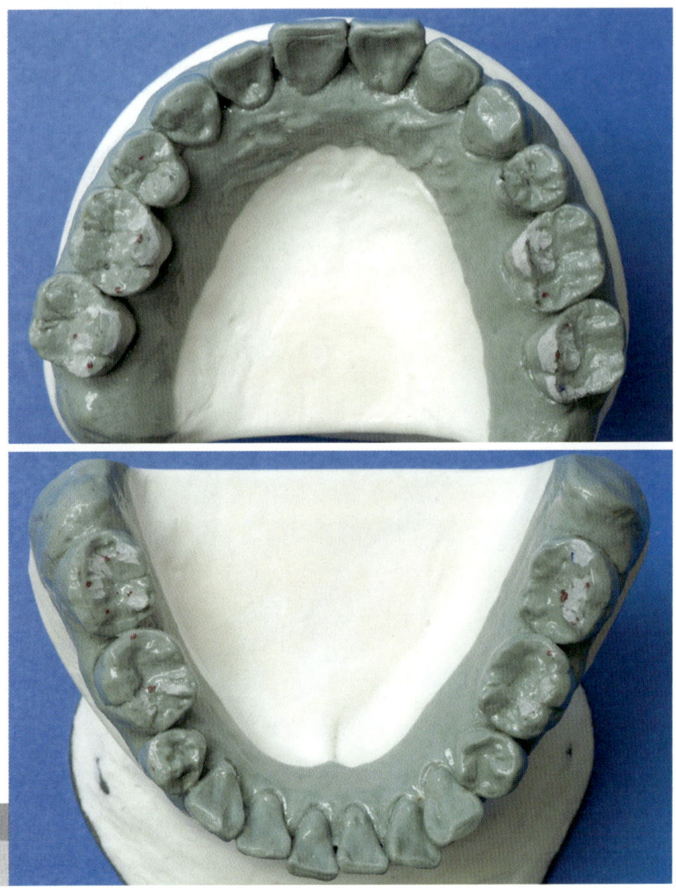

5-20, 5-21

모형상에서 3차 조기접촉 부위를 조정한다.

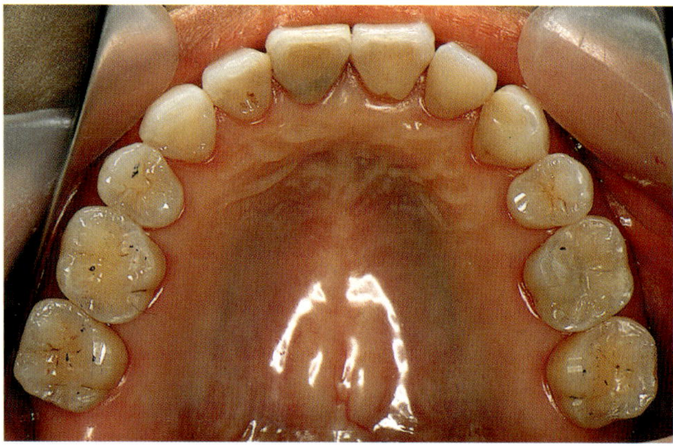

5-22

구강 내 교합접촉점을 표시한다(상악).

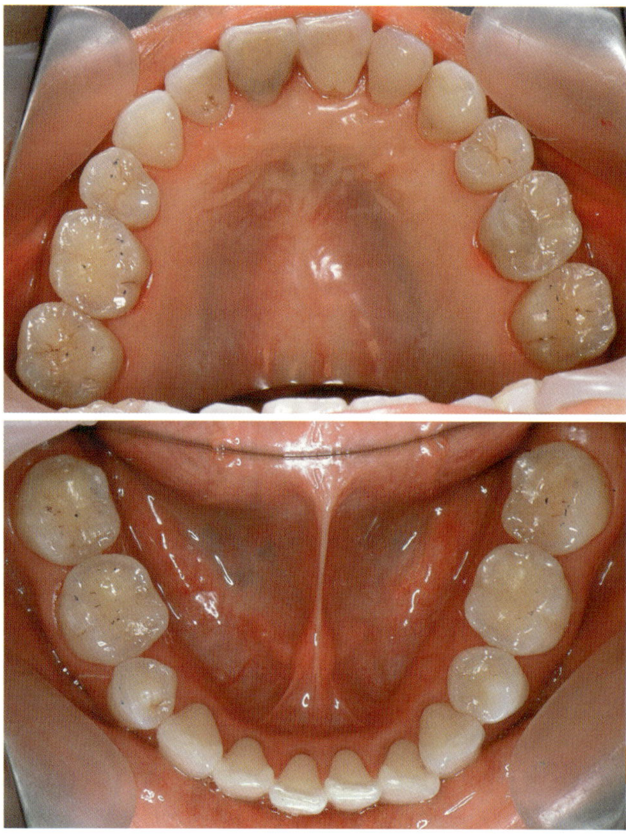

5-23, 5-24

3차 조기접촉을 조정한 후 구강 내.

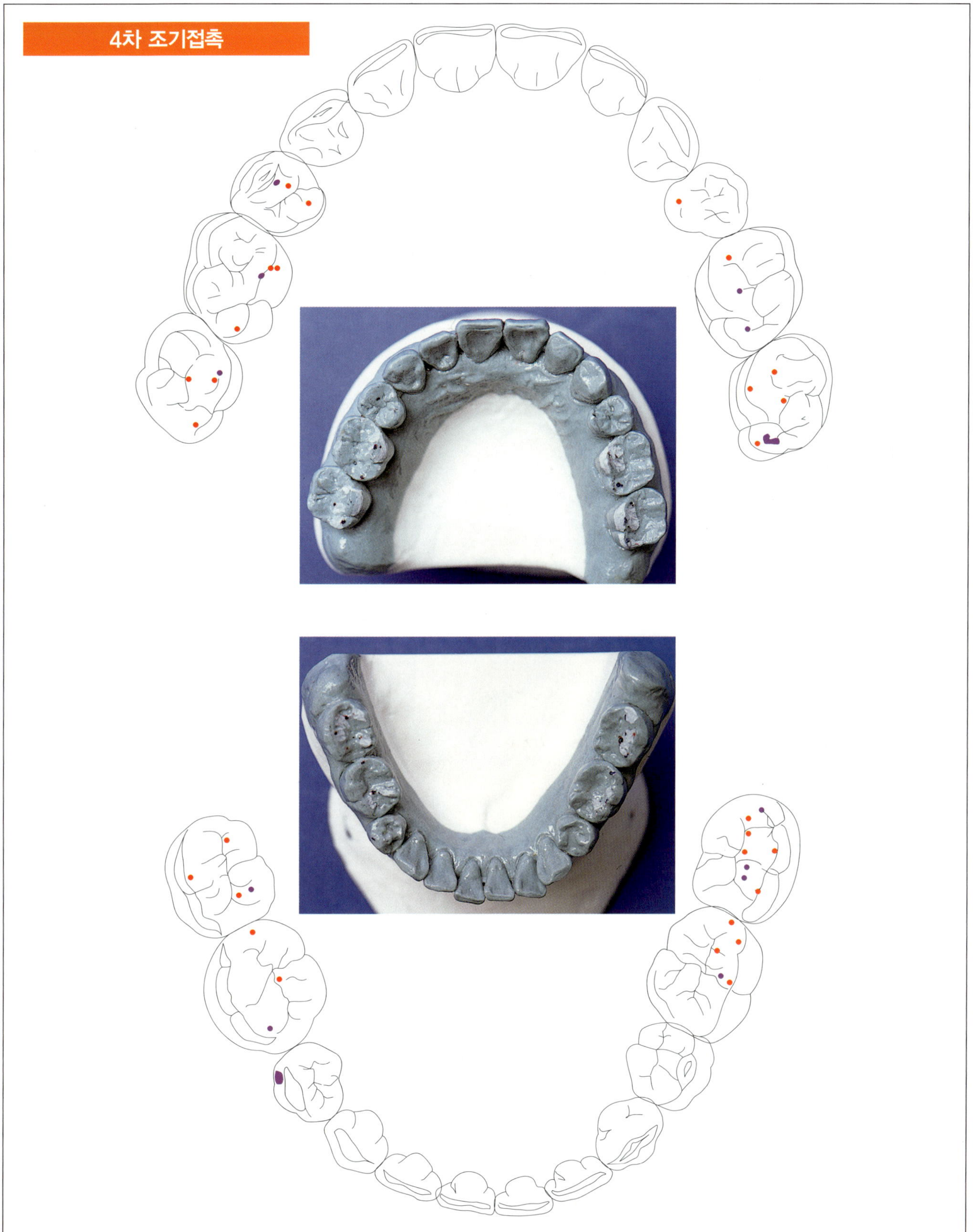

5-25

4차 조기접촉 부위(보라색)를 표시한 모형과 차트. 붉은 점은 3차 조기접촉을 조정한 후에 얻은 접촉점.

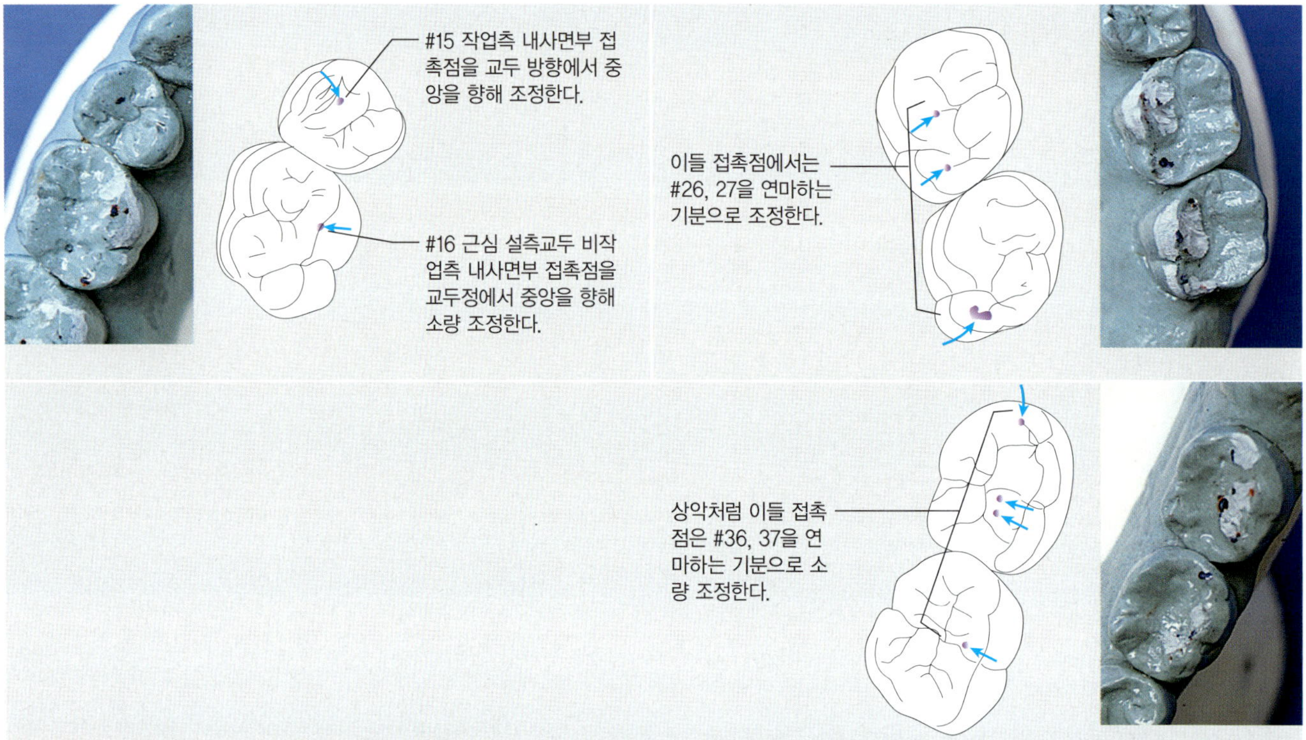

5-26

4차 교합조정의 지침.

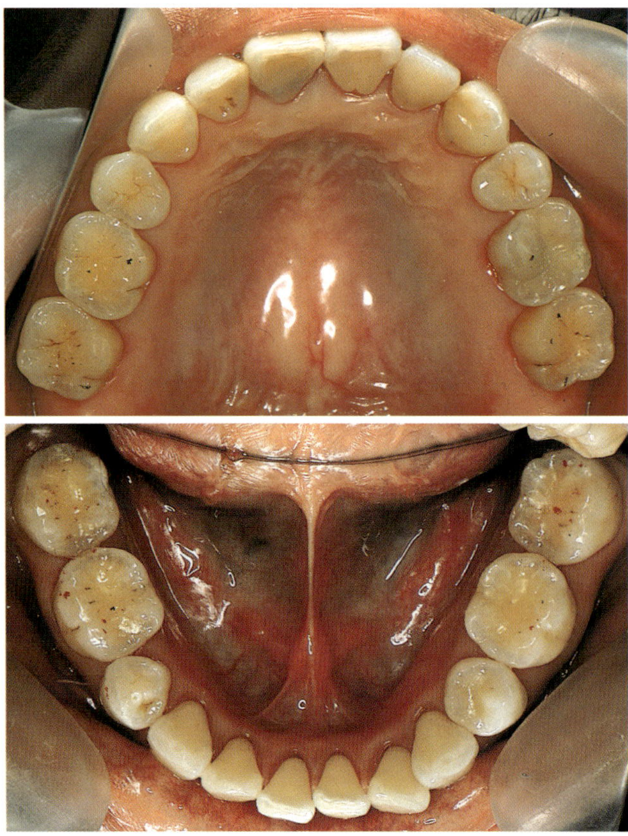

4차 교합조정 시 교합기상에서 모형을 조정한 후, incisal pin이 anterior guide table에 접촉하므로 trim off(삭제하는 교합조정)는 이것으로 종료한다.
그러나 구강 내에서는 5-27~5-32에 관찰되듯이 아직 접촉이 강한 hollow point, 접촉점이 pin point로 모이지 않는 부위도 관찰된다. 이것들은 세라믹 연마용 실리콘포인트를 사용해 반드시 최종연마와 함께 소량 조정을 한다.

5-27, 5-28

4차 조기접촉조정 후 구강 내.

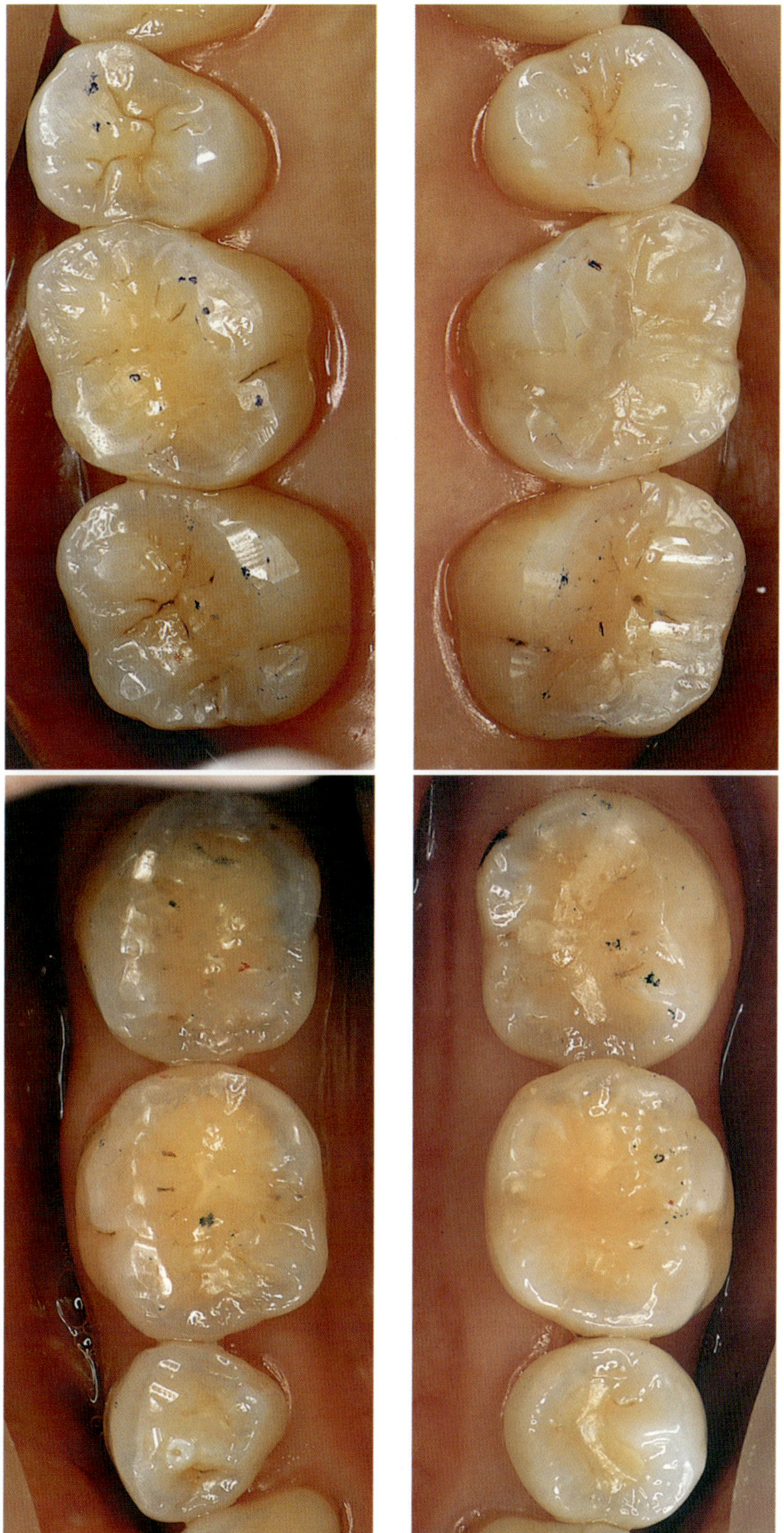

5-29~5-32

4차 조기접촉을 조정하면 설정한 가상교합평면과 동일한 평면상에 교합접촉점(centric contact)이 점상으로 설정된다.

Trim off(삭제하는 교합조정)만으로는 구치부 이개교합을 얻을 수 없는 경우, 교합기상에서 wax-up하고 최소한의 수복처치로 문제를 해결할 수 있도록 add on(추가하는 교합조정)한다. Add on에 관해서는 Section 2에서 설명하기로 한다.

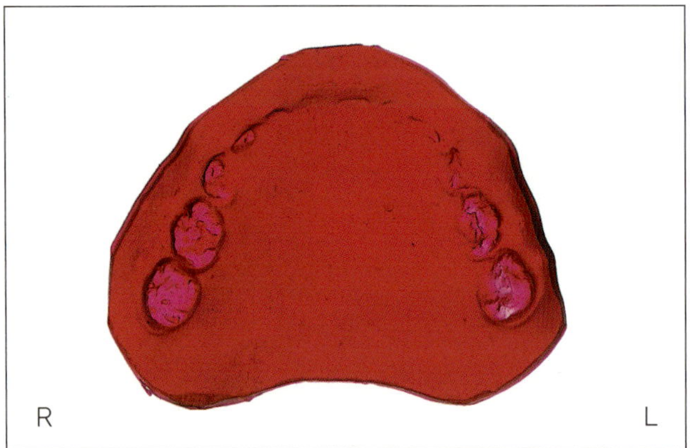

6-1

바이트왁스에 의한 교합채득. 접촉(contact)하는 곳만 보지 말고 접근 정도를 관찰하는 것이 중요하다. 이 정보도 add on의 지표가 된다.

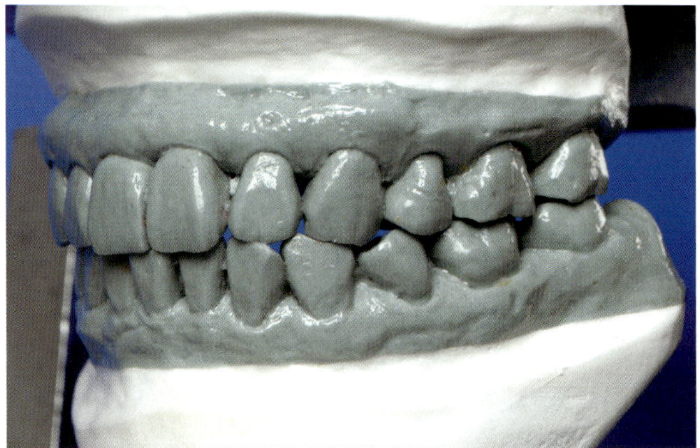

6-2

좌측방운동 시 anterior guidance의 각도가 얕으므로, 좌측방운동 시 우측 비작업측 상하악 제1대구치와 제2대구치의 기능교두 내사면(비작업측 내사면)에 간섭이 발생(교합접촉)한다.

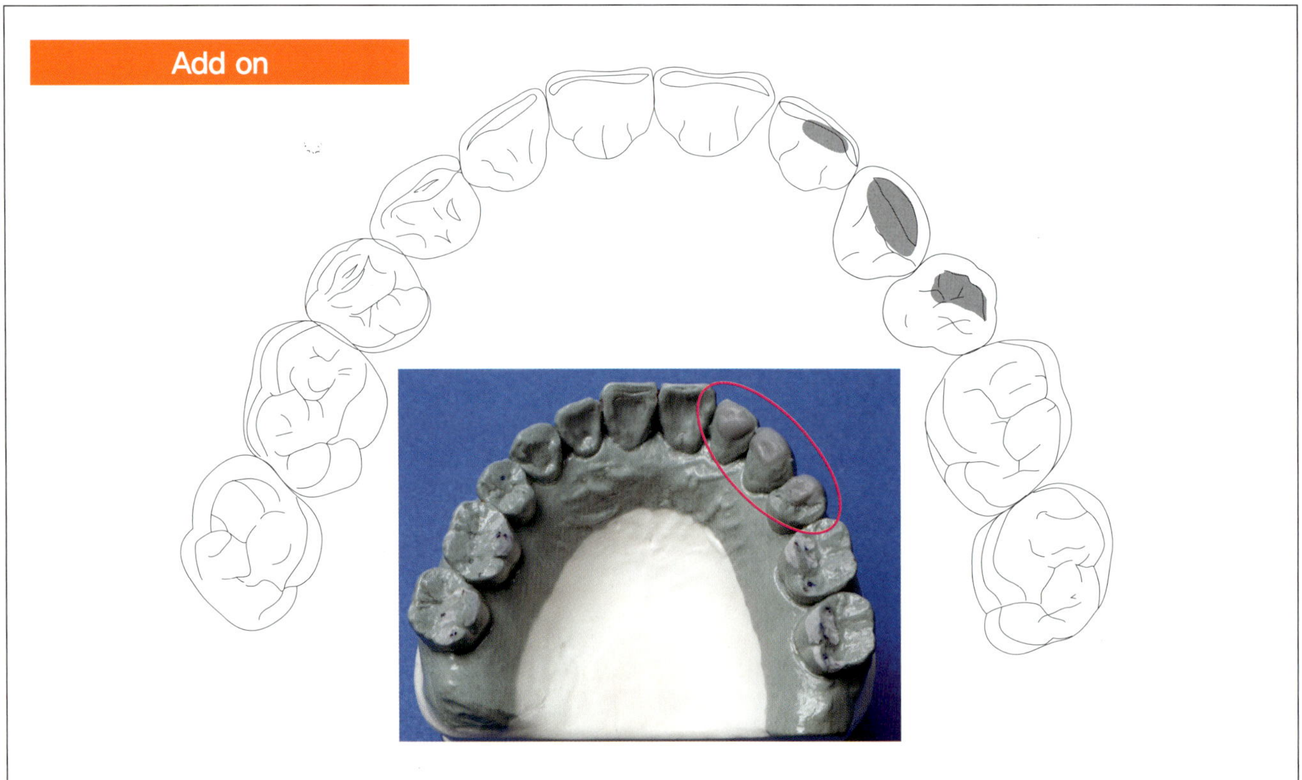

6-3

Add on 부위를 표시한 차트와 진단용 wax-up 모형. Trim off의 조정을 종료한 후 모형상에서 접촉점이 부족한 곳에 왁스를 추가하는데 먼저 그림을 그려 정리해 본다.

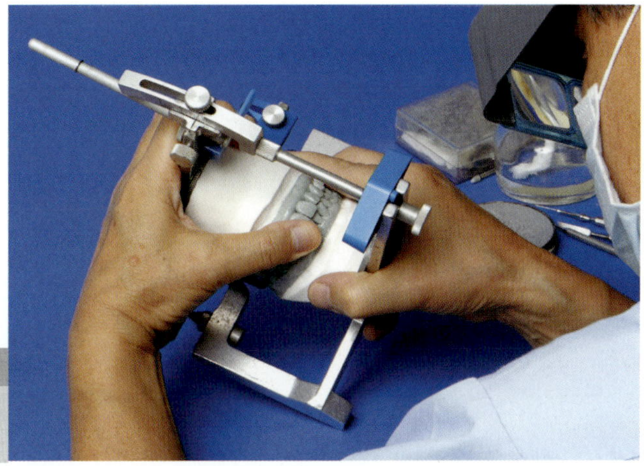

6-4

교합기상에서 좌측방 anterior guidance의 각도와 비작업측 구치의 functional disclusion angle(이개 정도)의 관계를 확인한다.

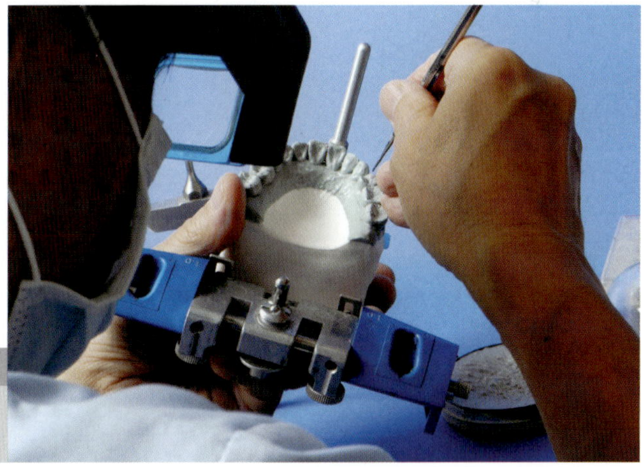

6-5

좌측방운동 시 우측 상하악 구치부의 적절한 이개도를 얻으려면 측절치, 견치 설면, 절연의 add on을 시작으로 anterior guide angle을 설정해 간다.

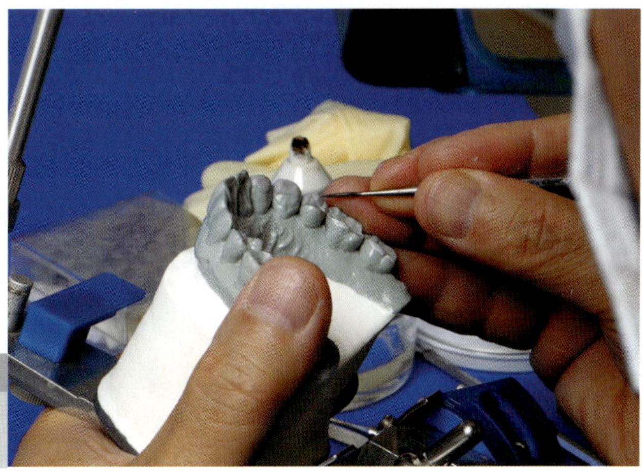

6-6

견치 각도(anterior guide angle)를 기준으로 구치부에 add on wax-up(기능적 접근도, 즉 functional closing distance의 조정)을 진행한다.

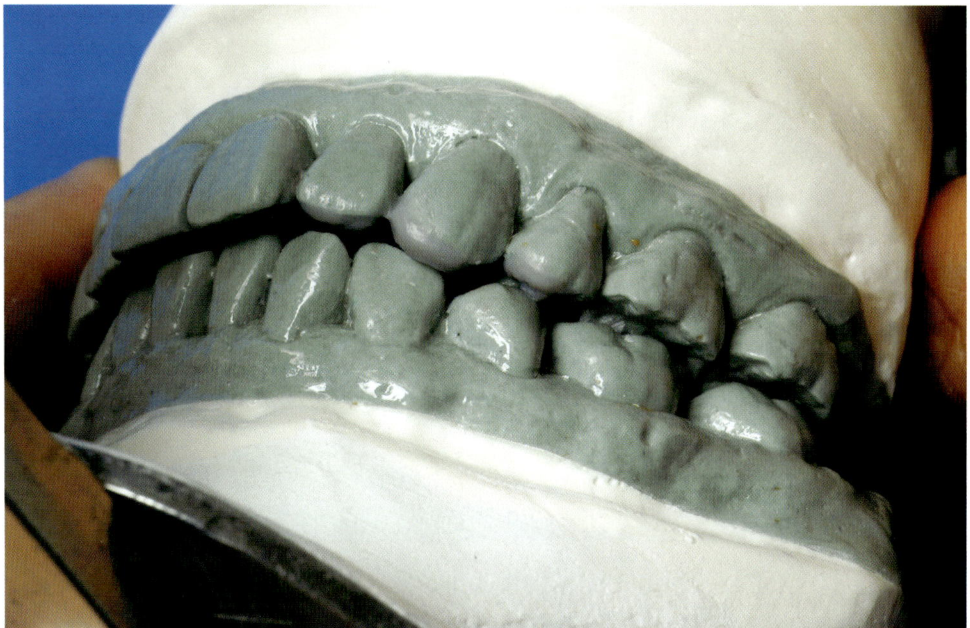

6-7

기능영역, 즉 chewing stroke 범위 내에서 접근도(functional chewing distance)를 조정한다.

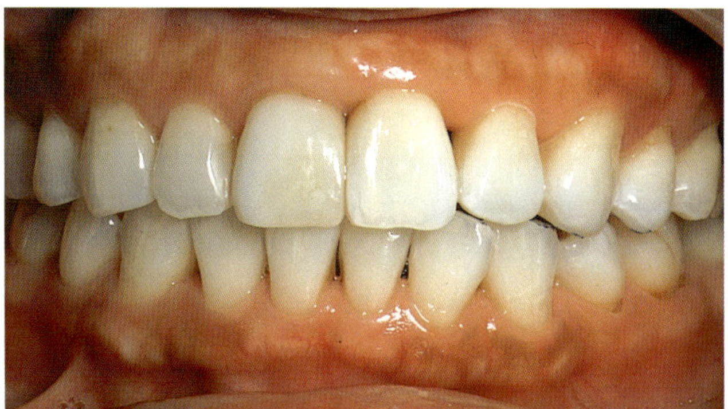

6-8

교합기에서 wax-up한 후 composite resin 수복용 guiding shell을 제작한다. 그것을 구강 내에 장착하고 교합기상의 wax-up과 동일한 형태와 양으로 composite resin 수복하였다. Anterior guidance (측방 가이드) 각도가 심해졌는데 수복 후에도 환자는 불쾌감을 호소하지 않았다.

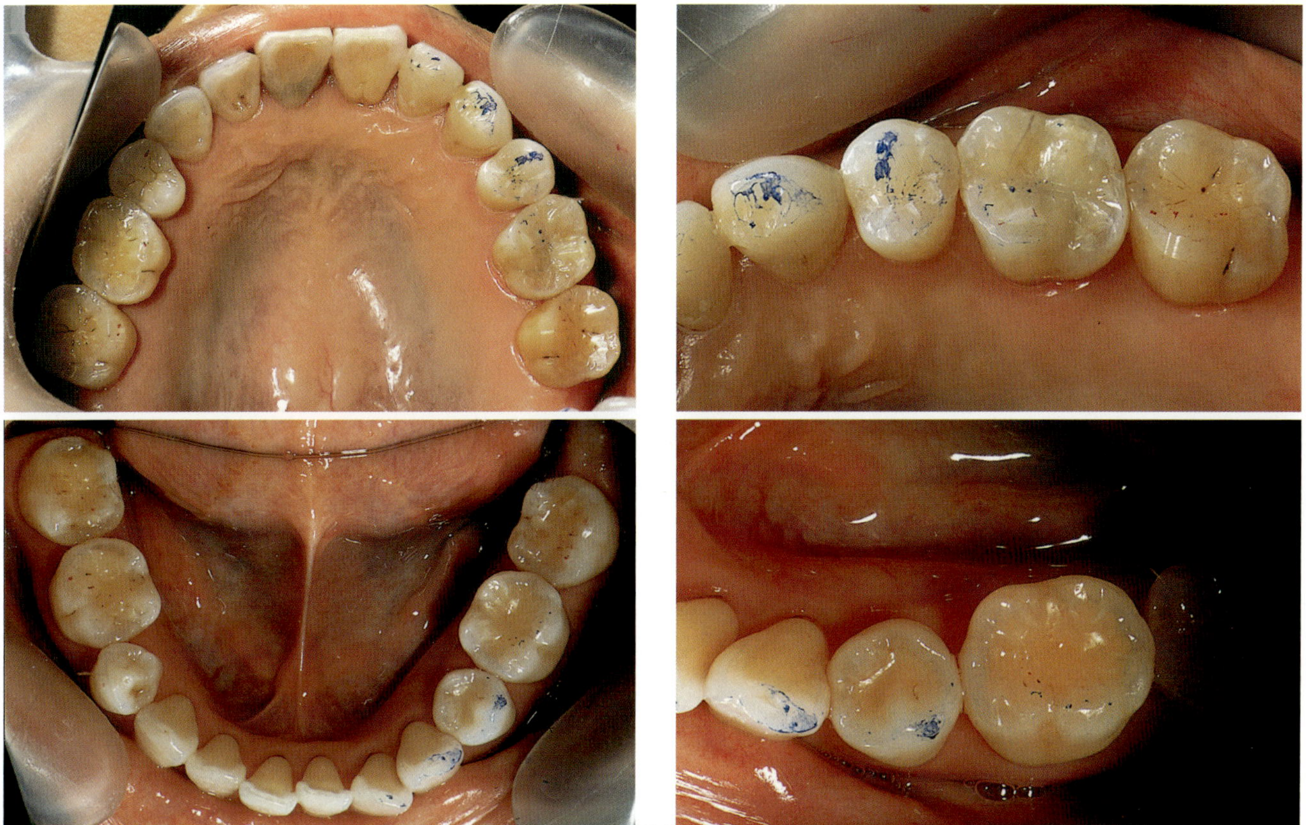

6-9~6-12

수복 후 교합접촉점의 확인. 최대교두감합위(습관성 교합위; CO)에서 하악의 우측 편위를 교합조정으로 개선하였다. 교합기상의 anterior guide table에서 약 15° 얕은 좌측방 가이드를 add on 해서 약 25° 수정하고 좌우 균형을 맞추었다.

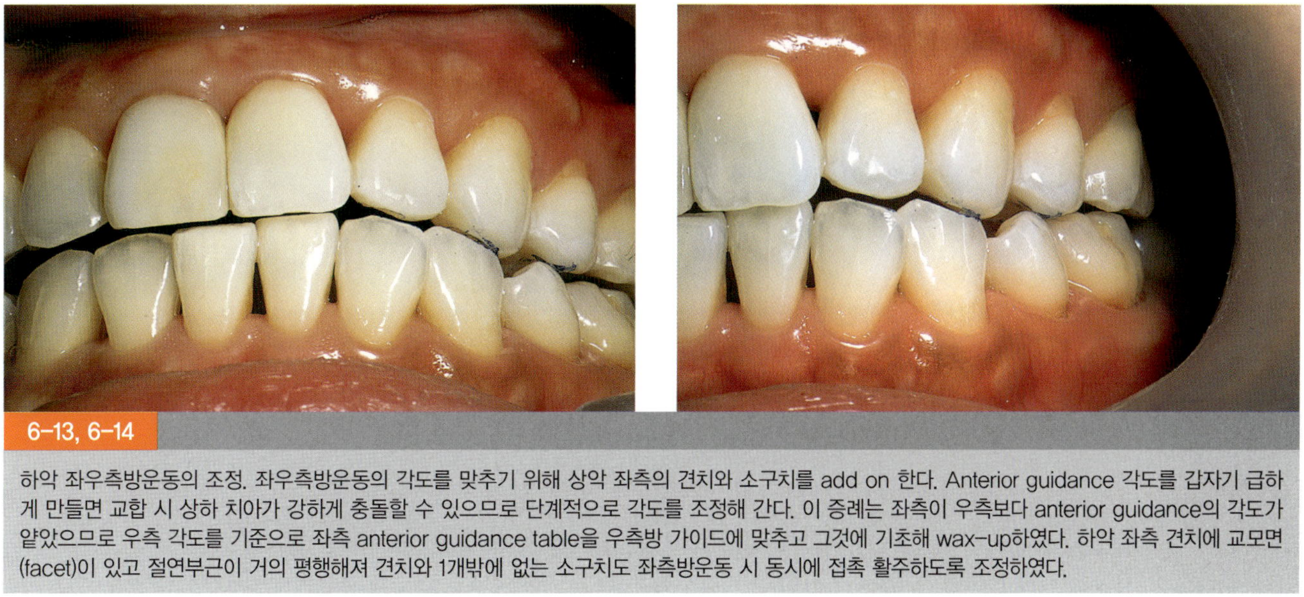

6-13, 6-14

하악 좌우측방운동의 조정. 좌우측방운동의 각도를 맞추기 위해 상악 좌측의 견치와 소구치를 add on 한다. Anterior guidance 각도를 갑자기 급하게 만들면 교합 시 상하 치아가 강하게 충돌할 수 있으므로 단계적으로 각도를 조정해 간다. 이 증례는 좌측이 우측보다 anterior guidance의 각도가 얕았으므로 우측 각도를 기준으로 좌측 anterior guidance table을 우측방 가이드에 맞추고 그것에 기초해 wax-up하였다. 하악 좌측 견치에 교모면(facet)이 있고 절연부근이 거의 평행해져 견치와 1개밖에 없는 소구치도 좌측방운동 시 동시에 접촉 활주하도록 조정하였다.

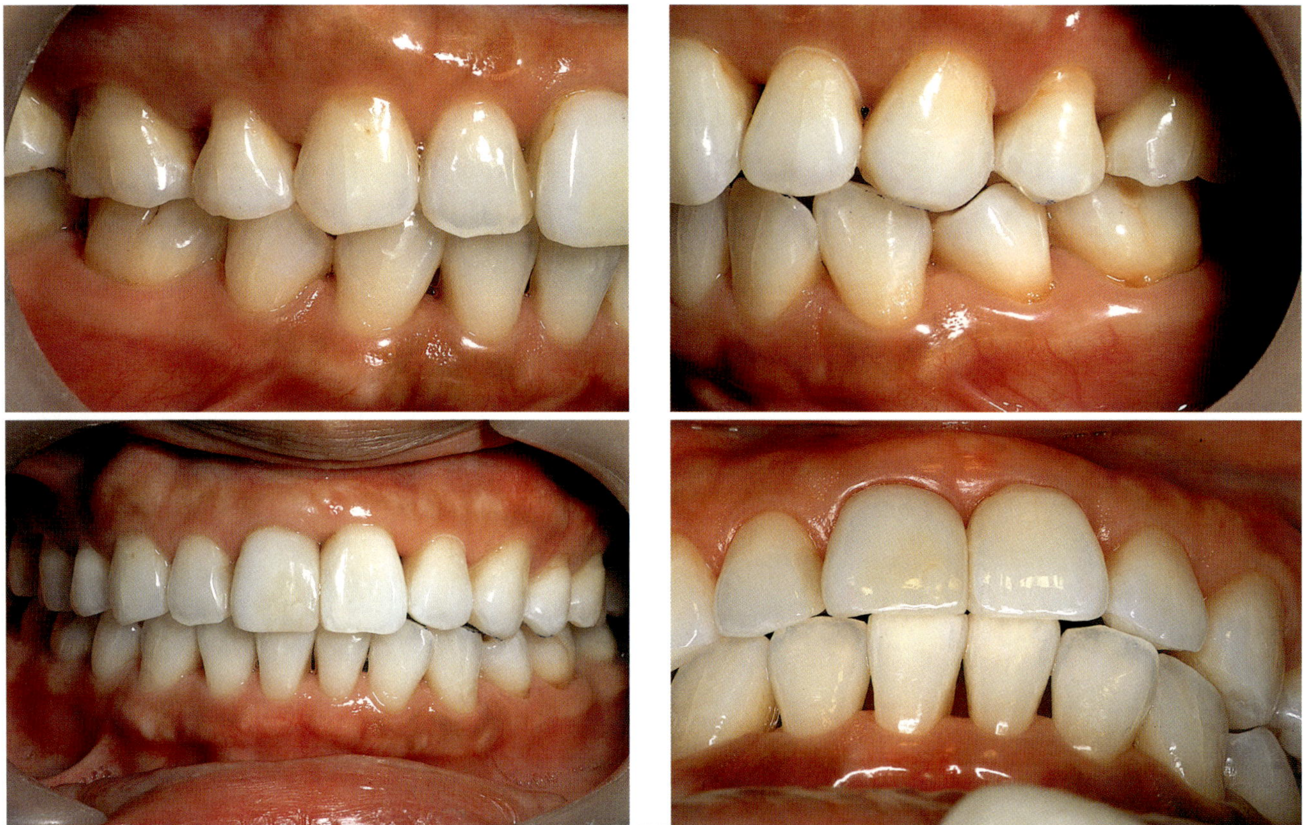

6-15~6-18

조정이 종료된 후 구강 내.

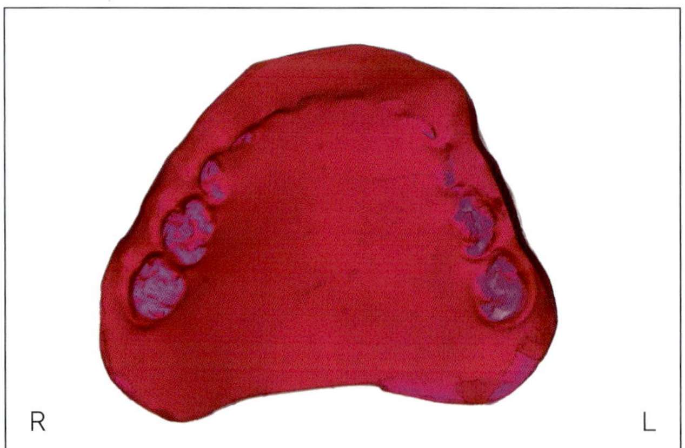

6-19

최종 교합조정(trim off, add on) 종료 후 중심위에서 교합을 채득한다. 바이트왁스를 관찰하면 상하악 구치의 접근도가 극도로 강한 부분이 해소되어 균일한 두께의 교두 간 접근도를 확인할 수 있다.

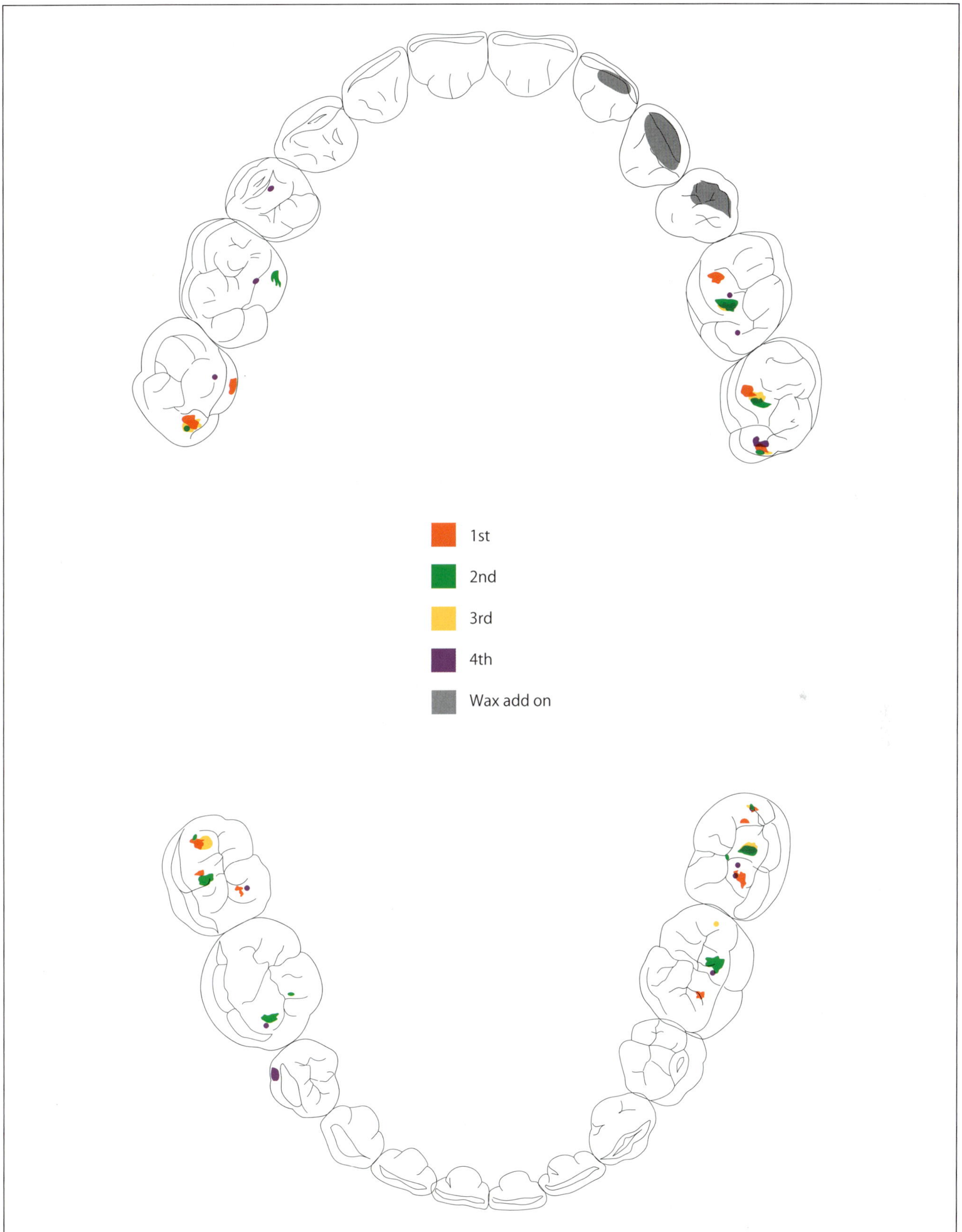

6-20

Trim off, add on 모든 조정부위를 표시한 차트.

조기접촉의 제거와 하악 편심운동 시 교두간섭 제거를 목적으로 한 교합조정

Masahiro Kuwata
Keiji Shigeno

목적

중심위(과두안정위)의 폐구경로에서 조기접촉이 제거되었는지 재차 확인한다. 하악 편심운동(하악 전방 및 측방운동) 시 전방 및 좌우측이 조화를 이루는 anterior guidance의 구축, 구치부의 이개와 접근 정도를 조정한다.

교합접촉점 기록에 관한 한 가지 조언

교합지를 상하악 치열에 삽입해서 폐구 시 교합접촉점을 치면상에 표시하는데 치면이 타액으로 젖어 있으면 표시할 수 없다. 따라서 환자에게 교합지를 물게 할 때에는 반드시 치면을 건조시킨다. Air blow 뿐만 아니라 부채처럼 접은 키친타올을 멸균해서 이것을 일단 물게 한 후 교합지를 사용하면 좋다.

〈Facebow transfer의 목적〉

① 악안면 두개의 기준평면에 대한 상악 치열궁의 위치를 정한다.

② 생체의 개폐구 축을 교합기 개폐구 축에 일치시킨다.

상악 모형을 교합기에 부착할 때에 필요하다. Facebow transfer하지 않고 교합기상에 모형을 장착하면 생체의 개폐축과 교합기의 개폐축이 일치하지 않고 악운동과 유사한 운동을 교합기상의 모형에 부여할 수 없다. 따라서 교합기상에 악운동과 교합접촉을 검사하거나 진단할 때, 그리고 수복물을 제작할 때 반드시 필요한 과정이다(사용 교합기: Shofu ProArch Ⅲ).

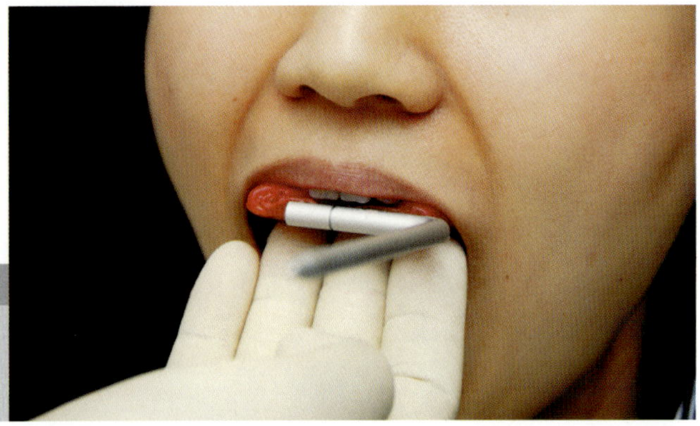

1-1

바이트포크(bite fork)를 사용해 상악 치아열의 압흔을 채득한다. 가능하다면 안면기준선(동공선에 대해 평행하게 정중선을 정돈한다)을 고려해 바이트포크 상의 왁스 또는 compound에 압흔(indentation)을 남긴다.

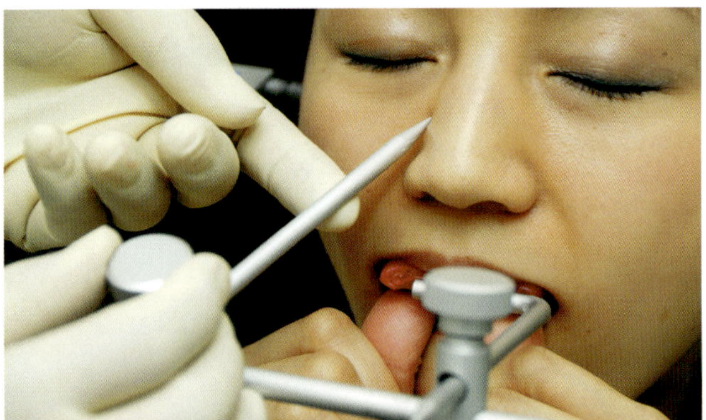

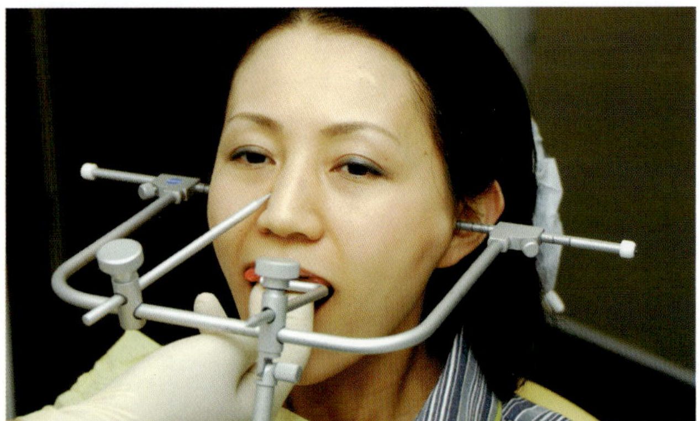

1-2, 1-3

Facebow의 후방기준은 ear rod를 외이공에 삽입해서 구하고 전방기준은 내안각과 비익하점의 중점에 구한다(orbital pointer 끝을 안와하연에 설정한다). 2개의 ear rod가 개폐구축, ear rod와 전방기준점이 이루는 평면이 교합기상의 기준평면이 되고 상악 모형을 교합기에 부착할 수 있다.

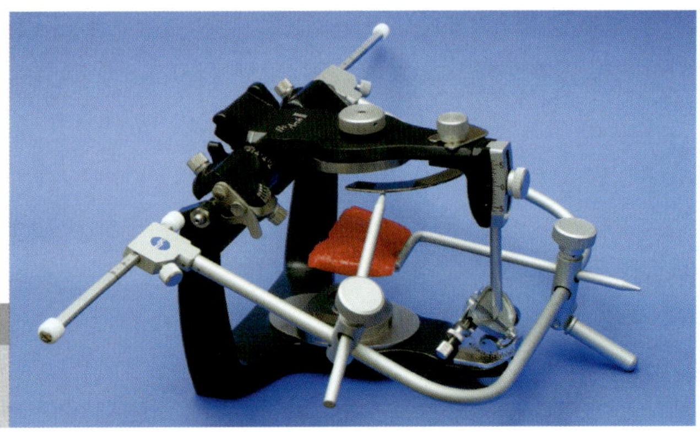

1-4

교합기에 facebow transfer한 바이트포크를 설치하고 고정한다. Orbital pointer 끝을 orbital indicator 하면에 접촉시킨다.

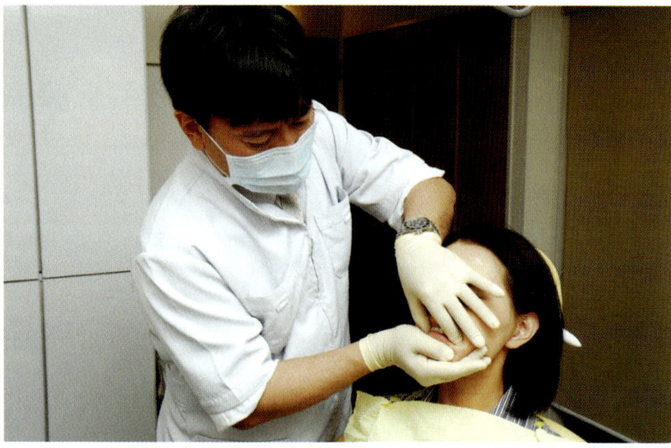

2-1

자연두위에서 중심위(과두안정위)를 채득한다. 손바닥으로 좌우 하악골체 저부와 이부를 감싸고 손바닥으로 좌우 하악골체 저부를 지지한다. 환자의 개폐구 방향을 정한다(Dr. Schuyler가 사용하는 talking action).

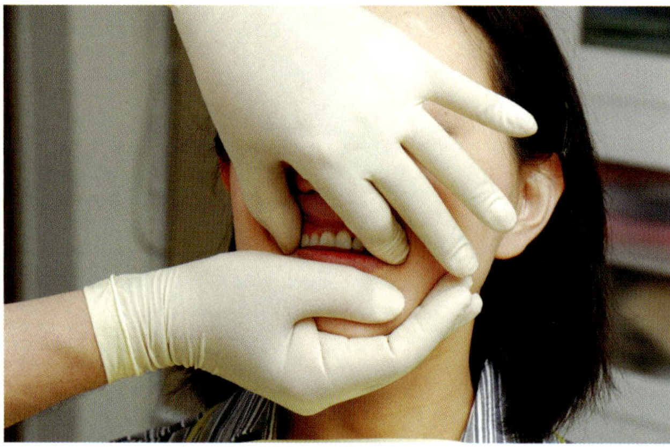

2-2

상구순을 검지와 엄지로 가볍게 들어올린다. 구순이 심하게 긴장하지 않도록 한다. 폐구 시에는 상하악 치아의 교합접촉을 방해하듯이 검지와 엄지를 사용한다(상하악 치아 사이에 손가락의 배 부분을 살짝 넣으면 상하악 치아의 접촉을 막을 수 있다).

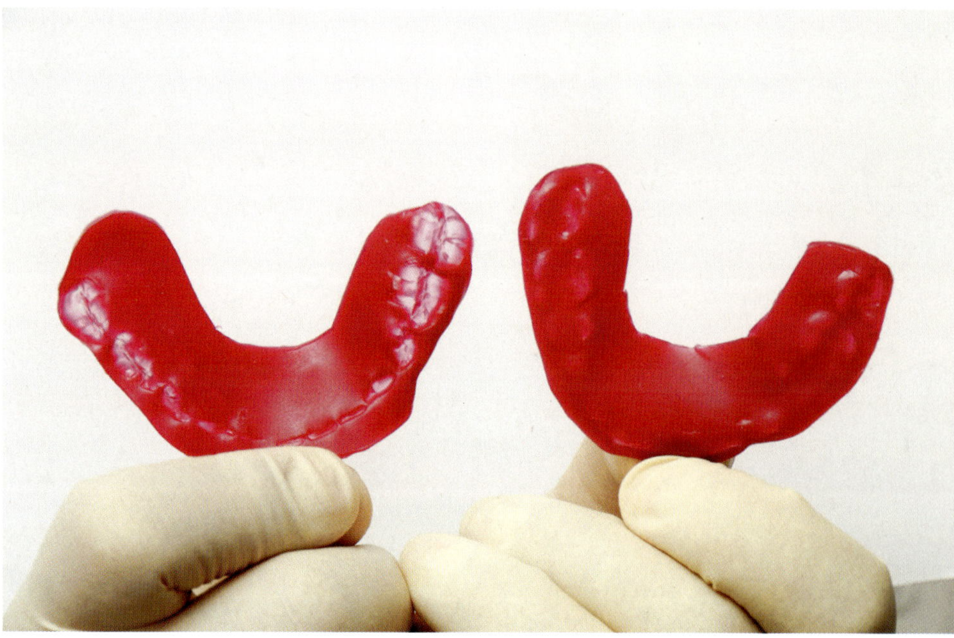

2-3

좌측은 이 시점에서 최대교두감합위, 우측은 중심위(과두안정위)(모두 Schuyler wax를 사용). 좌측 제2대구치의 원심교두(비작업측 내사면), 왁스가 찢긴 곳이 중심위에서의 1차 조기접촉이다.

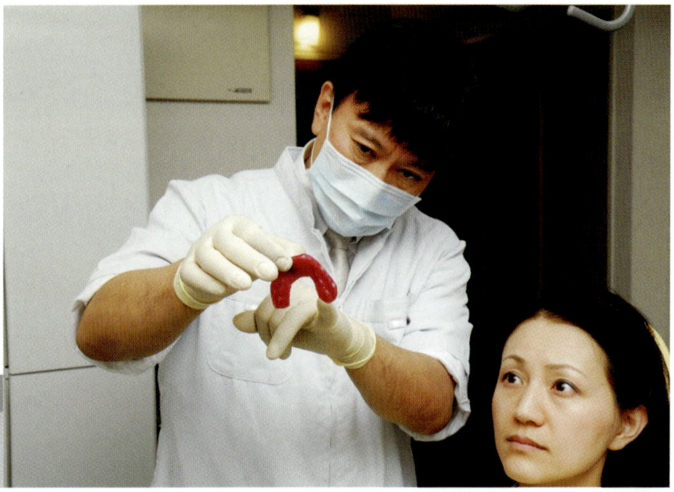

2-4

채득한 바이트의 압흔을 환자에게 보여주고 교합조정 상황과 지침을 설명한다.

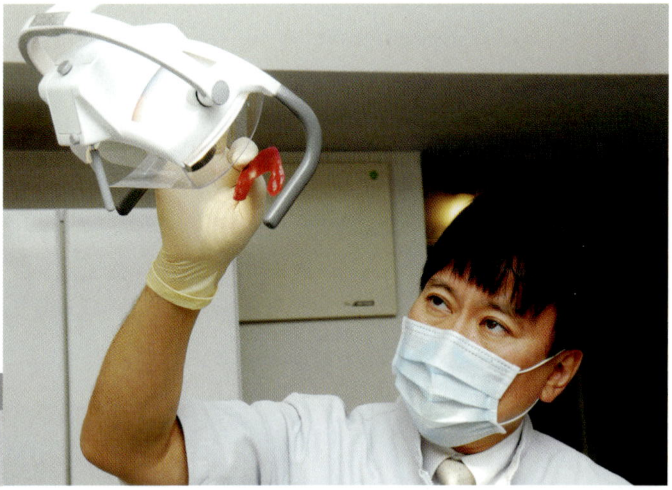

2-5

바이트왁스(Schuyler wax)를 사용해 채득한 중심위(과두안정위)의 압흔을 투과광으로 평가하고 교두와 교두의 접근도를 확인한다.

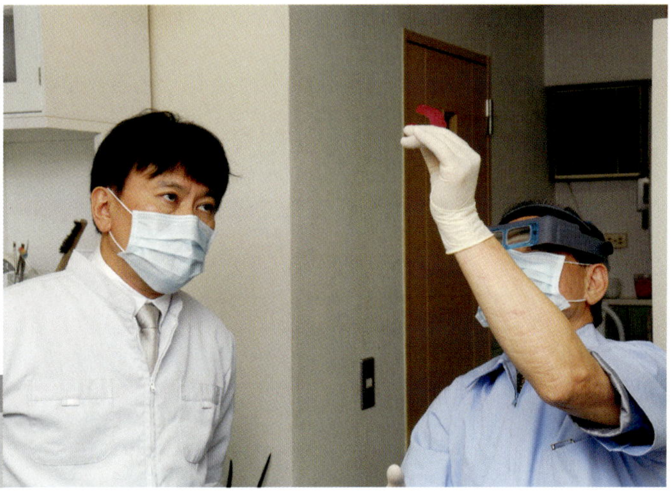

2-6

채득한 중심위(과두안정위)의 바이트를 치과의사, 치과기공사가 확인하고 교합조정의 진행 상황을 평가한다.

● 전방운동위에서 얻은 체크바이트

환자의 하악 전방운동위에서 체크바이트를 채득한다.

● 전방 체크바이트를 사용해 교합기상에 시상과로각을 설정한다.

시상과로 록레버를 풀고 하악을 전방으로 운동시키면서 교합면 사이에 끼운 바이트재가 상하치열 절연에 적합하면 시상과로 록레버를 잠근다. 이렇게 해서 얻은 교합기상의 시상과로각은 환자의 시상과로각과 유사하다.

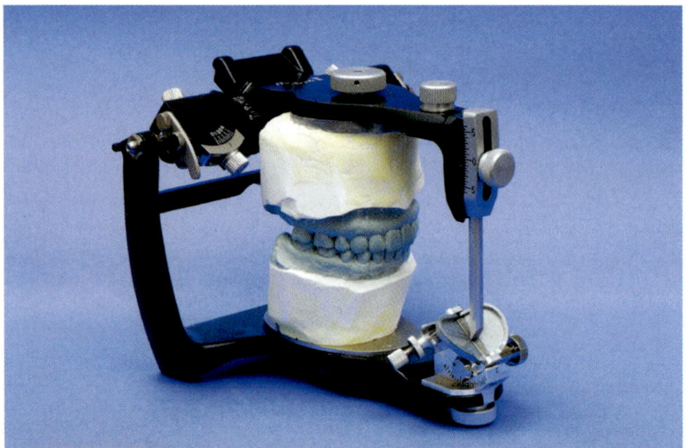

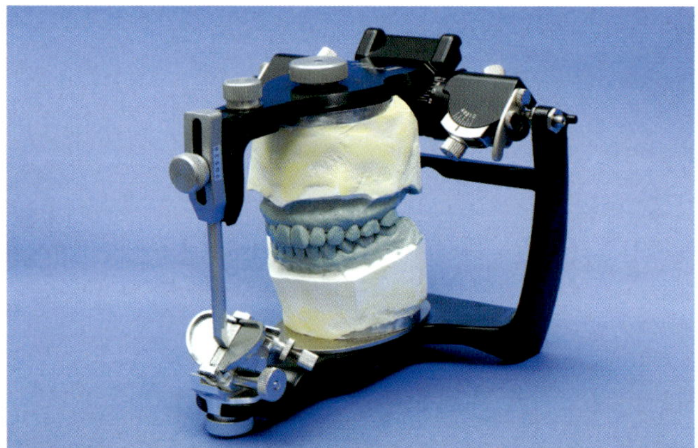

3-1, 3-2

상악 모형은 facebow transfer해서 마운트한다. 하악 모형은 과두안정위에서 bite registration으로 마운트한다.

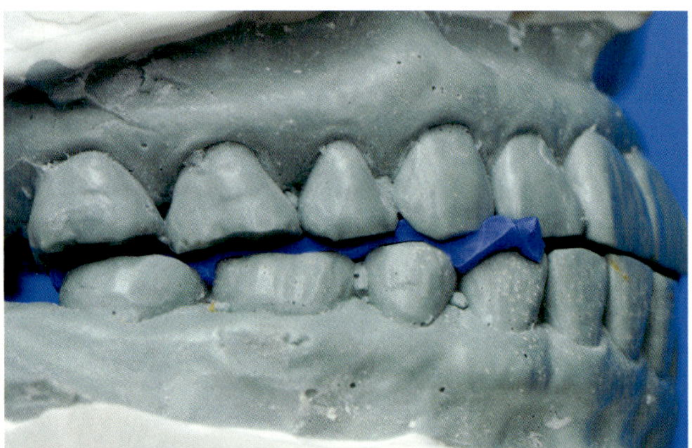

3-3

전방운동위에서 체크바이트를 교합면에 끼우고 상하악 치열 절연에 적합시킨다.

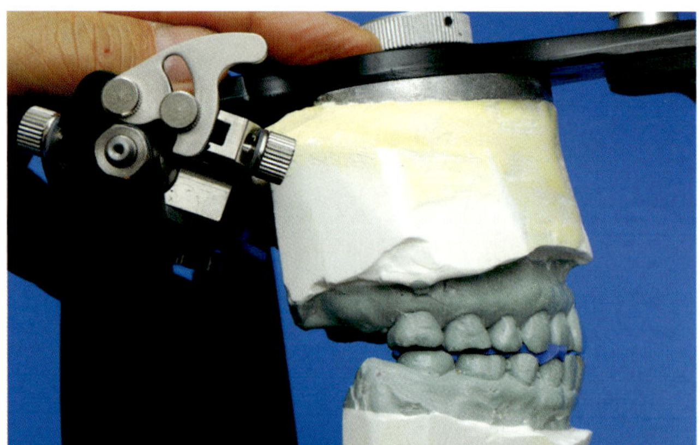

3-4

시상과로 록레버를 풀고 체크바이트가 상하악 치열 절연에 적합하는 시점에 록레버를 잠근다.

● 측방운동위에서 얻은 체크바이트

하악 측방운동위에서 채득한 체크바이트를 사용해 측방운동위에서 측방과로각을 환자의 측방과로각과 유사하게 재현한다.

● 측방 체크바이트를 사용해 교합기의 시상과로각, 측방과로각, immediate side shift를 설정한다.

작업측 과로고정 나사를 잠그고 비작업측 과로고정 나사를 푼다. 체크바이트가 비작업측 상하 치열 모형의 절연에 적합하면 시상과로 고정 나사를 잠근다. 이렇게 해서 얻은 각도가 측방운동위의 시상과로각이 된다. 본 증례는 전방운동위에서 채득해 얻은 시상과로각과 측방운동위에서 얻은 시상과로각에 큰 차이가 없었다.

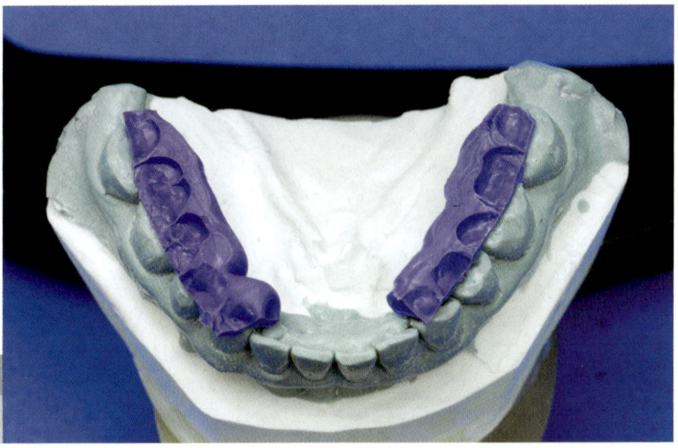

3-5

하악측방운동위에서 채득한 체크바이트.

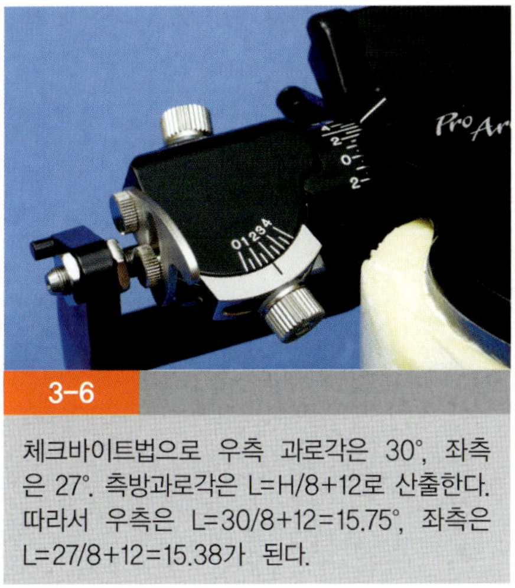

3-6

체크바이트법으로 우측 과로각은 30°, 좌측은 27°. 측방과로각은 L=H/8+12로 산출한다. 따라서 우측은 L=30/8+12=15.75°, 좌측은 L=27/8+12=15.38가 된다.

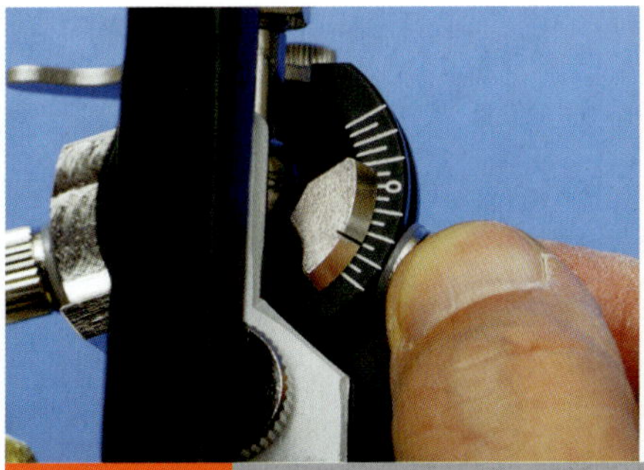

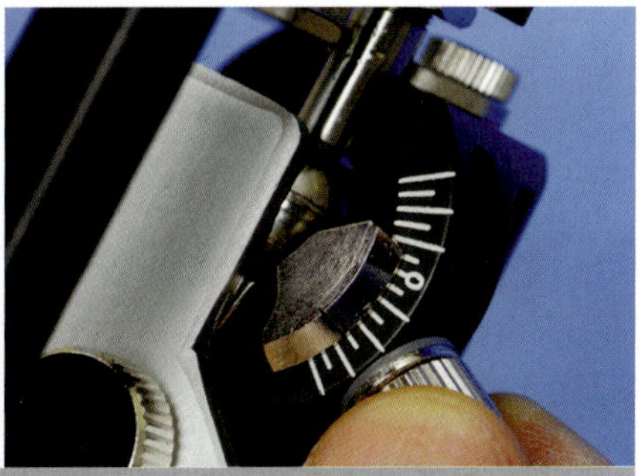

3-7, 3-8

Koide 교수(일본치과대학 니키타생명치학부)가 디자인한 Shofu사의 ProArch Ⅳ에는 rear wall의 조절기구가 있는데 이번에는 ProArch Ⅲ을 사용하고 rear wall은 0으로 고정해 진행하였다. 0으로 설정하고 비작업측 과두구를 condyle box 내측(비작업측 측방과로지도부)에 접촉시켜 측방운동을 시키면 작업측 과두는 후외측으로 이동한다.

본 증례는 anterior guidance 각도가 얕아 전방운동 시 구치부의 접촉이 관찰되며 후방구치가 서로 근접해 있다. 또한 측방운동 시에 비작업측에서 교두간섭과 교합접촉, 좌우측 모두 구치부 비작업측으로 운동할 때에 근접이 관찰된다(full balanced occlusion에 가까워진다). 따라서 교모가 현저하다. 특히 우측보다 좌측방 anterior guidance(견치 가이드)가 얕아 우측 구치 기능교두 내사면(비작업측 내사면)에 교두간섭(교합성 외상을 일으킬 가능성이 있는 교합접촉)이 관찰된다.

1차 교합조정할 때에 좌우측방운동 시 anterior guidance의 각도를 우측에 맞추고 좌측을 add on(추가하는 교합조정)해서 조정하므로 2차 교합조정할 때는 좌우측방운동 시 anterior guidance의 각도를 anterior guide table에 설정한다. 마지막으로 우측 anterior guidance 각도(25°)를 기준으로 좌측 anterior guidance, 그리고 구치부의 functional chewing guidance(기능적 근접 정도)를 add on해서 조정한다.

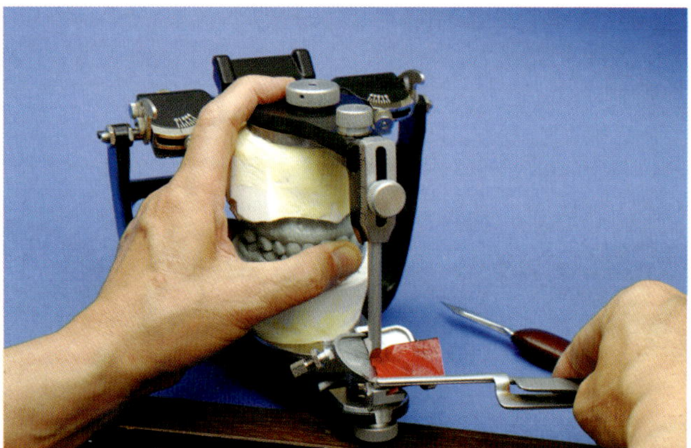

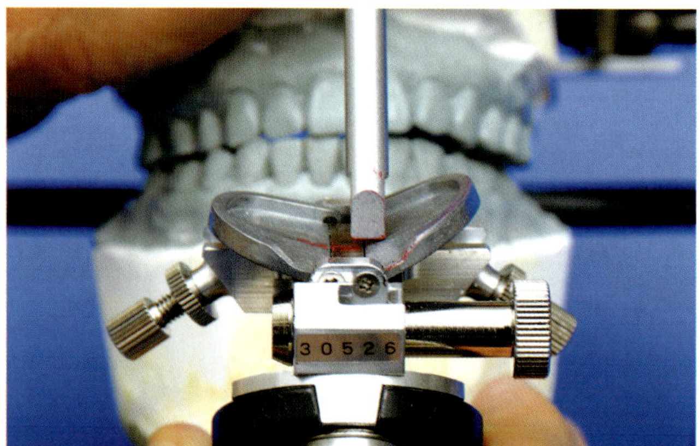

4-1, 4-2

좌우측방운동의 각도를 anterior guide table에 표시한다.

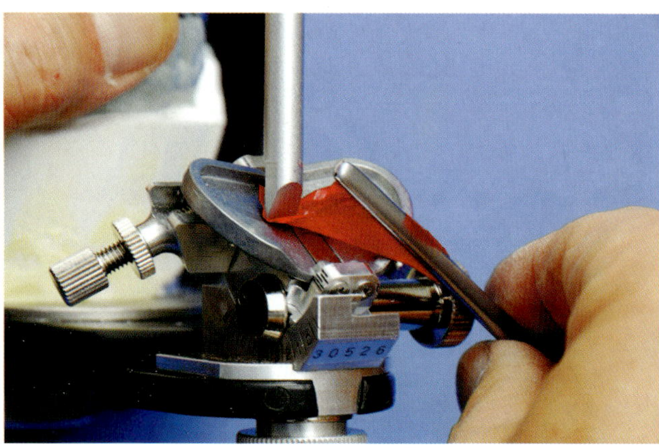

4-3

실제 우측방운동의 각도를 anterior guide table에 기록한다(이후 anterior guide table에 기록하는 우측방운동의 각도에 좌측방운동, anterior guide table의 각도를 맞추고 그 각도를 기준으로 진단용 모형상에 왁스로 add on한다).

Trim off(삭제하는 교합조정)의 순서

① **중심위(과두안정위)에서 조기접촉을 조정한 후 측방운동 조정에 들어간다.**

② **모형상 현재의 교합 상태에서 비작업측(평형측) 구치부의 교두간섭을 반드시 제거한다**(주의: 교두감합위의 접촉점을 유지한다).

③ **작업측 교두간섭을 제거한다.**

④ **하악 전방운동 시 구치의 교두간섭을 제거한다.**

②~④ 모두 일단 교합기상에서 꼼꼼하게 관찰한 후 조정하는데, 현재의 교합 상태에서 전방 및 측방운동 시 구치군의 교두가 '균등한 접근과 이개'를 유지하도록 조정한다. 이때 교합조정용 왁스(Schuyler wax)를 사용한다. 하악의 좌우 편심운동 시 압흔을 채득하고 작업측, 비작업측 교두간섭의 상태와 대합치와의 교두 접근 정도를 확인한다. 물론 전방운동 시에도 동일하다.

⑤ 모형상에서 시뮬레이션한 후 구강 내에 단계적, 부분적으로 교합조정에 들어간다. 구강 내 비작업측, 작업측, 전방운동 시 교두간섭부위를 선택적으로 신중하게 수정한다.

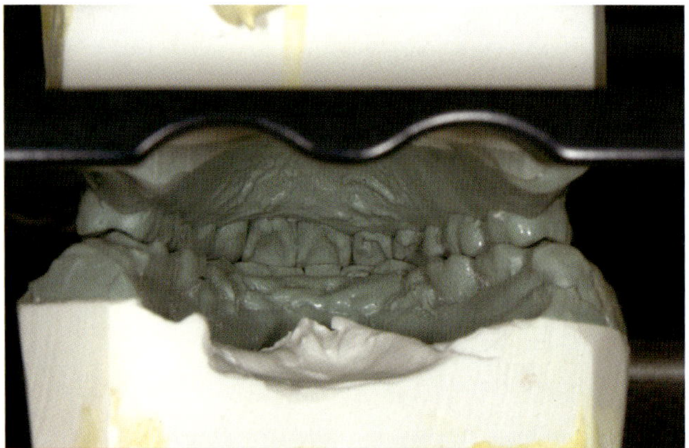

5-1

상하악 치아아를 중심위(과두안정위)에서 감합시켜 구개측에서 관찰한다.

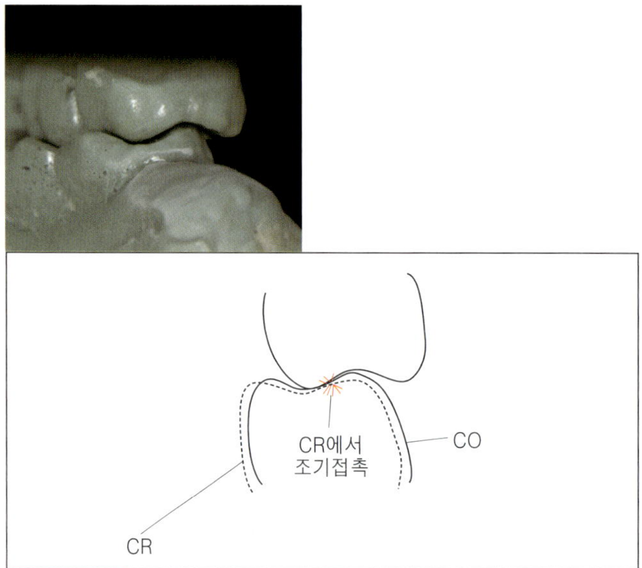

5-2

중심위의 폐구경로에서 #17, 47 교합접촉 부위를 확대한다.

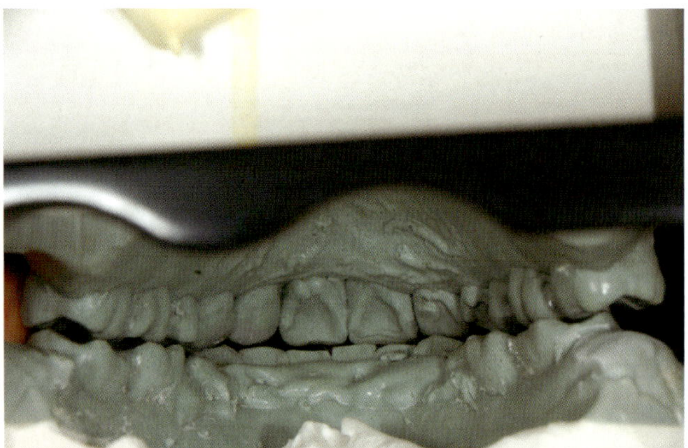

5-3

측방운동 시 폐구경로에서 조기접촉 부위를 교합기 구개측에서 확인한다. 중심위(과두안정위)의 조기접촉 부위는 add on에 의한 조정을 염두에 두고 trim off한다.

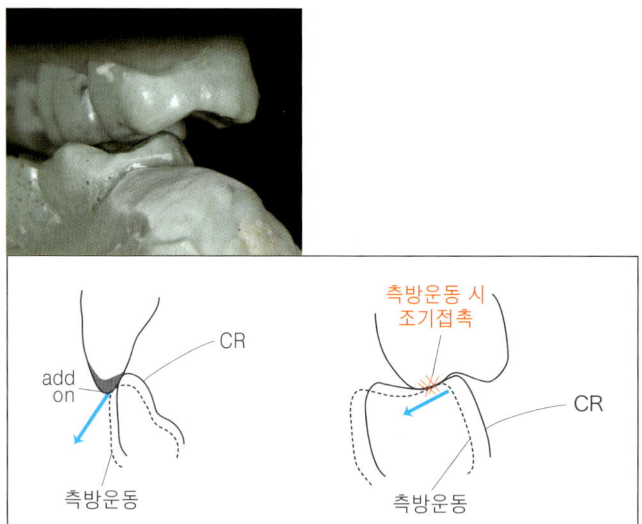

Add on해서 좌측 anterior guide angle을 급하게 만들어 우측 구치의 functional disclusion angle을 크게 한다.

5-4

좌측방운동 시 #17, 47 비작업측 내사면의 간섭부위를 확대한다.

1차 조기접촉

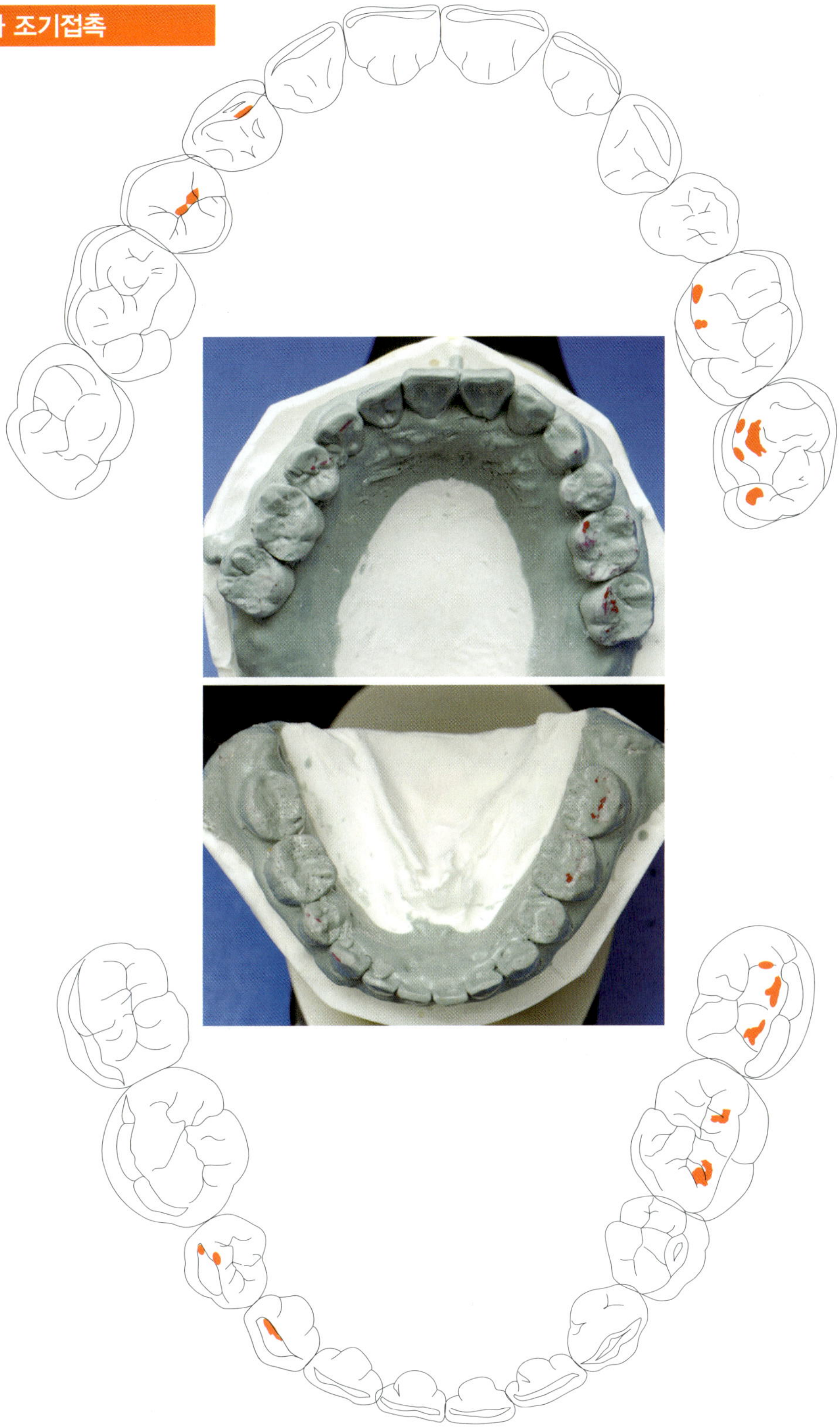

5-5

모형상에서 교합지를 사용해 중심위(과두안정위)의 폐구경로에서 접촉 부위를 확인하자 #26, 27, #36, 37 협측 기능교두 내사면(비작업측 내사면)에 조기접촉이 관찰되었다. 소위 B contact이라 불리는 부용선의 사면 대 사면의 조기접촉이 강하면 하악 side shift 및 하악 측방운동 시에 교두간섭이 발생하므로 조정이 필요하다

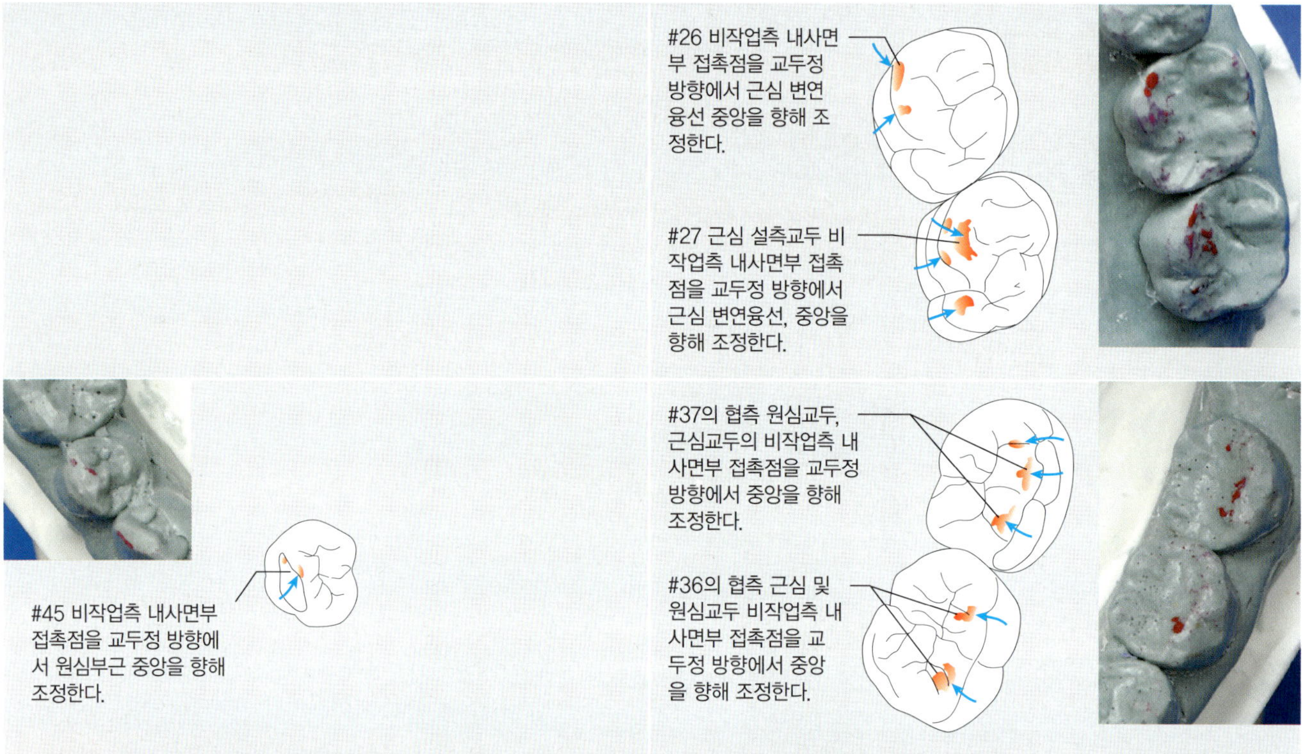

5-6

1차 교합조정의 지침.

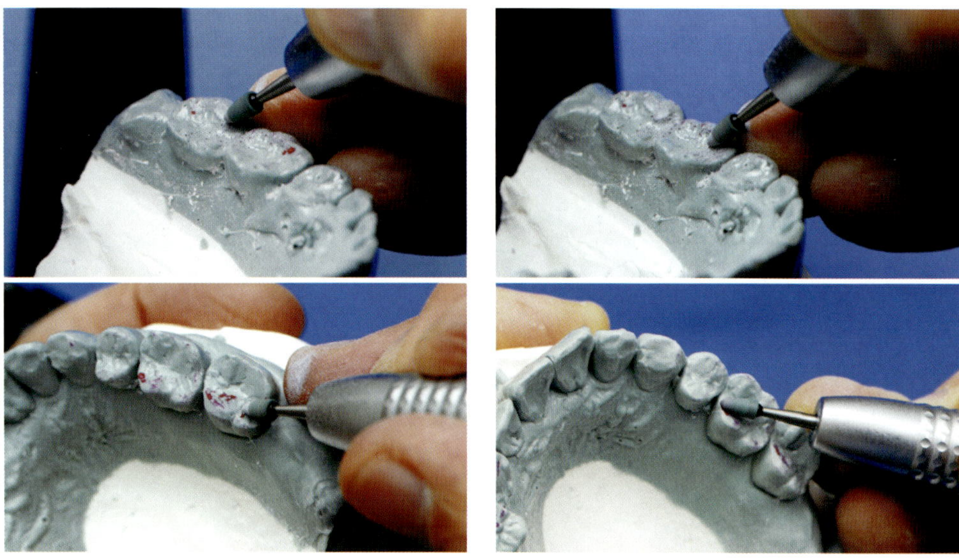

5-7~5-10

#26, 27 및 #36, 37 협측 기능교두 내사면(비작업측 내사면)에 관찰되는 1차 조직 접촉을 모형상에서 조정한다.

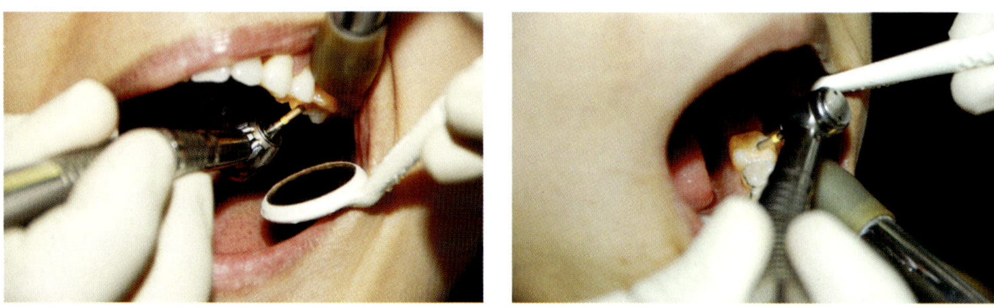

5-11, 5-12

모형의 절삭 부위를 가이드로 구강 내에서 협측 기능교두 내사면(비작업측 내사면)을 조정한다.

2차 조기접촉

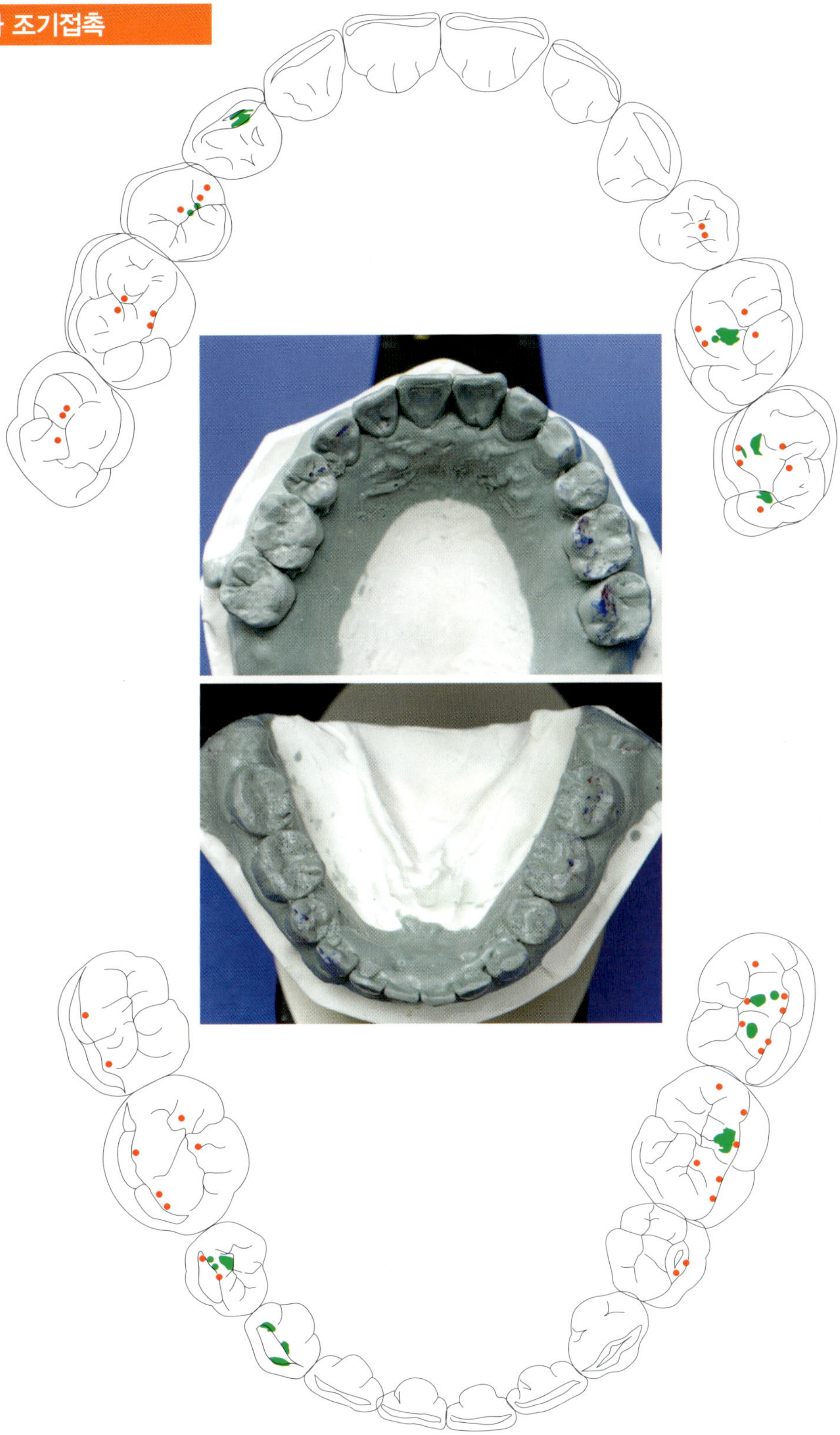

5-13

모형상에서 파란색 교합지에 의한 2차 조기접촉의 기록과 차트. 붉은 점은 1차 조기접촉 조정 후에 얻은 교합접촉점. 중심위(과두안정위)에서 조기접촉을 조정하면 접촉점은 와 또는 교두 중심으로 모이고 교두 대 와의 관계가 된다.

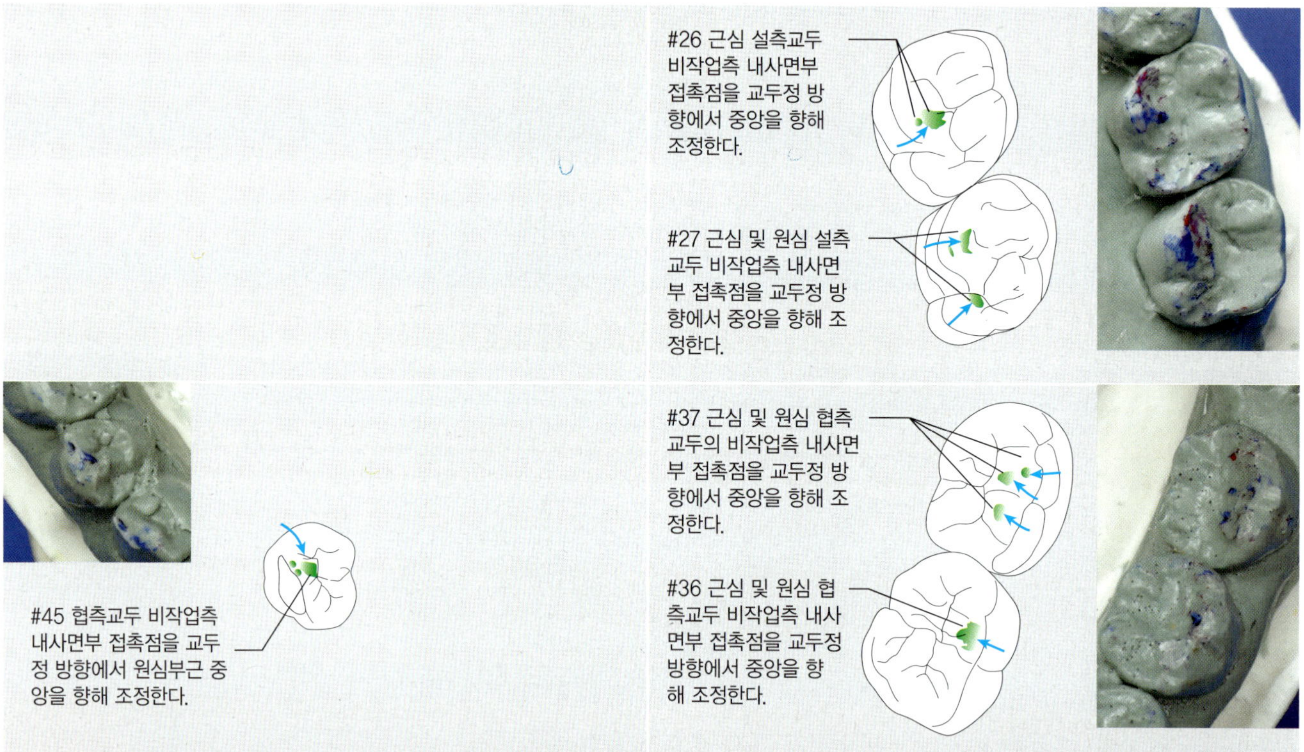

5-14

2차 교합조정의 지침.

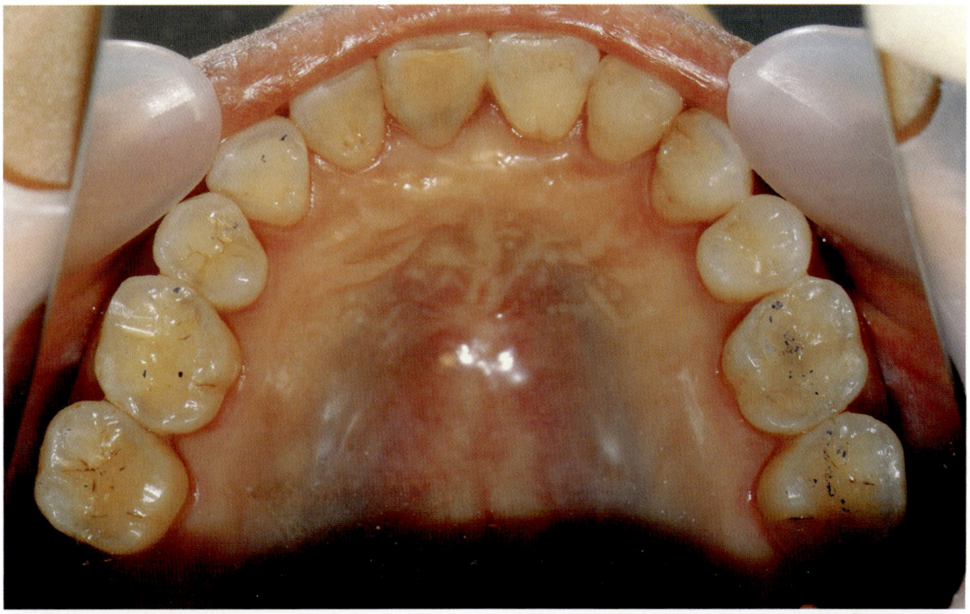

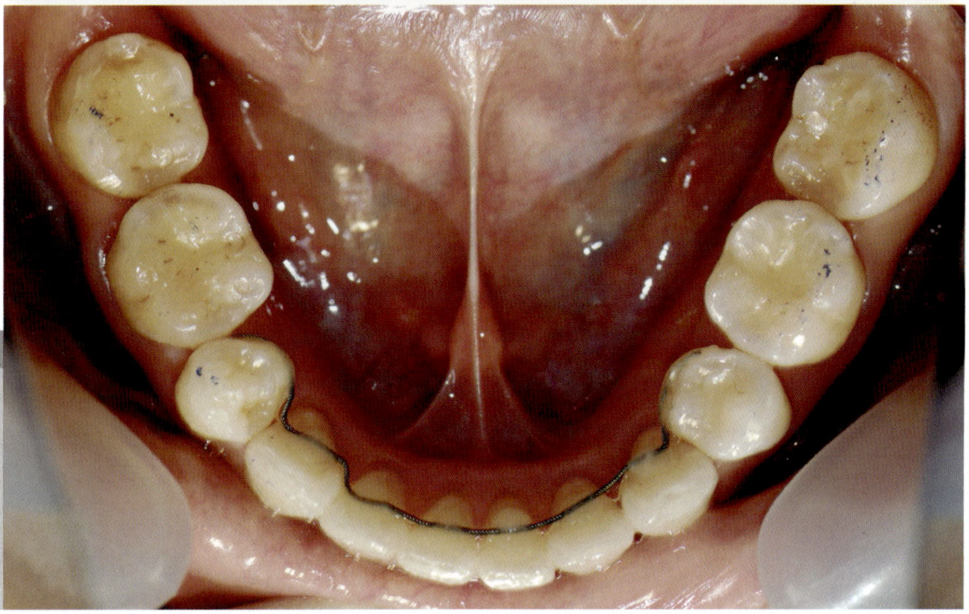

5-15, 5-16

구강 내에서 2차 조기접촉 부위를 표시한다. 하악에는 #45, 43, 42, 41, # 31, 32, 33, 35 교정치료를 진행하고 있는데 1차 교합조정 종료 시와 접촉점에 큰 차이가 없다. 중심위에서 좌우측 구치부의 접촉점은 조화를 이루고 안정되었다.

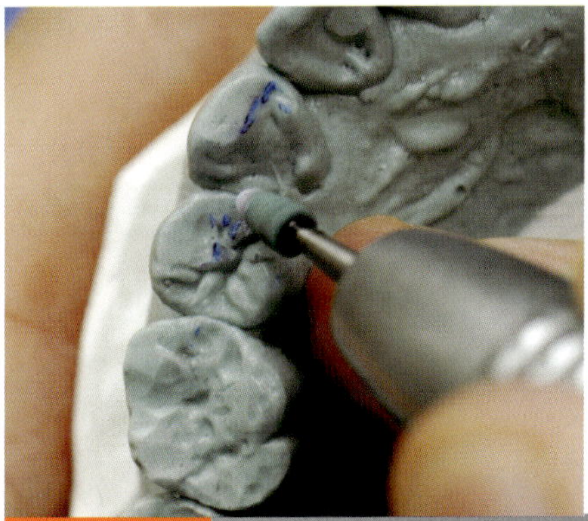

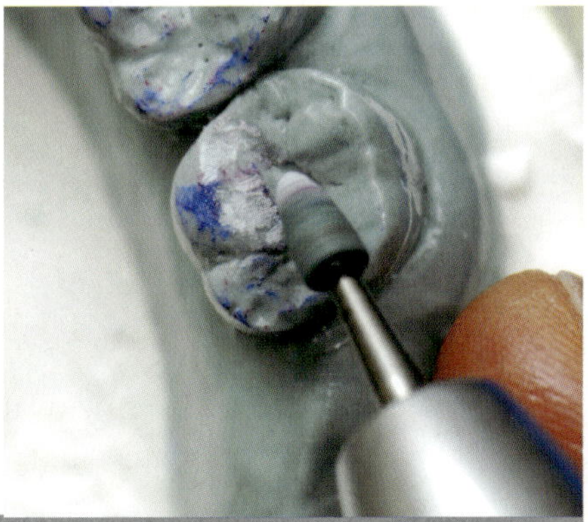

5-17, 5-18

모형의 2차 조기접촉부(#15 내사면, #27 내사면)를 조정한다.

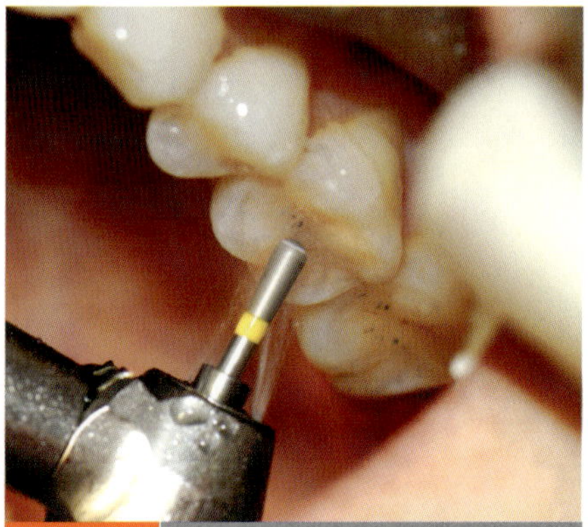

5-19

2차 trim off. 구강 내에서 모형상과 같은 부위를 같은 양만큼 조정한다.

3차 조기접촉

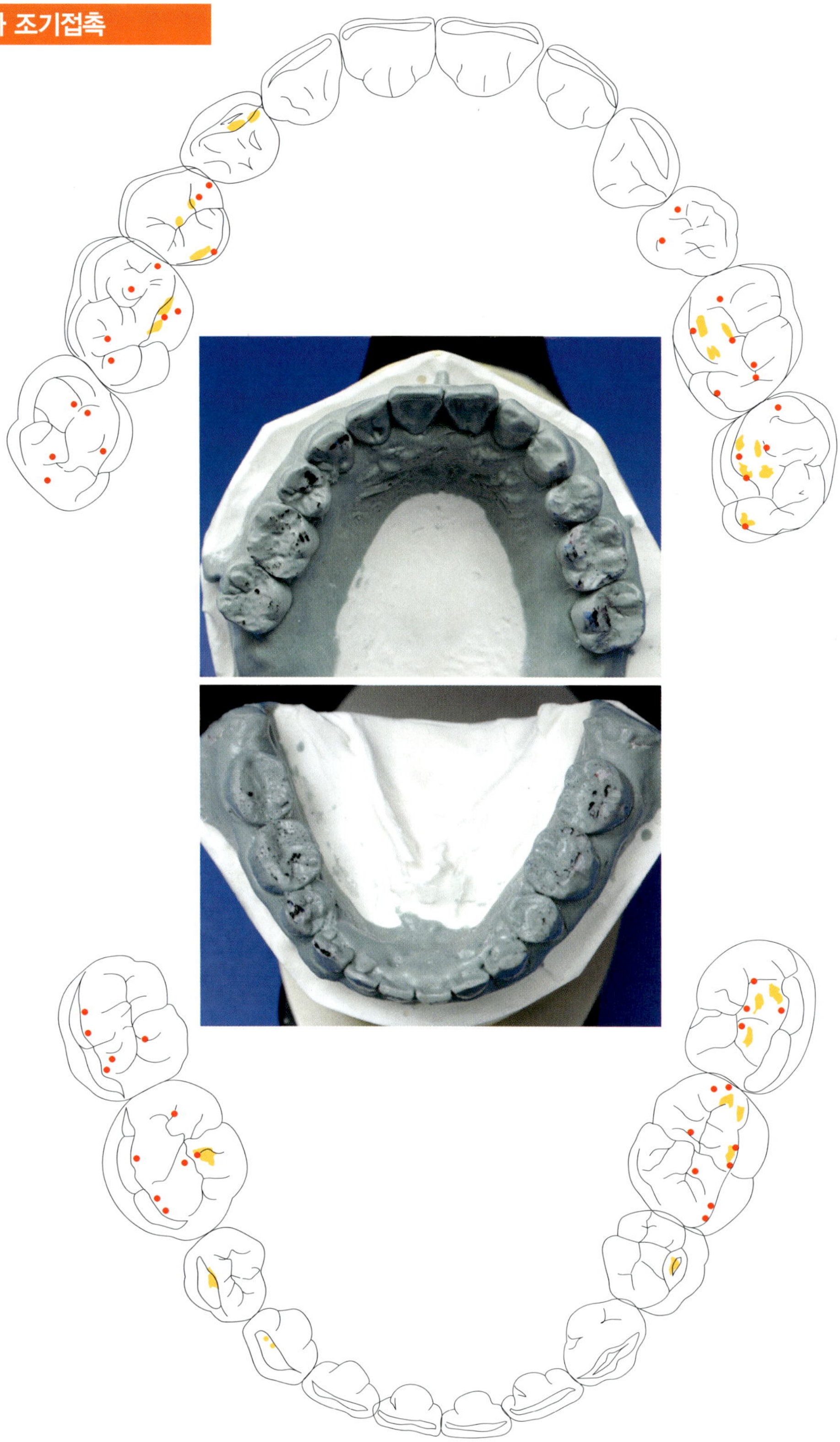

5-20

모형상에서 3차 조기접촉부의 기록과 차트. 붉은 점은 2차 조기접촉 조정 후에 얻은 교합접촉점.

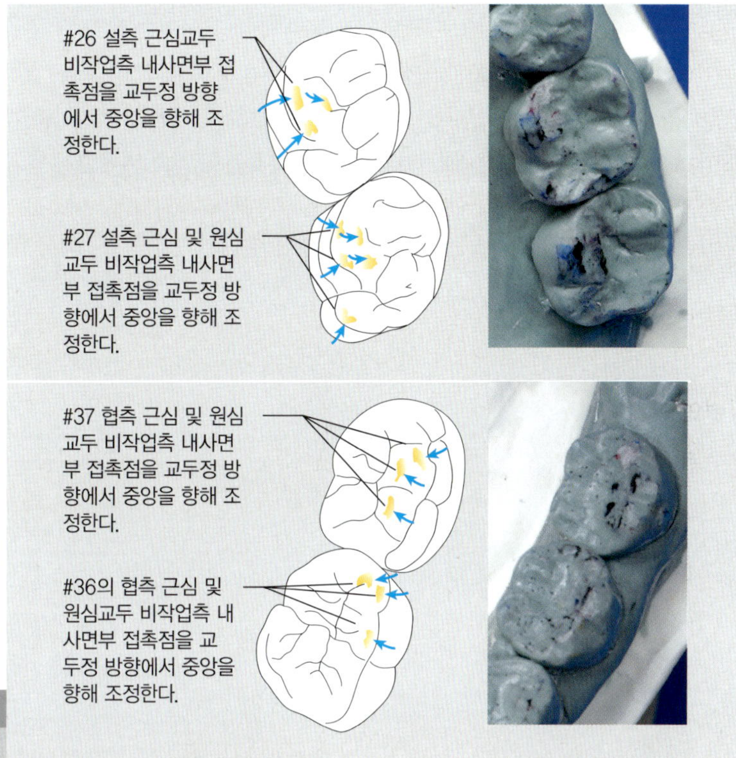

5-21

3차 교합조정의 지침.

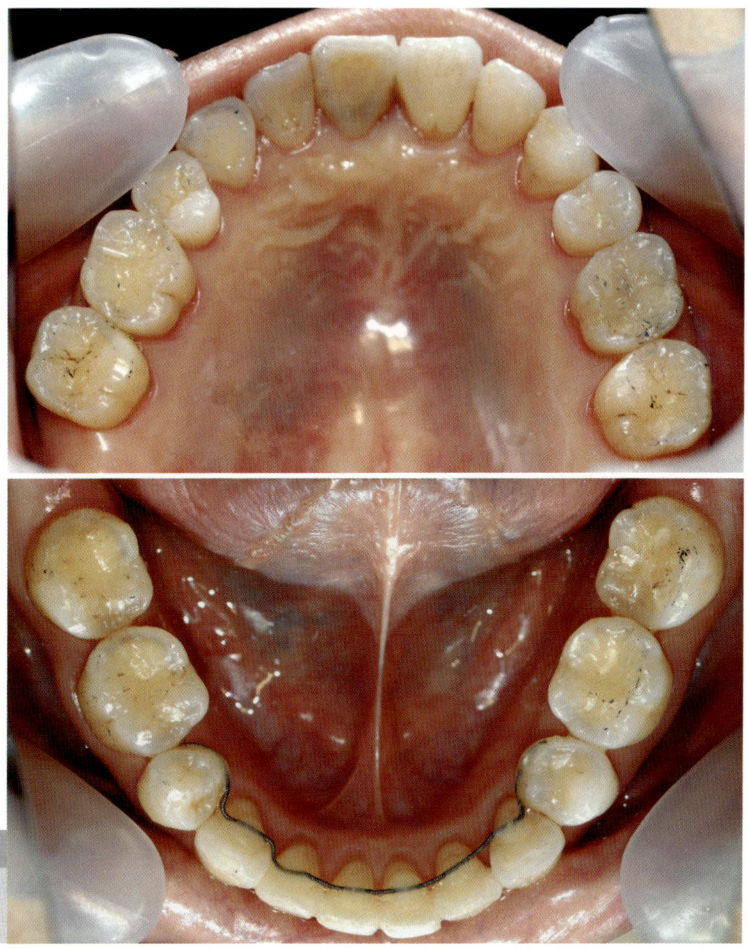

5-22, 5-23

구강 내에서 3차 조기접촉 부위를 표시하고 모형상의 작업을 참고로 교합을 조정해 간다.

교모가 심각한 경우, 교두나 절연부가 파절(chip off)되어 교합면이나 절연의 형태가 크게 변형된 경우, **약간의 조정으로 상하악 치아의 형태적 관계를 개선할 수 있다고 판단될 때에는 잔존 법랑질 내에서 형태를 수정해 교합접촉점의 회복을 돕거나 '교두 대 와' 의 관계를 재현할 수 있도록 한다. 이런 형태 수정을 functional re-contour(기능적 교합을 재현하는 치아의 형태 수정)라 부른다(그림 A-1).**

A-2처럼 작업측 내사면의 면적이 넓고 대합치의 교두측면에 근접해 있으면 음식이 끼여 과도한 측방압이 가해지기 쉽다. 따라서 A-3처럼 작업측 내사면은 각도가 다른 두 면으로 구성하고 각도를 조정해 교합압을 치아 장축 방향으로 유도하는 것이 중요하다. 각도, 비작업측 내사면의 교합이개는 후방 치아로 갈수록 커지는데(너무 크면 저작효율이 떨어진다) 치관의 기능적 형태, 청소성을 감안해 대응한다.

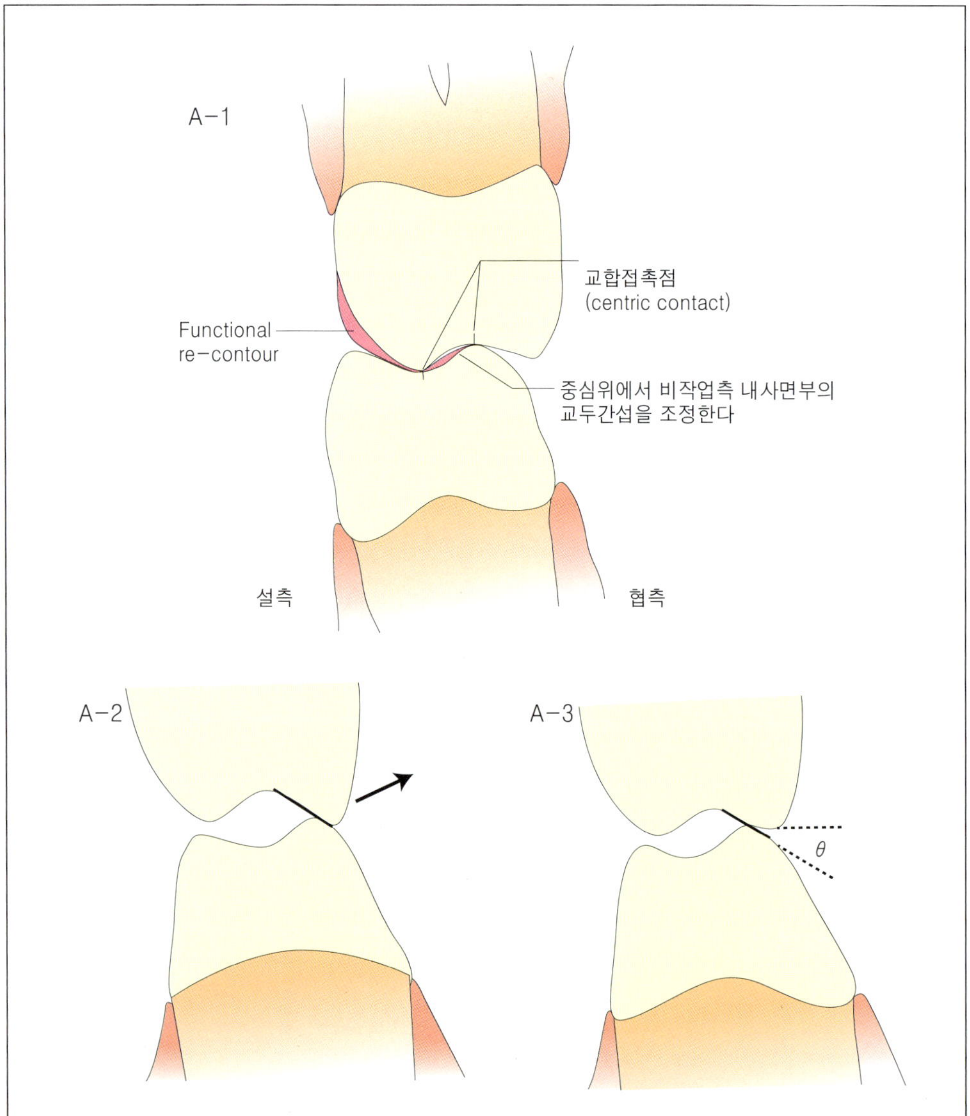

그림 A

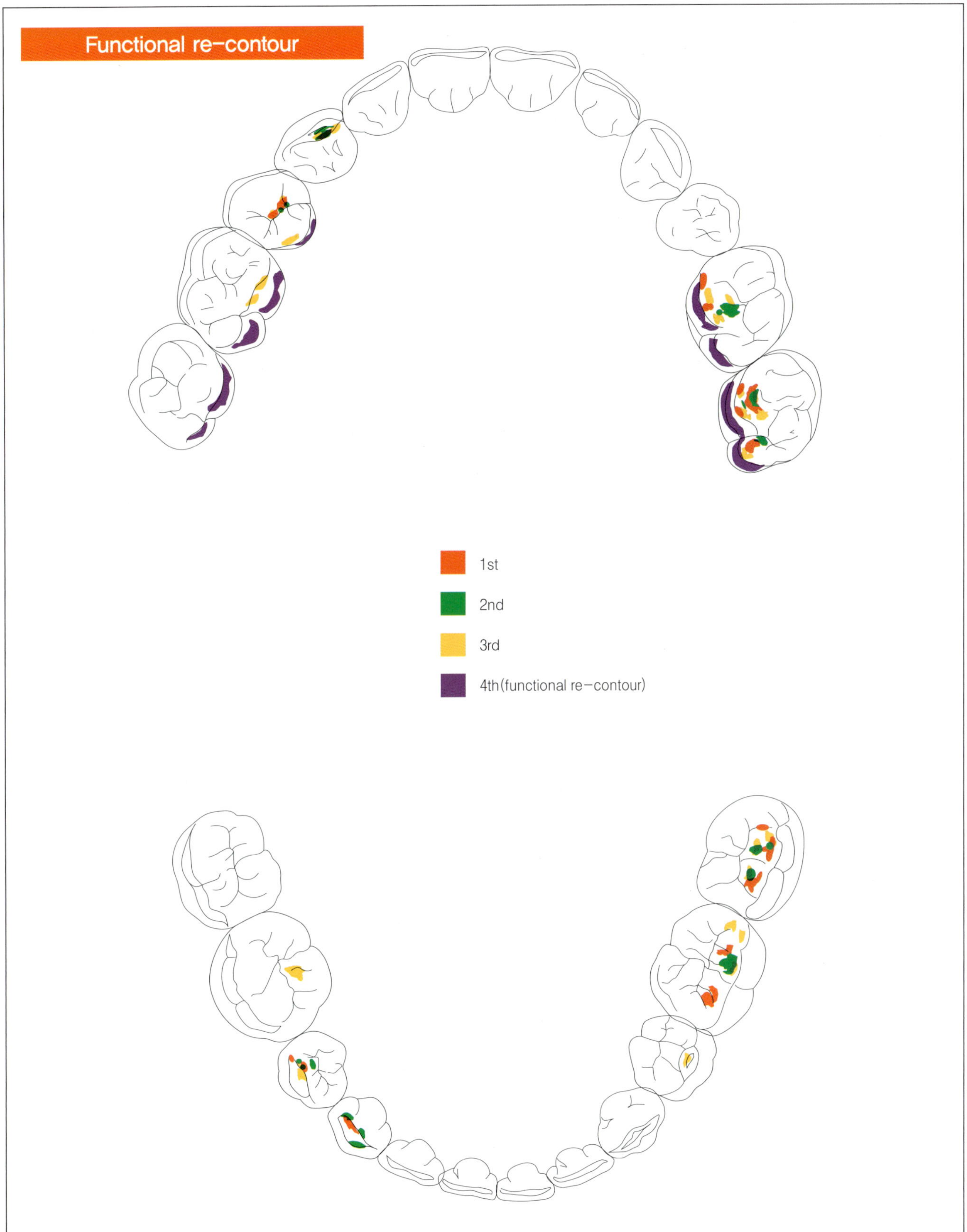

6-1

1차, 2차, 3차 조기접촉 부위를 조정한 부위와 functional re-contour 부위를 표시한 차트.

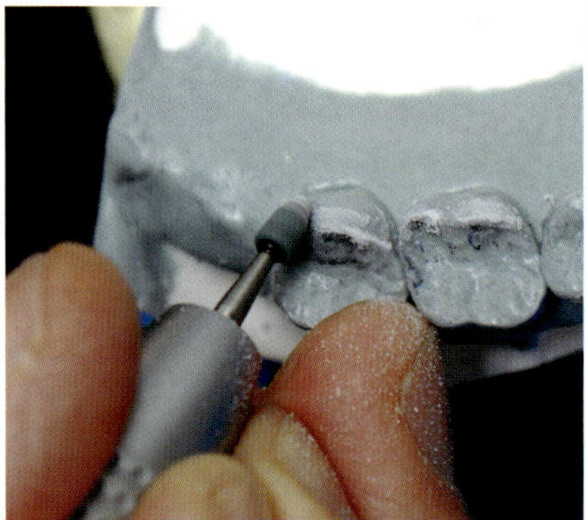

6-2

이 환자는 양측 구치부의 교모가 현저해 설측 기능교두정이 거의 평평하다. 협측교두도 동일하며 고유 교합면(occlusal table)이 넓고 평평하다. 따라서 설측교두의 설측교합면(설측교두 기준점)을 내측으로 기울여 형태를 수정한다. 설측 기능교두정이 치아 중앙부를 향하도록 수정하면 측방압의 부담 하중을 경감할 수 있다.

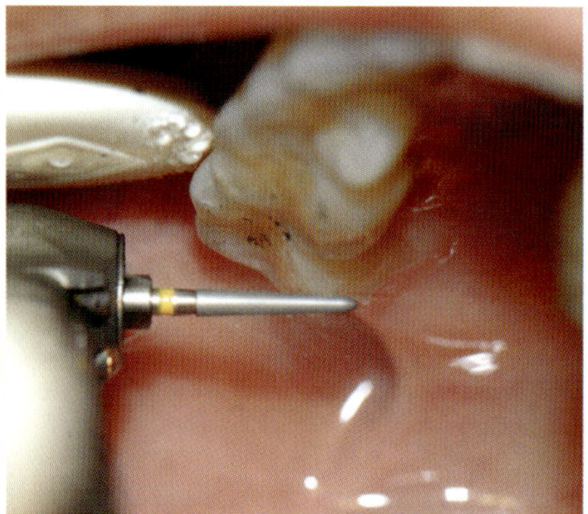

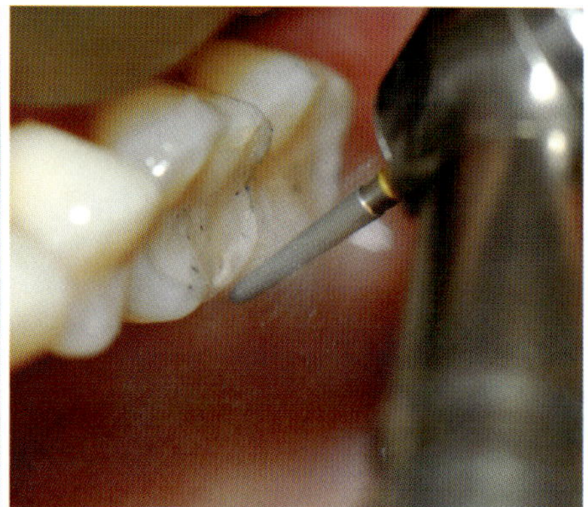

6-3, 6-4

#26, 27 설측 기능교두를 functional re-contour한다. 연마조정용 버와 치면이 이루는 각도에 주목하자.

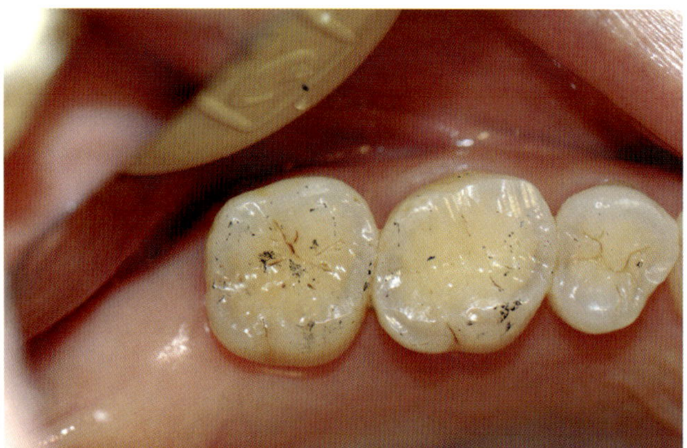

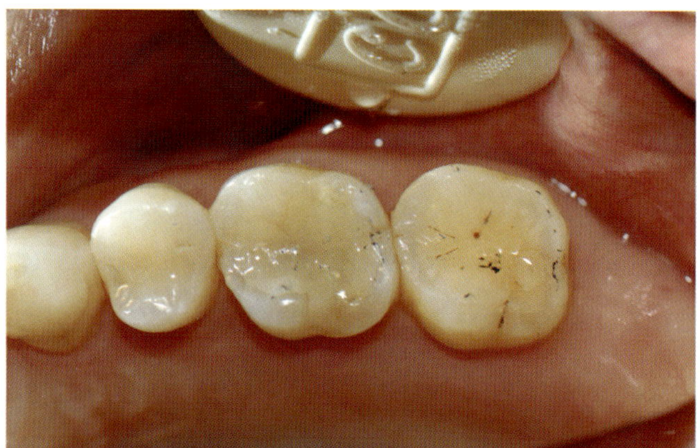

6-5, 6-6

#17, 16, 15 설측 기능교두를 functional re-contour한다.

Trim off(삭제하는 교합조정)해서 교합기상에서 조정(교합기의 incisal pin이 anterior table에 접촉할 때까지)하고 환자의 고유한 교합고경에서 교합조정을 마친다. 즉 술전 교합고경을 변경하는 것이 아니라 중심위의 폐구경로에서 조기접촉과 하악 편심운동 시 교두간섭, 지나치게 가까운 교합면을 수정하는 것이다.

그러나 anterior guidance가 상실되었는지, trim off해도 구치부 이개교합(특히 비작업측 구치부의 이개)을 얻을 수 없는 경우, ① **anterior guidance의 확립, ② 구치부 이개교합(교두간 '접근'과 '이개'를 양호한 상태로 조정), ③ 모든 치아가 동시에 균등하게 접촉한다. 이 세 가지 목적을 달성하기 위해 add on(추가하는 교합조정)한다**(그림 B).

Add on에서는 우선 교합기에서 wax-up을 하고 anterior guidance를 구축해서 구치부의 이개교합을 획득한다. 이 작업으로 어느 정도 양호한 구치부 이개교합을 획득하면 다시 교두감합위에서 '교두 대 와'의 관계를 구축할 수 있도록 교합접촉점이 필요한 부위에 wax-up을 하고 교두감합위를 안정시킨다. 이 조작을 통해 추가, 삭제 작업을 평가하고 trim off를 최소화할 수 있어 소규모 수복처치(최소 침습)로 교합의 문제를 쉽게 해결할 수 있게 된다.

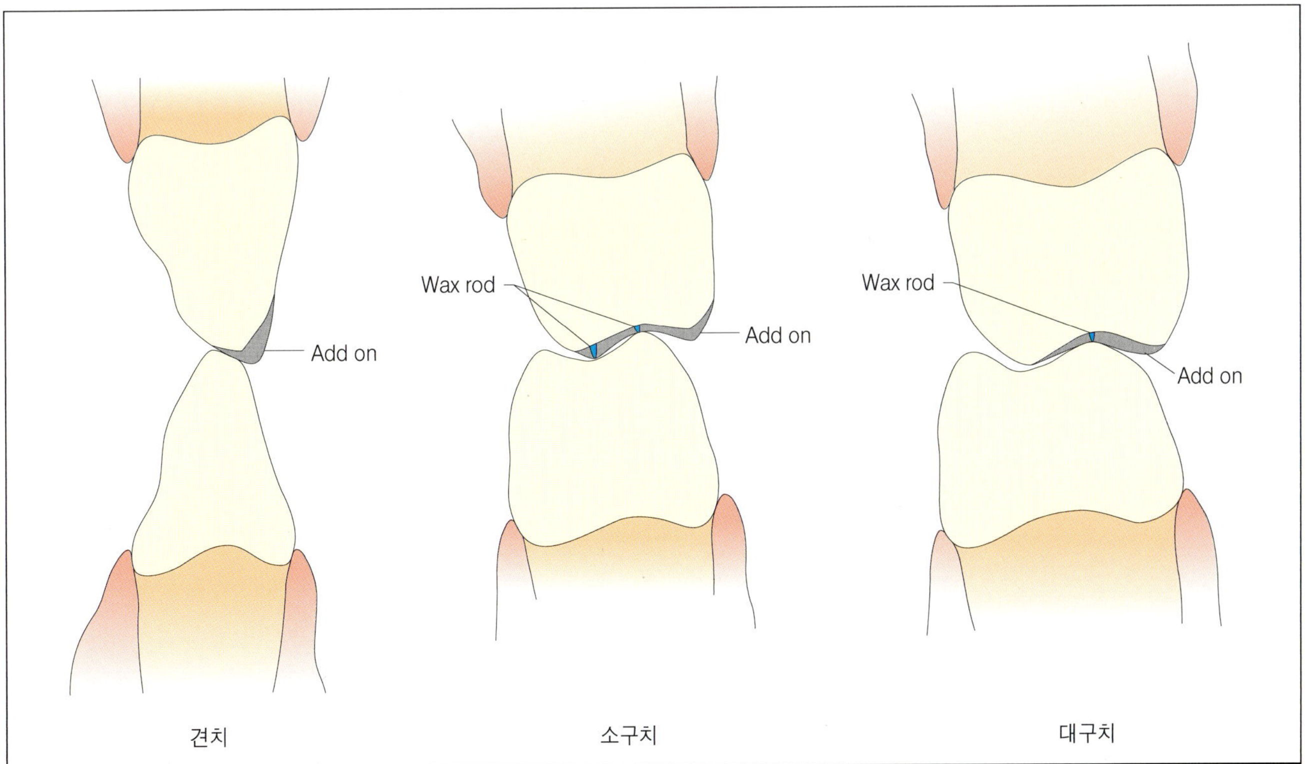

그림 B

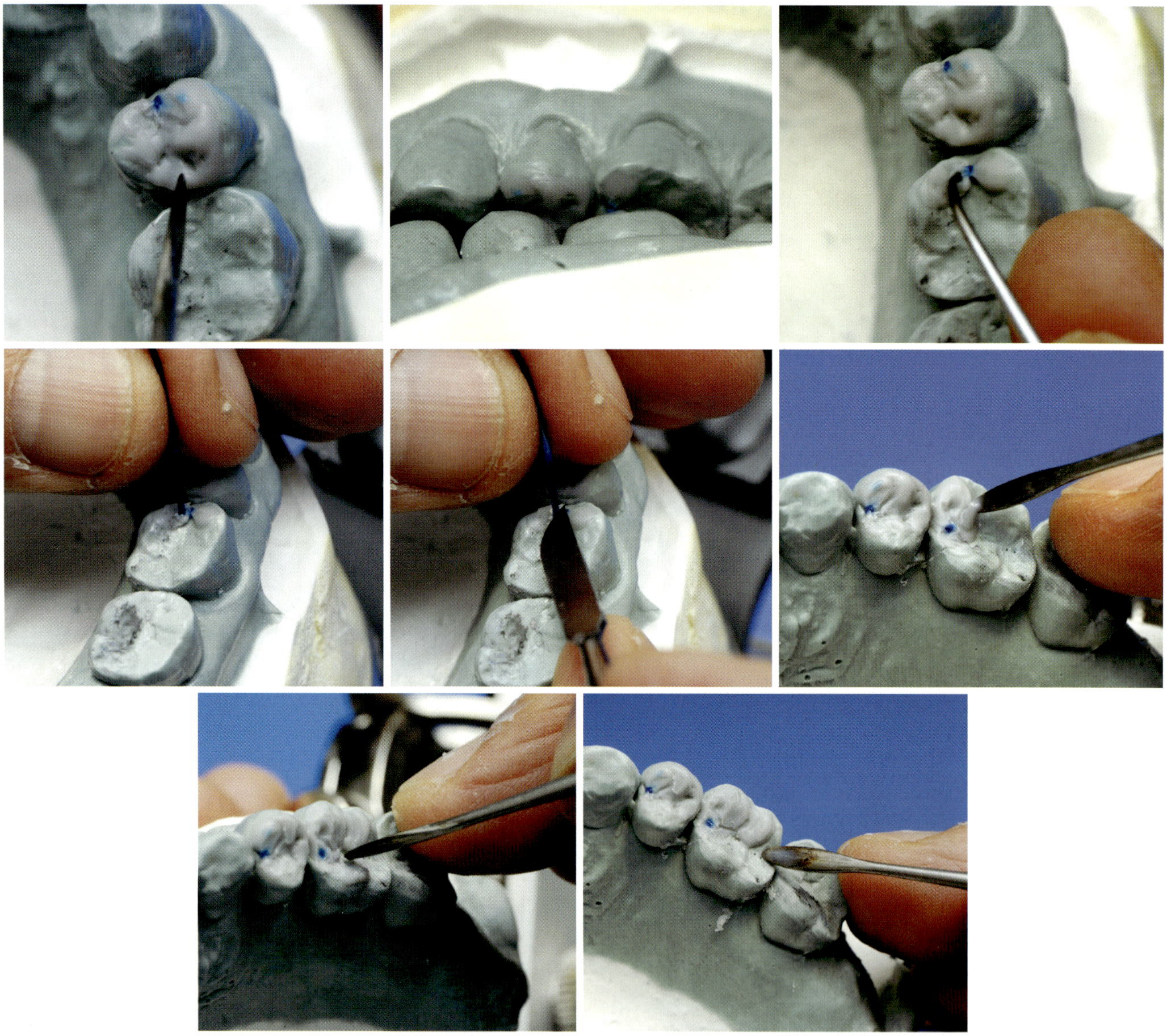

7-1~7-8

모형의 #25, 26, #35, 36을 접촉시켜 하악 협측교두가 물리는 수용측 상악의 접촉 부위에 wax rod를 세우고 그 위치를 기준으로 wax-up한다. 이때 와, 교두융선, 부융선을 부여한다(이 증례는 특히 교모가 현저하며 교두융선이 평평하다).

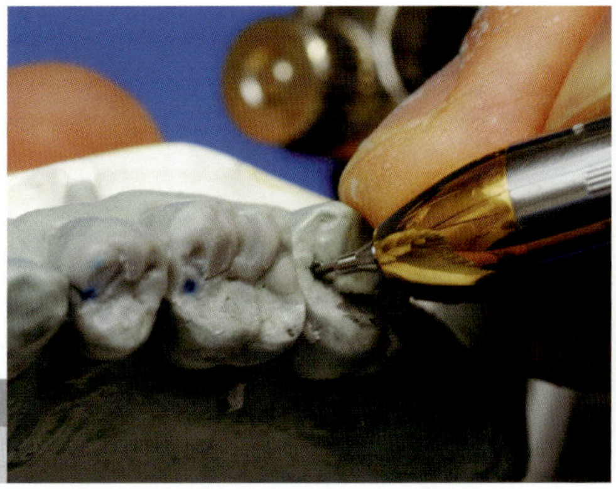

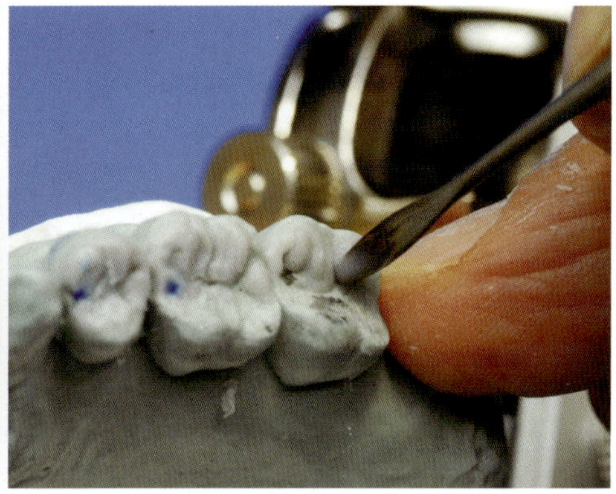

7-9, 7-10

#27에도 wax-up을 한다.

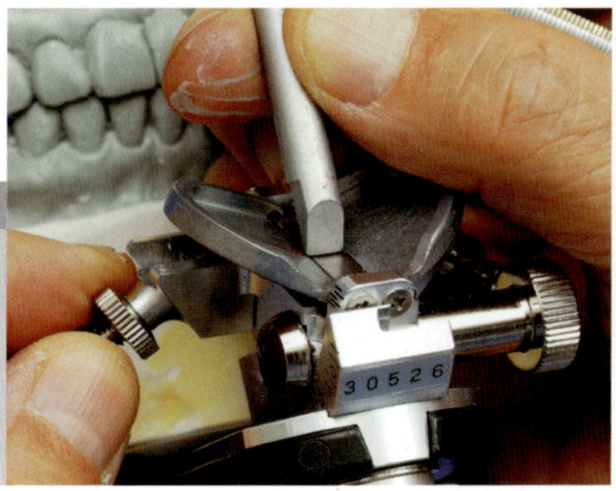

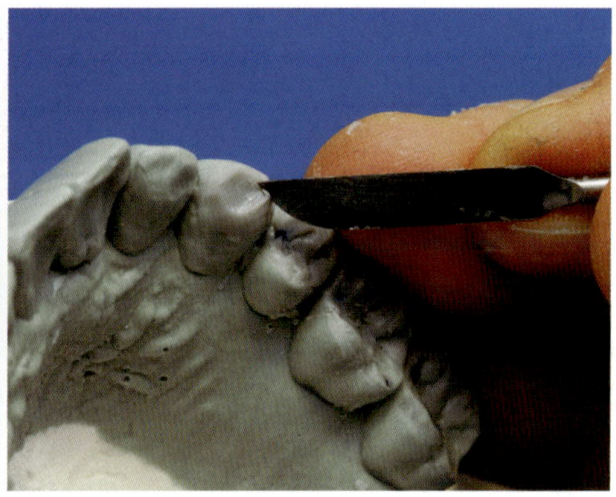

7-11, 7-12

Anterior guide table 각도에 맞춰 비작업측 구치부가 이개하듯이(상하악 교두의 접근도와 이개도가 적절하도록) 구개측에서 functional disclusion angle을 확인하면서 #22, 23 설측면을 wax-up한다.

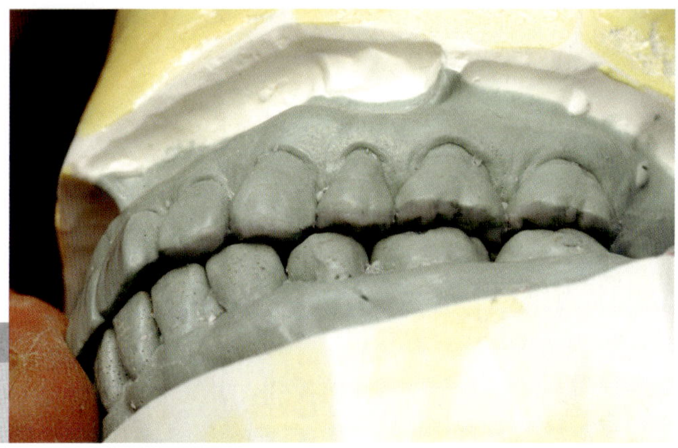

7-13

#22, 23, 25, 26, 27을 왁스로 add on하자 적절한 overjet과 하악 협측교두의 상악에 대한 균등한 교합접촉이 확인된다.

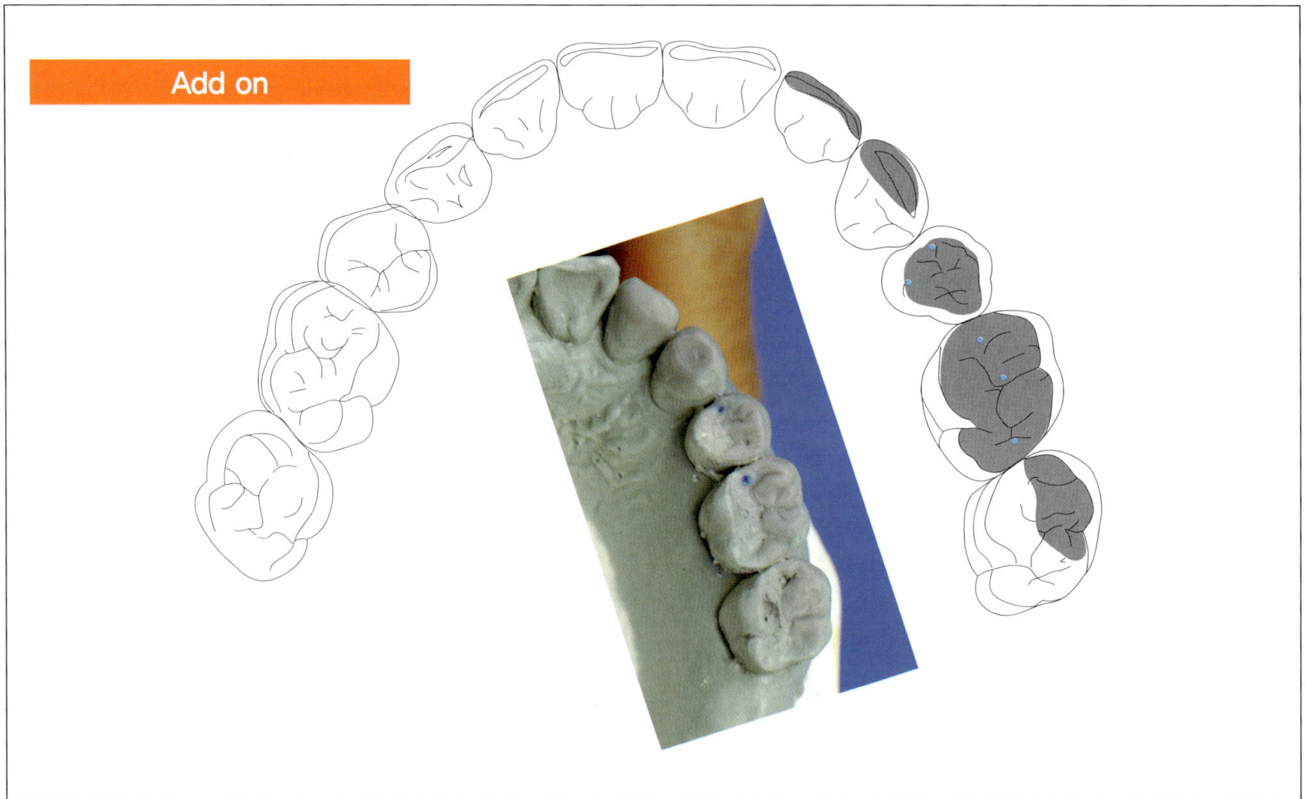

7-14

Add on 종료 후 모형과 차트. 특히 교모로 평평해진 #25, 26, 27의 교합면에 소와열구, 교두, 융선, 부융선이 재현되었다.

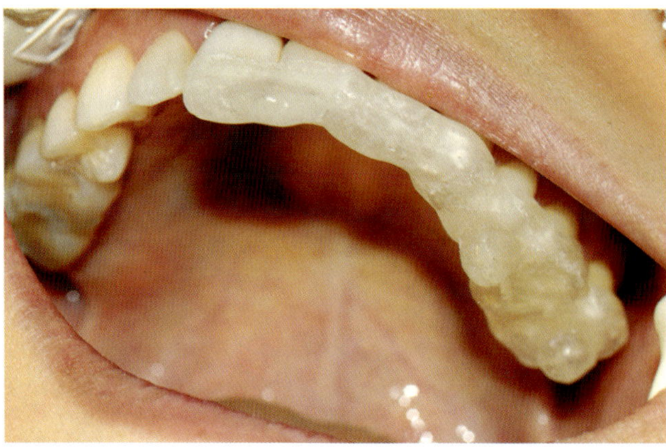

7-15

모형에서 add on해서 얻은 치아 형태에 투명 아크릴릭 레진으로 composite resin 축성용 guiding shell을 제작한다. 이 안에 composite resin을 전색하고 구강 내 치열(#22, 23, 25, 26, 27)에 압접해서 composite resin에 의한 add on을 진행한다. 사진은 guiding shell 시적 시.

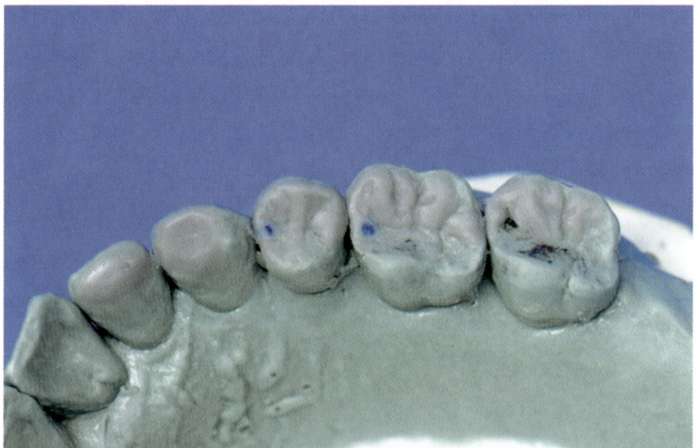

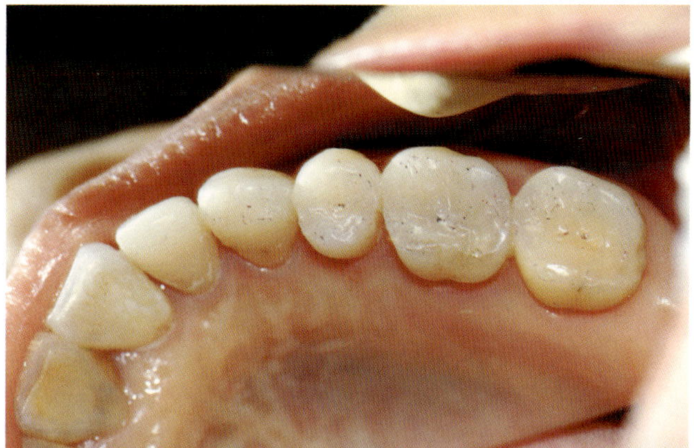

7-16, 7-17

Wax-up한 모형을 참고로 구강 내에 축성된 composite resin을 조정하고 연마해 교합을 조정한다.

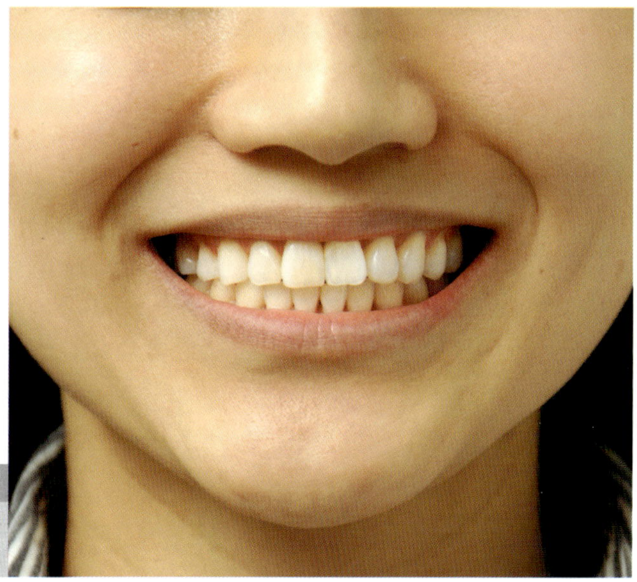

7-18

Trim off, functional re-contour, add on에 의한 치아 형태 수정 후 환자의 치열 정면.

심미영역(esthetic zone)에 치아의 위치 이상이나 형태적 부조화(특히 상하악 전치 절연부)가 있는 경우, 건전 법랑질 내에서 형태를 수정하거나, composite resin을 축성해 형태를 수정하거나, 또는 두 방법을 조합해 심미적으로 형태를 수정한다. 이들 작업을 esthetic re-contour(심미적 형태 수정)라 한다.

치열 중에 상악 전치 절연의 배열 위치와 형태는 중요하다. 견치에서 견치까지 절연을 잇는 가상의 선이 smile line을 구성하므로 6전치의 배열이 불규칙하다면 그 절연의 연속성을 3차원적으로 조화롭게 구성해야 한다.

그때 기준은 6전치의 **'실체 형상'**(actual form), 즉 임상적 치관장 및 폭경에 기초하는 치아 형태이다.

그리고 **'실제 치아 수의 비율'**(actual proportion)을 생물학적 및 생리학적 가이드로 삼는다. 구순의 정면관에 대한 임상적, 시각적 기준은 **황금비율**(golden proportion－1 : 1.618)이다.

또한 상악 6전치 치열을 순측 정면, 좌우측방에서 관찰했을 때, 각각의 위치에서 관찰되는 치아 형태를 **'외관상 치아 형태'**(visual form)라 부른다.

그리고 일정한 방향에서 치열을 관찰했을 때에 보이는 **'외관상 치아 크기의 비율'**을 visual proportion이라 부른다. 정면에서 본 visual proportion의 대표적인 예로 황금비율(1 : 1.618)을 들 수 있다.

그러나 정상이라 생각되는 치열궁도 형태가 다양하므로 **임상에서 정면관의 기준이 되는 황금비율에 얽매여서는 안 된다. 오히려 actual form, actual proportion을 적절하게 조절하는 데 중점을 두어야 할 것이다**(그림 C).

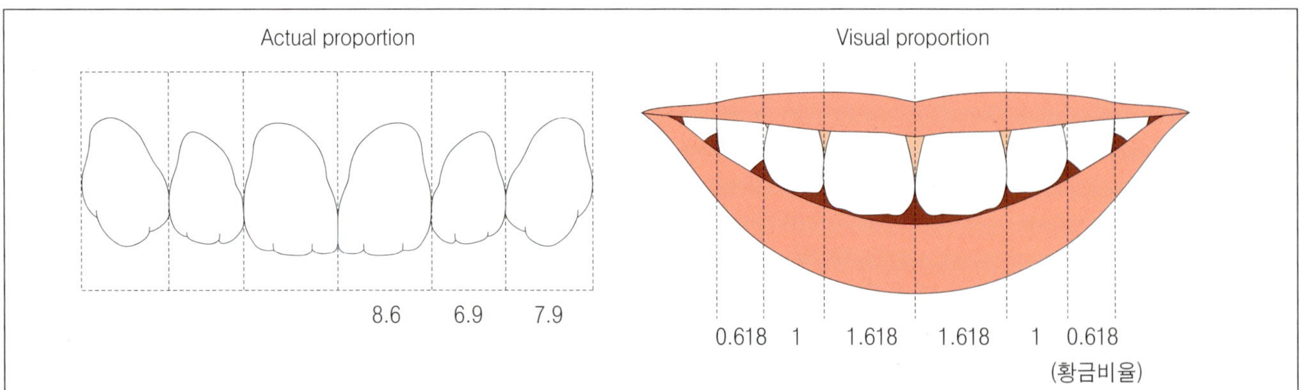

그림 C

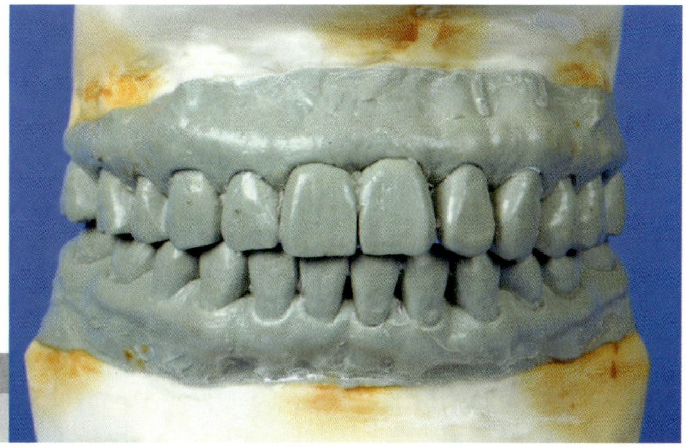

8-1

모형상에서 상악 6전치의 형태를 평가한다.

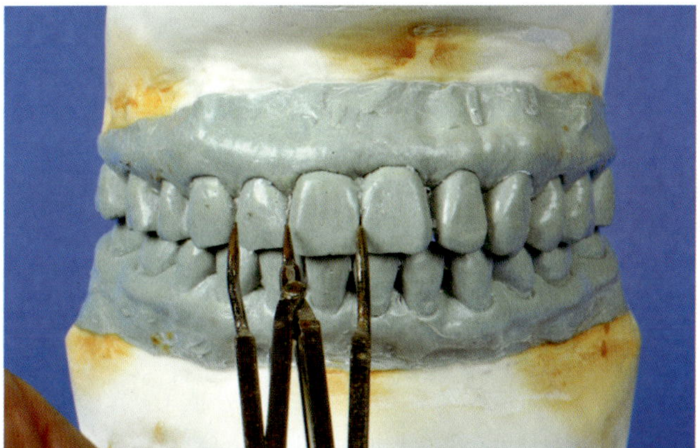

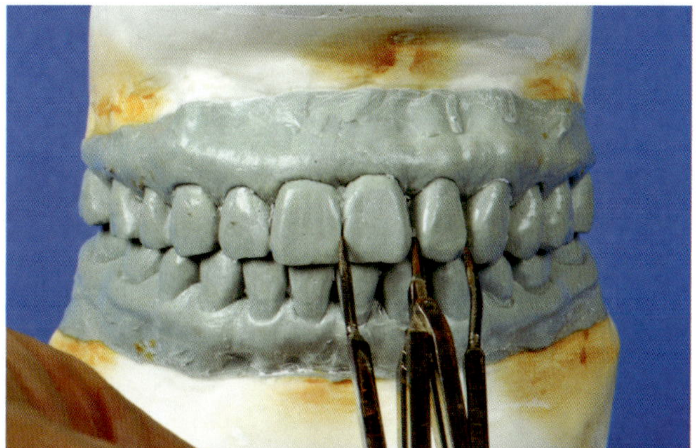

8-2, 8-3

Golden proportion gauge(Dr. Wilson B. Mendes 제작)를 사용해 '정면에서 본 치아의 폭경 비율'(visual proportion)을 평가한다. #12, 11의 '외관상 폭경의 비율'(visual proportion)은 golden proportion(1:1.618)에 해당된다. 한편 #21, 22의 visual proportion 및 치아 폭경의 실치수 비율(actual proportion)은 golden proportion에 들어맞지 않는다. 좌우 중절치와 측절치의 형태에 차이가 있고 치열의 조화가 다소 붕괴되어 #21, 22에 대해 #12, 11과 대칭적인 형태를 이루도록 esthetic re-contour를 진행한다.

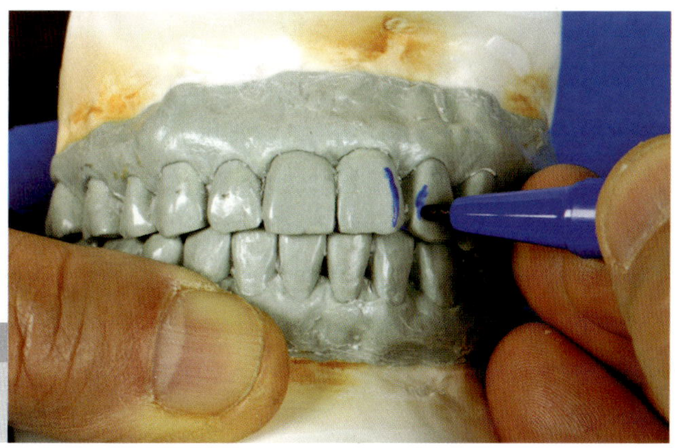

8-4

#11은 원심 협측 변연융선이, #22는 근심 변연융선의 융선이 #11, 12에 비해 돌출해 있으므로 수정(re-contour)할 부분(esthetic peak)을 표시한다.

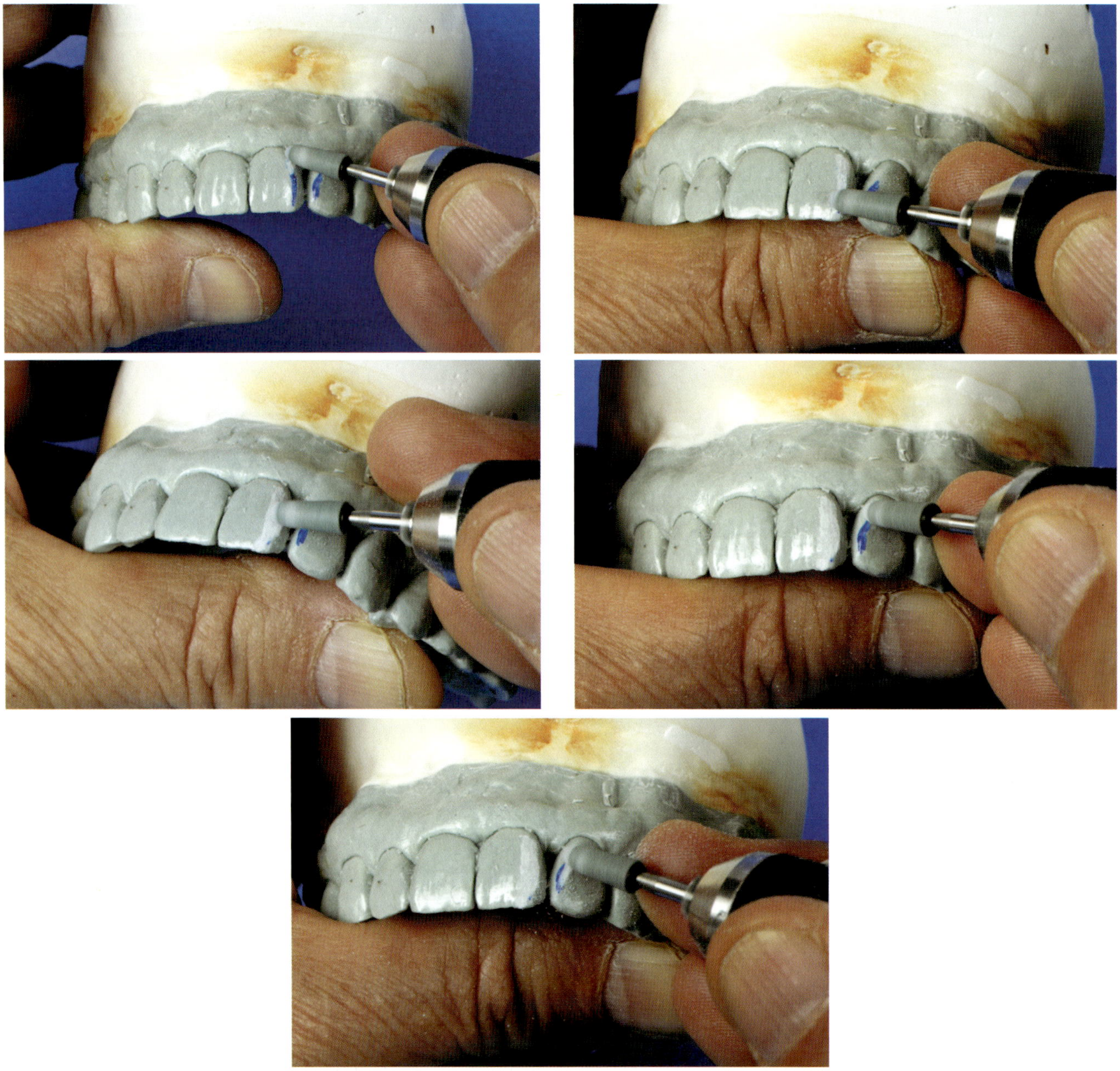

8-5~8-9

#12, 11에 비해 돌출해 있는 #21 원심 변연융선, #22 근심 변연융선(파란 색으로 표시한 부분)을 수정한다.

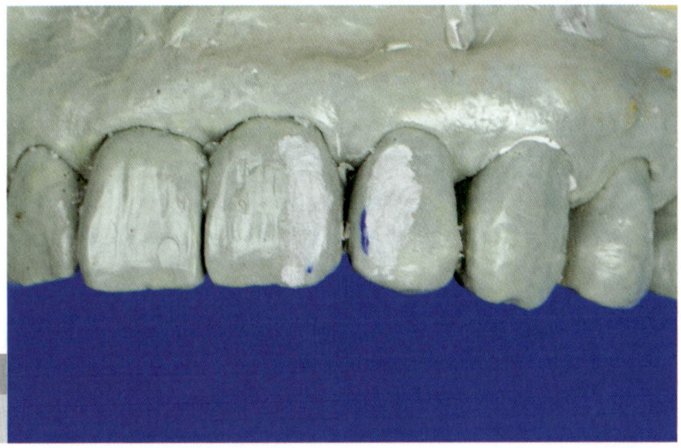

8-10

#21 원심, #22 근심의 변연융선이 우측과 대칭이 되도록 조정하였다.

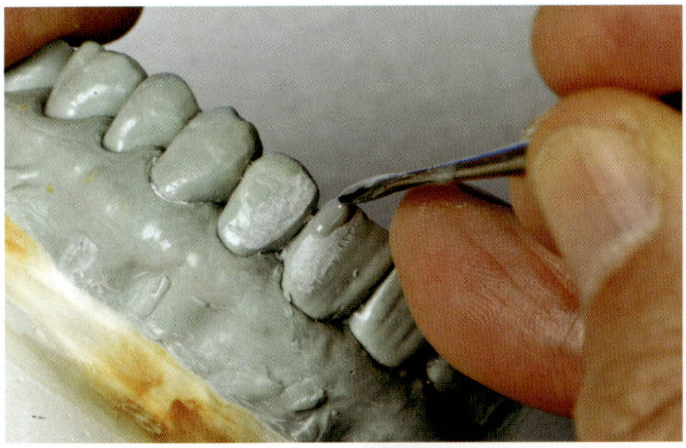

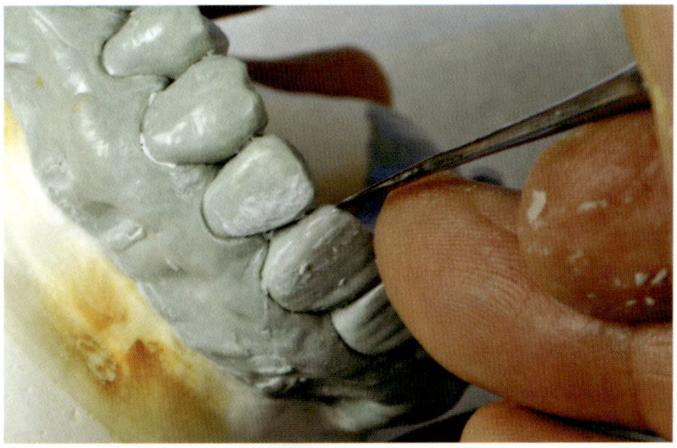

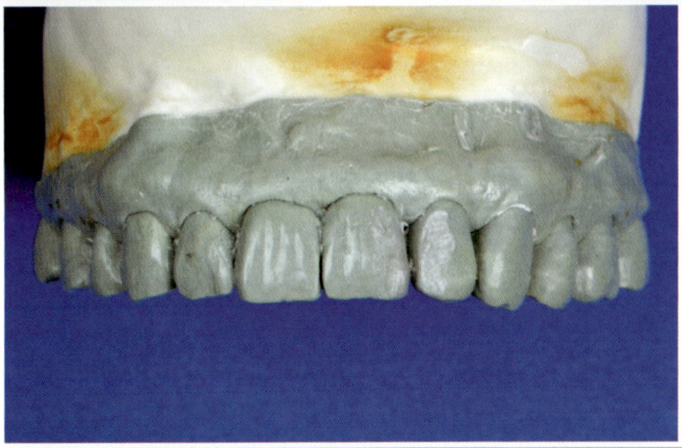

8-11~8-13

절삭만으로는 치아 형태를 정돈할 수 없으므로 #21, 22의 필요한 곳에 왁스를 추가하여 우측 치아와 대칭을 이루도록 한다. #21은 원심측 esthetic peak line에 왁스를 추가하였다.

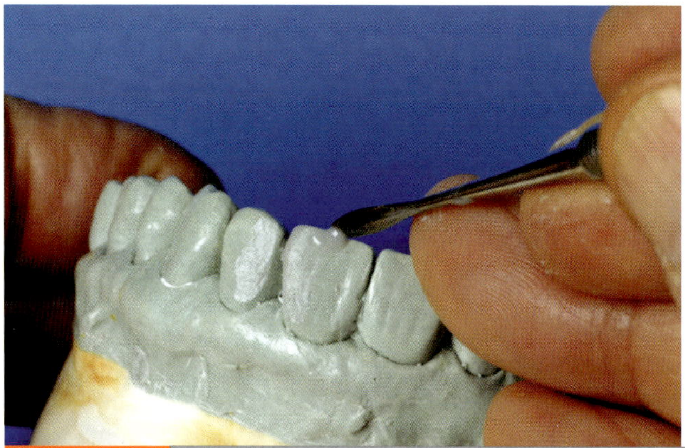

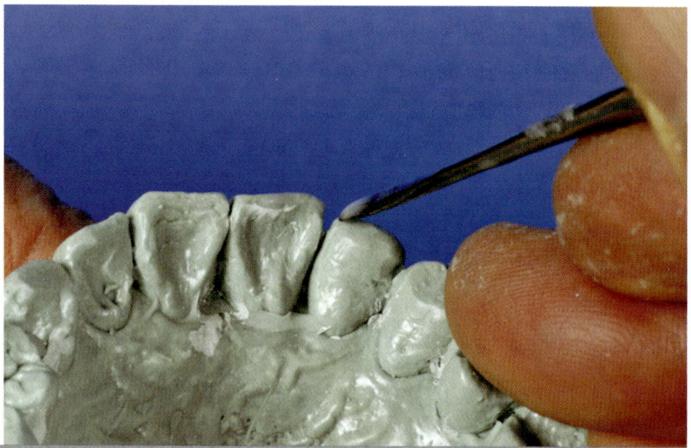

8-14, 8-15

교합기상에서 하악 절치와의 교합관계를 확인하면서 #21 절단 중앙에서 원심우각에 이르는 부분, #22의 중앙에서 근심우각에 이르는 선에 왁스를 추가해 수정한다.

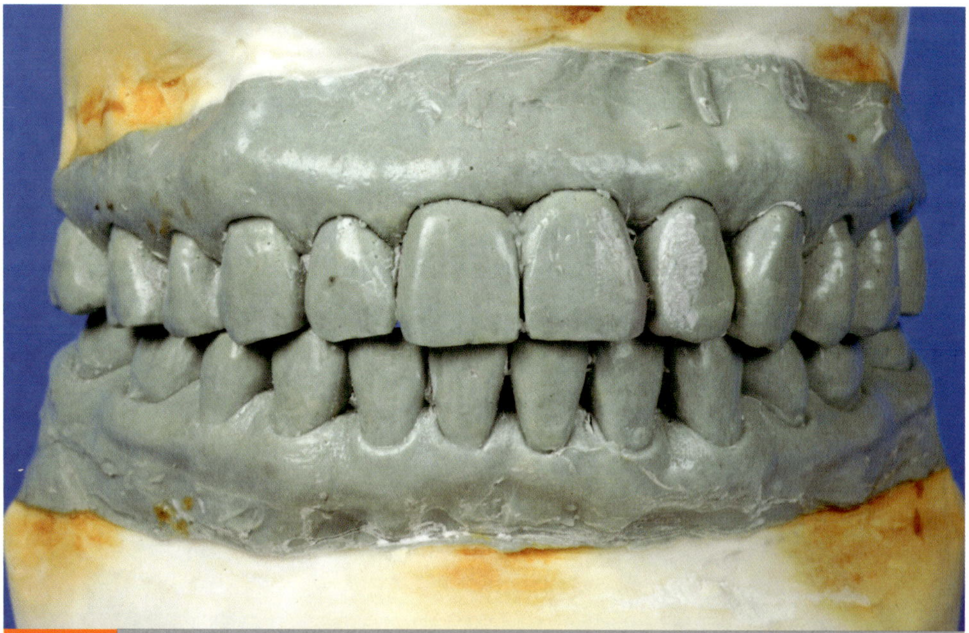

8-16

삭제, 추가해서 형태를 수정, 즉 esthetic re-contour한 모형.

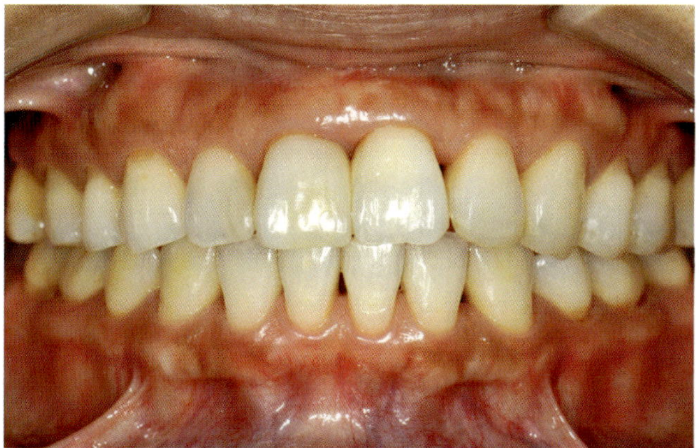

8-17

Esthetic re-contour하기 전 상악 6전치의 정면.

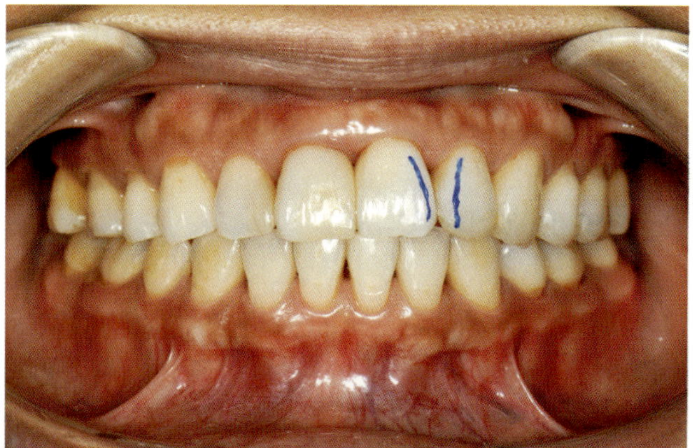

8-18

모형상에서 시뮬레이션한대로 구강 내 조정부위를 표시한다.

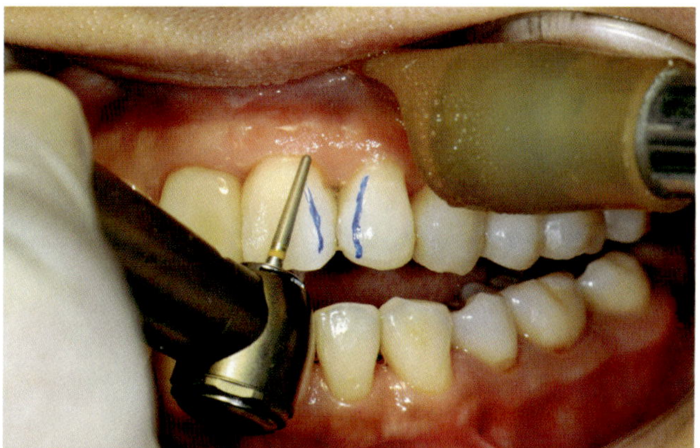

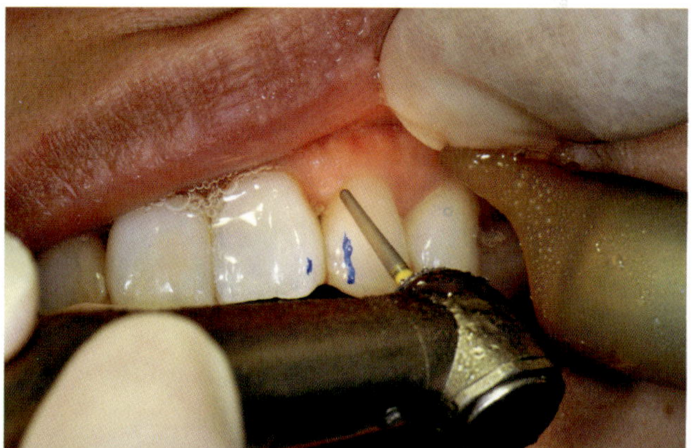

8-19, 8-20

모형상에서 시뮬레이션한대로 표시부를 조정한다.

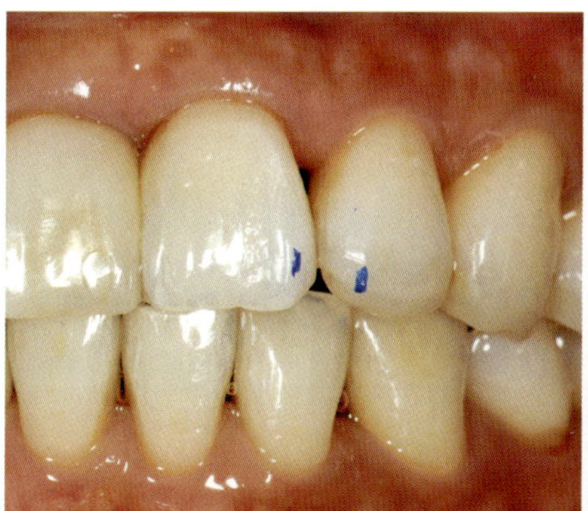

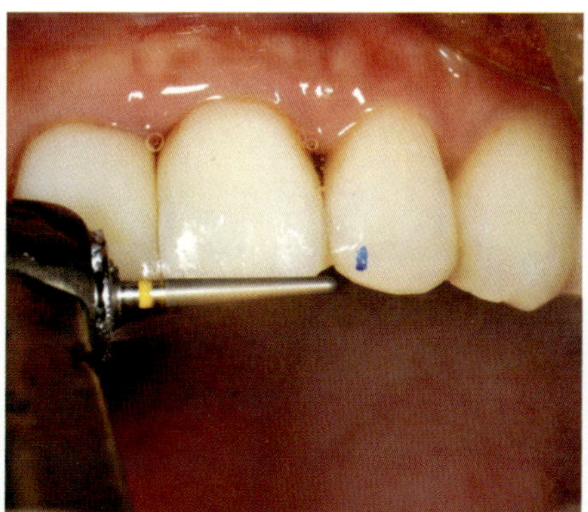

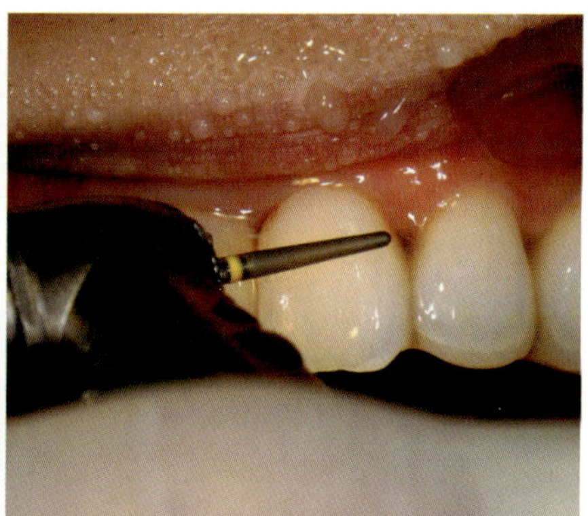

8-21~8-23

더 꼼꼼하게 조정한다.

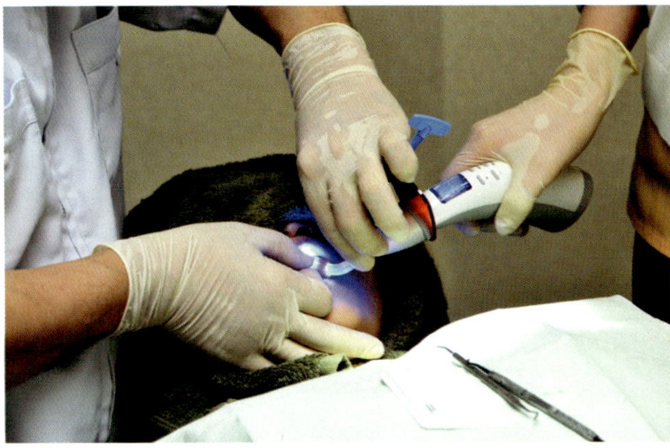

8-24

조정 후 모형상에서 진행한 wax-up에 기초해 composite resin을 축성하고 치아 형태를 수정한다.

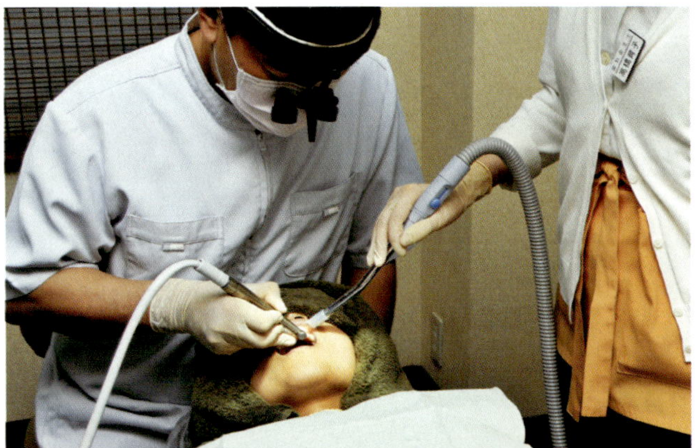

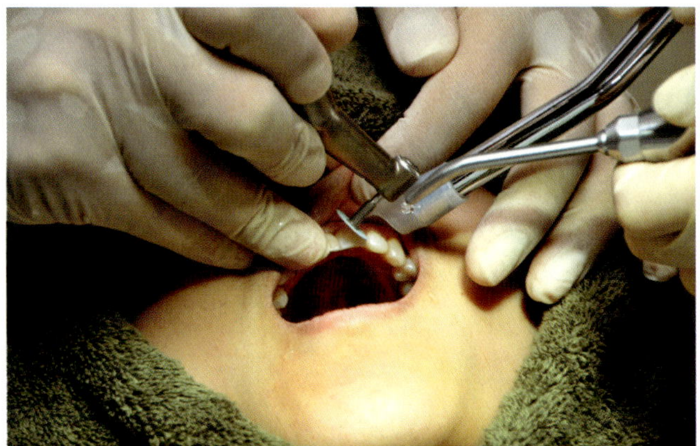

8-25, 8-26

Composite resin 및 치질을 연마한다.

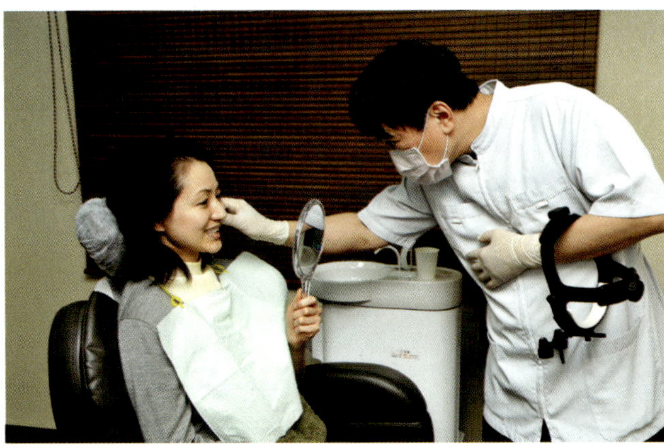

8-27

Esthetic re-contour 후 환자가 최종확인을 하도록 한다. 문제점을 지적하면 즉시 조정한다.

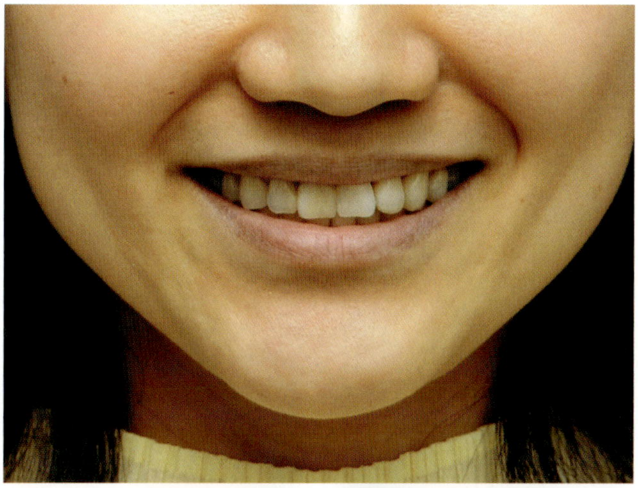

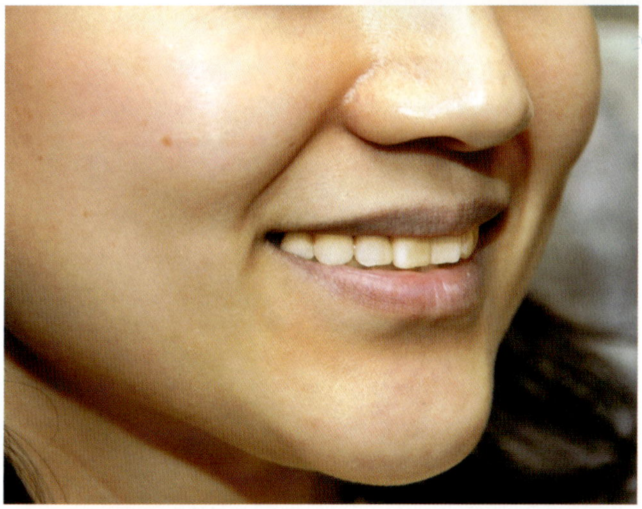

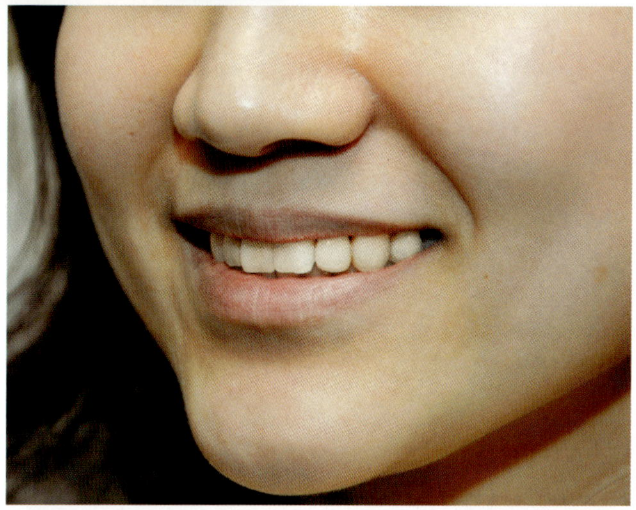

8-28~8-30

Esthetic re-contour 후 smile line(상하 구순과 6전치 절연의 관계), visual form, visual proportion을 확인한다.

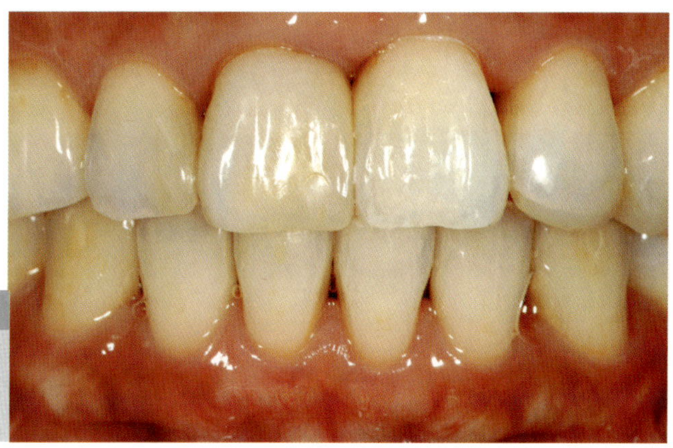

8-31

Esthetic re-contour 후 구강 내. 측절치 1에 대해 중절치의 actual proportion은 1.618, 측절치 1에 대해 견치의 visual proportion은 0.618 이다.

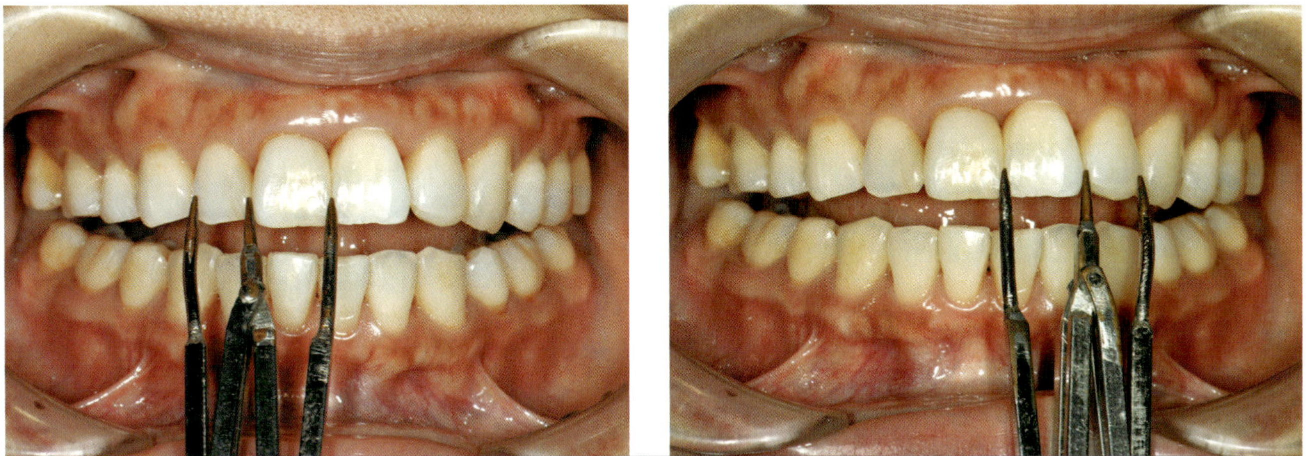

8-32, 8-33

좌측 및 우측 중절치, 측절치 폭경의 actual proportion을 golden proportion gauge로 계측했더니 측절치 1에 대해 중절치는 1.618이어서 좌우 대칭성이 완성되었다.

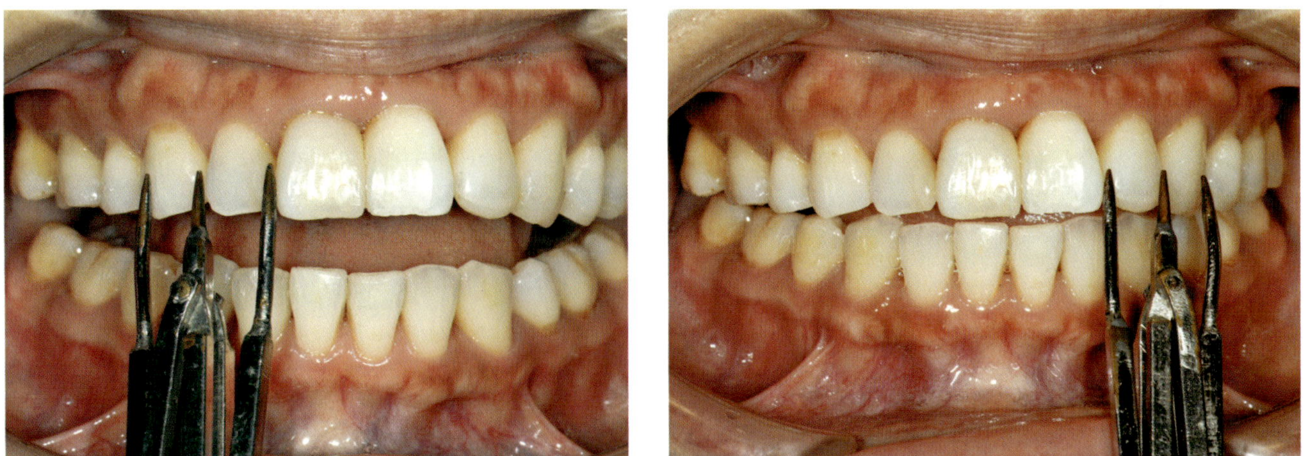

8-34, 8-35

좌우 측절치 및 견치치열을 정면에서 관찰하고 visual proportion을 계측한다. 측절치 1에 대해 견치는 0.618(중절치는 1.618)로 설정되었다. 이것은 어디까지나 2차원적으로 보이는 것이지만 배열 기준의 참고가 된다.

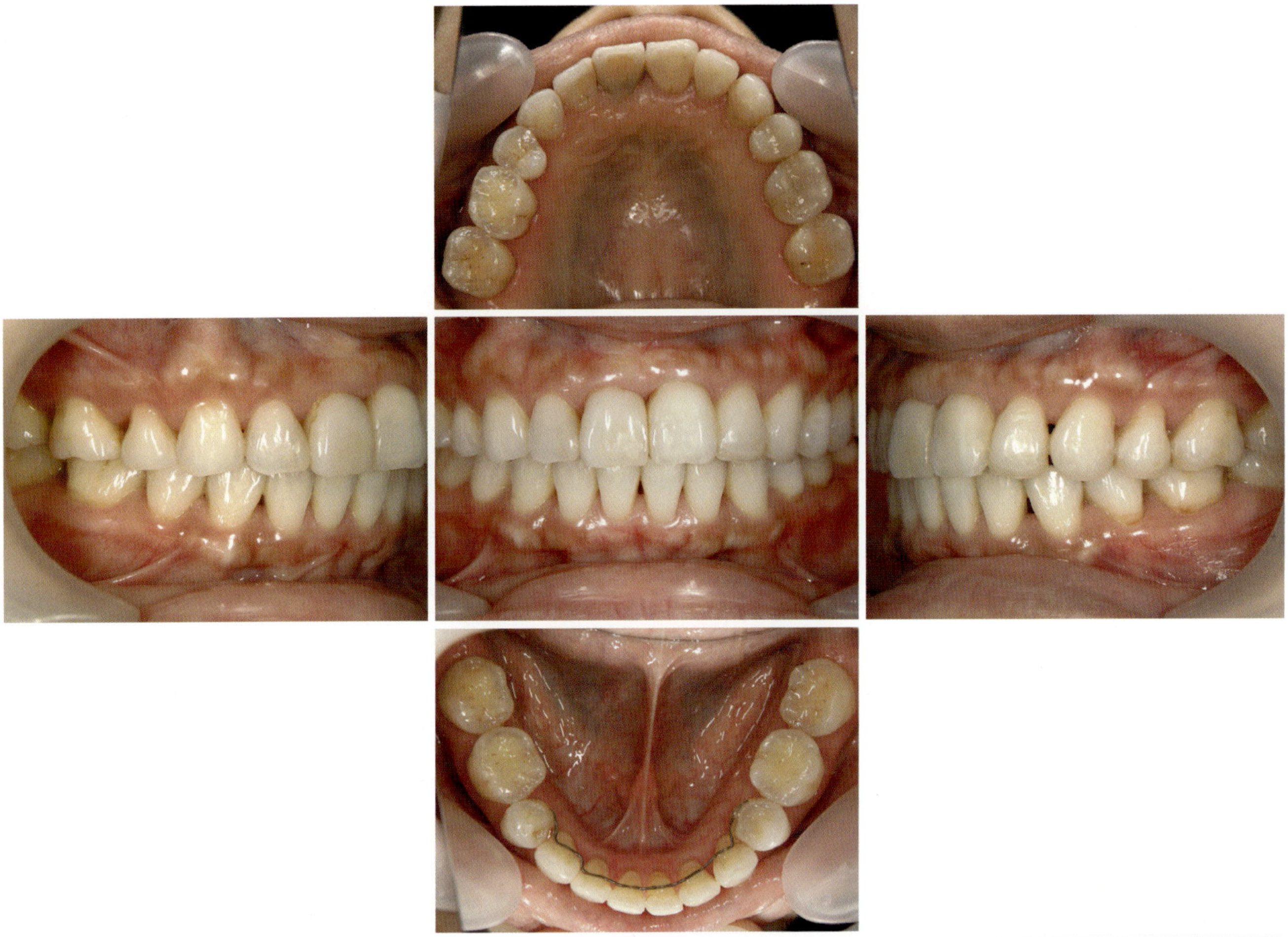

8-36~8-40

술후 구강 내.

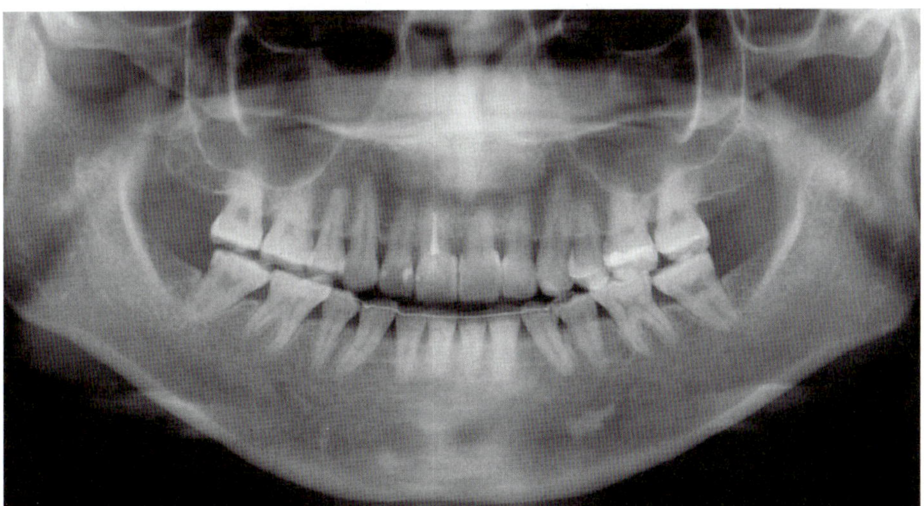

8-41

파노라마 방사선사진.

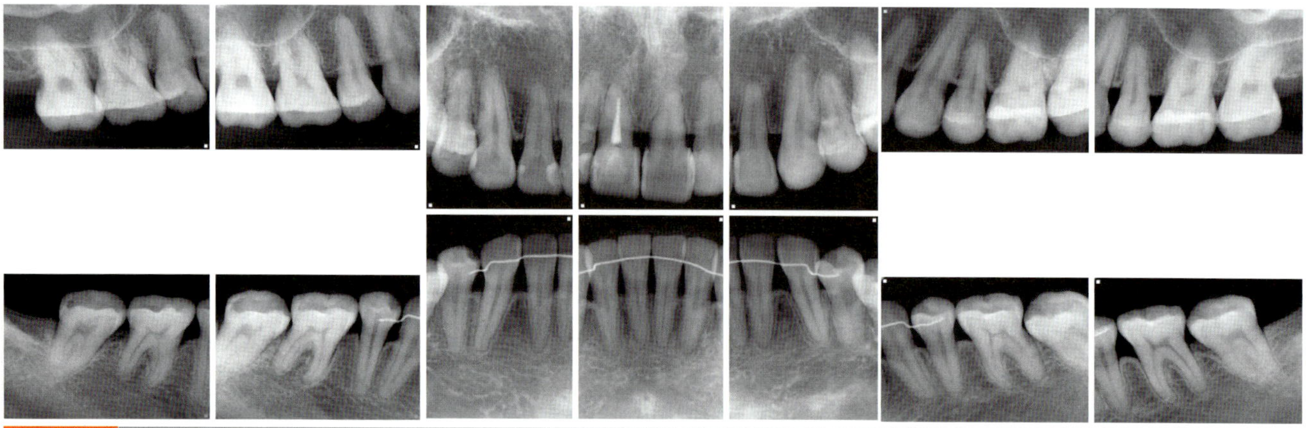

8-42

14매법 치과 방사선사진. 치조골 상태가 안정적이다.

우측

좌측

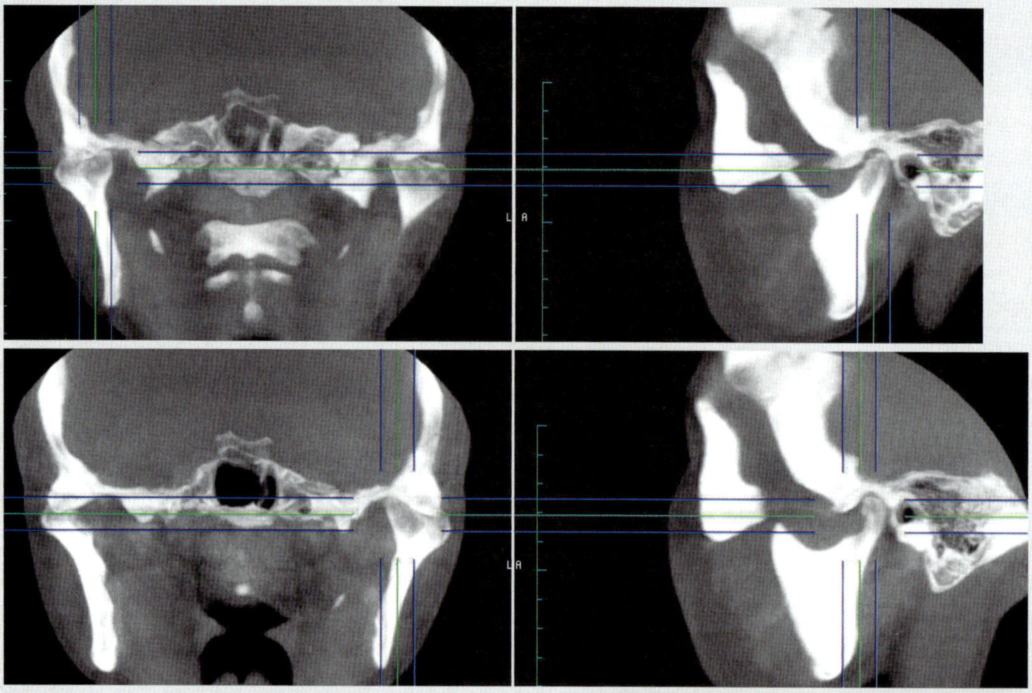

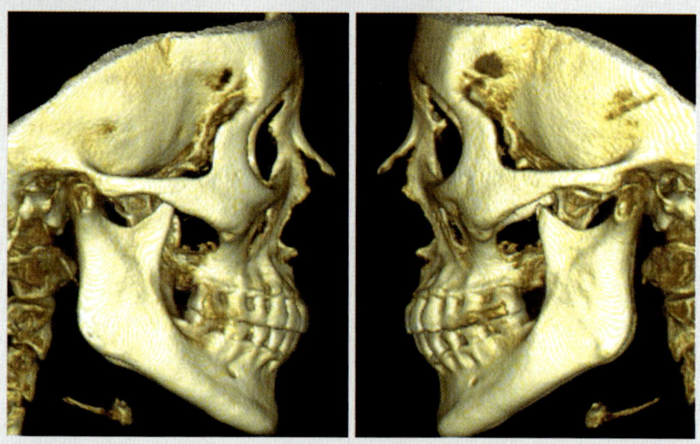

8-43

CT 사진. 술전처럼 악골, 치아, 악관절주위 상태를 정밀검사한다. 술전과 비교해 변화가 거의 없다.

Furcation Inv.			B.D=I													B.D=I	
Mobility																	
Probing Depth	B		3 2 2	3 2 3	3 2 3		3 2 3	3 2 3	3 2 3	3 2 2	2 1 3	3 2 3		3 2 3	4 2 3	3 2 3	
	L		3 2 3	3 2 4	3 2 3		3 2 3	2 2 2	3 2 3	3 2 3	3 2 3	3 2 3		3 2 3	3 2 3	3 2 3	
Tooth		18	17	16	15	14	13	12	11	21	22	23	24	25	26	27	28
Tooth		48	47	46	45	44	43	42	41	31	32	33	34	35	36	37	38
Probing Depth	L		3 2 3	3 3 3	3 2 3		2 2 2	2 1 2	2 2 2	2 2 3	3 2 3	3 2 3		3 1 3	3 2 3	3 3 3	
	B		3 2 3	3 2 3	2 2 2		2 2 2	2 2 2	3 1 2	3 2 3	3 2 3	3 2 3		3 2 3	3 3 3	3 2 4	
Mobility																	
Furcation Inv.				B.L=I											B.L=I		

8-44

Perio chart. 술전에 관찰된 #16, 26 근심부의 I도 근분기부 병변, 전치부에서 소구치부에 걸친 동요는 소실되었다.

I) Condyler Pain

R : □ Spontaneous pain
□ Biting pain
□ Oppressive pain
□ opening pain

L : □ Spontaneous pain
□ Biting pain
□ Oppressive pain
□ opening pain

II) maximum opening 약 43 mm

III) Clicking

R : Open (early, middle, (late))
Close (early, middle, late)

L : Open (early, middle, (late))
Close (early middle, late)

IV) Crepitas

R : Open (early, middle, late)
Close (early, middle, late)

L : Open (early, middle, late)
Close (early, middle, late)

V) Palpation(촉진) 빨강: 자발통, 운동통 파랑: 압통

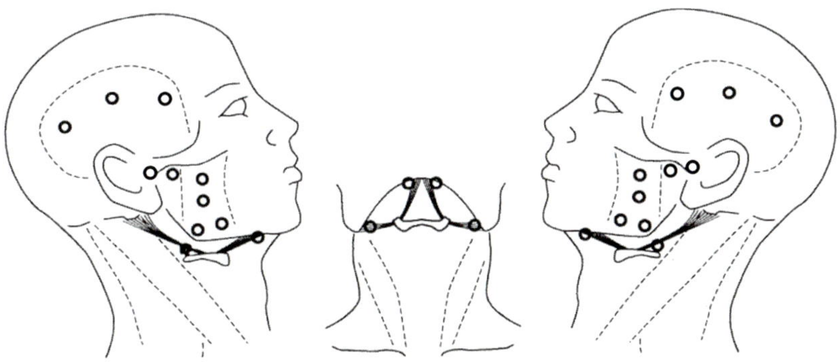

구근촉진 — ± + ++ +++

우측		좌측	
교근심부	(—)	교근심부	(—)
교근천부 기시부	(—)	교근천부 기시부	(—)
교근천부 정지부 전연	(—)	교근천부 정지부 전연	(—)
교근천부 정지부 후연	(—)	교근천부 정지부 후연	(—)
교근천부 중앙	(—)	교근천부 중앙	(—)
측두근 전부	(—)	측두근 전부	(—)
측두근 중부	(—)	측두근 중부	(—)
측두근 후부	(—)	측구근 후부	(—)
악이복근 전복	(—)	악이복근 전복	(—)
악이복근 후복	(—)	악이복근 후복	(—)

8-45

악관절 및 주위근군의 촉진 차트. 술전에 비해 개구량은 증가하였다. 또한 개구 시 종말기에 관찰되었던 좌우측 악관절의 경도의 클릭은 남아 있지만 폐구 시 초기 좌측 악관절의 클릭은 소실되었다. 근육촉진에서는 술전 압통점이 소실되었다.

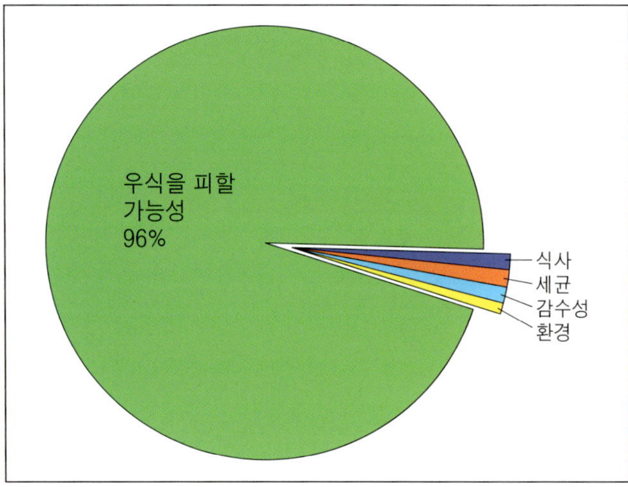

8-46
Cariogram. Caries risk가 매우 낮은 것을 알 수 있다.

술후 경과 및 향후 치료계획

2차에 걸친 교합조정, trim off와 add on을 통해 술후 약 1년이 경과한 현재, 8-36~8-46에 제시한 술후 자료에서도 알 수 있듯이, 환자의 주소는 개선되었다. 물론 바이트 플레이트는 취침 시에 반드시 사용하고 있다.

교합관계를 개선할 때에는 환자의 악관절 및 주위조직이 개조된 교합에 적응하려면 최소 2개월은 필요하며 약 6개월에 1회는 교합의 재평가가 필요하다. 이 환자는 이미 3개월을 주기로 4회에 걸쳐 재평가를 받았다. 그리고 교합접촉점을 미량 조정(거의 연마에 가깝다)하고 있다.

또한 composite resin에 의한 수복은 어디까지나 provisional restoration이므로 차례로(전치 → 소구치 → 하악 대구치 → 상악 대구치) 최종 수복물로 교체할 계획이다. 상악 전치부 설면 및 절연부(#21~23)는 laminate veneer 수복을, 소구치부, 대구치부(#25~27)는 onlay type의 수복치료를 계획하고 있다.

■ 참고문헌 (Chapter 2, Chapter 3 - Section 1 & 2)

1) Stein RS, Kuwata M: A dentist and a dental technologist analyze current ceramometal procedures. *Dent Clin North Am*, **21**(4): 729-749, 1977.
2) Weinberg LA: An evaluation of basic articulators and their concepts. Part I Basic concepts. Part II Arbitrary, positional, semiadjustable articulators. *J Prosthet Dent*, **13**(4): 622-644, 645-663, 1963.
3) Schuyler CH: The function and importance of incisal guidance in oral rehabilitation. *J Prosthet Dent*, **13**(6): 1011-1029, 1963.
4) Monson GS: Occlusion as applied to crown bridge work. *J Natl Dent Assoc*, **7**: 399-413, 1920.
5) Mann AW, Pankey LD: Oral rehabilitation. *J Prosthet Dent*, **10**: 136-150, 151-162, 1960.
6) Kuwata M: Porcelain fused to metal restoration. The Michigan Dental Laboratory Association, Detroit, 1964, 4.
7) Schuyler CH: An evaluation of incisal guidance and its influence in restorative dentistry. *J Prosthet Dent*, 9: 374-378, 1959.
8) Schuyler CH: Correction of occlusal disharmony of the natural dentition. *N Y State Dent J*, **13**(8): 445-462, 1947.
9) Schuyler CH: Fundamental principles in the corretion of occlusal disharmony, natural and artificial. *J Am Dent Assoc*, **22**: 1193, 1935.
10) Schuyler CH: Freedom in centric. *Dent Clin North Am*, **13**(3): 681-686, 1969.
11) Schuyler CH: Problems associated with opening the bite which would contraindicate it as a common procedure. *J Am Dent Assoc*, **26**: 734-740, 1939.
12) 桑田正博：カラーアトラス　セラモメタルテクノロジー1. 医歯薬出版, 東京, 1982.
13) 桑田正博：カラーアトラス　セラモメタルテクノロジー2. 医歯薬出版, 東京, 1983.
14) 桑田正博：The Harmonized Ceramic Graffiti　審美と機能の回復のためのセラミックレストレーション. 医歯薬出版, 東京, 1995.

AnaBiter에 의한 교합접촉의 평가

Makoto Watanabe
Masaaki Iwamatsu
Shiho Itabashi

교합조정에 따르는 교합접촉의 변화 상황을 밝히기 위해 Section 1, 2에서는 Shigeno 선생, Kuwata 선생이 교합조정한 환자(30대 여성, 교정치료력이 있음)에게서 얻은 교합접촉 기록을 샘플로 교합조정 전후의 교합접촉을 비교하였다. 필자의 교실에서는 이 환자에게서 채득한 교합조정 전후 바이트왁스를 제공받아 교합해석 장치 AnaBiter를 사용해 교합접촉을 정량적으로 분석, 평가하였다.

방법

1) 시료

시료는 교합조정 전(이하 술전이라 한다), 교합조정 후(이하 술후라 한다) 바이트왁스이며 같은 날 채득한 것이다.

2) AnaBiter에 의한 교합접촉 부위의 검출

술전, 술후 시료에서 AnaBiter를 사용해 교합접촉 부위를 검출하고 교합접촉 부위(그림에서 녹색~노란색 영역으로 표시된다)를 바이트왁스 기록에 중복해 표시하고 치아 종별로 교합접촉 면적을 측정하였다. 역치 185에서 나온 결과를 **그림 1**에 소개한다. **그림 1a**는 술전 바이트왁스, **그림 1b**는 술후 바이트왁스를 해석한 것이다. 그림 아래에 있는 그래프는 교합접촉 면적의 치열상 분포를 표시한 것이며 가로축이 치종(L이 좌측, R이 우측. 즉 L7은 좌측 제2대구치, R7은 우측 제2대구치를 표시한다), 세로축이 교합접촉 면적을 나타낸다. 각 치아의 교합접촉 면적은 총 교합접촉 면적이 차지하는 비율로 표시했다

3) 교합접촉의 평가

교합접촉의 좌우 조화를 평가하기 위해 비대칭성 지수(Asymmetry Index: AI)를 산출하였다. AI는 다음의 식으로 산출되며 좌우측 치열에서 교합접촉 면적의 차이는 총 교합접촉 면적이 차지하는 비율로 표시된다.

$$\mathrm{AI} = \frac{\text{우측 교합접촉 면적의 합} - \text{좌측 교합접촉 면적의 합}}{\text{총 교합접촉 면적}} \times 100(\%)$$

AI 값이 작을수록 좌우측 교합접촉이 균형을 이루는 것을 시사한다. 예를 들어 좌우측 치열의 교합접촉 면적이 모두 $10mm^2$인 경우 AI는 0%, 좌측치열의 교합접촉 면적이 $12mm^2$, 우측 치열의 교합접촉 면적이 $8mm^2$인 경우, AI는 20%가 된다.

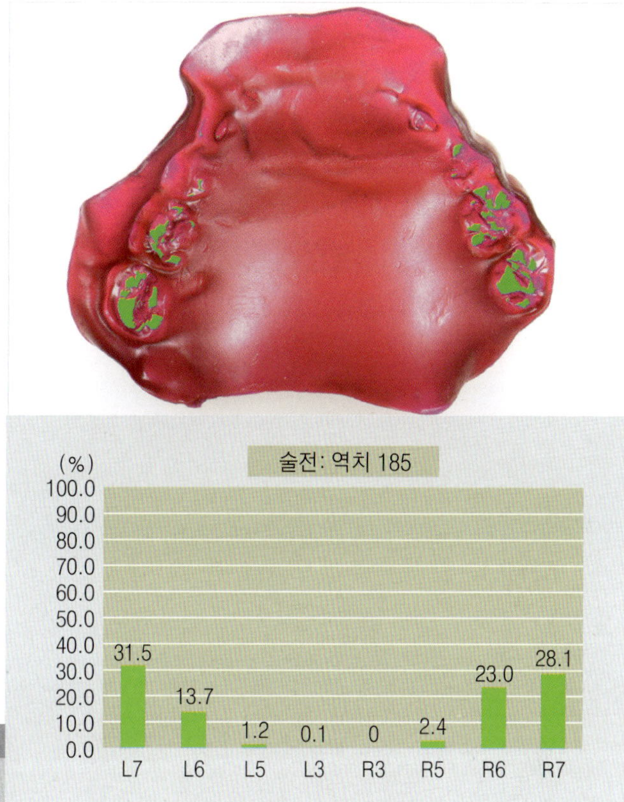

그림 1a

역치 185에서 교합접촉(술전). 총 교합접촉 면적: 19.2mm^2, AI: 6.9%.

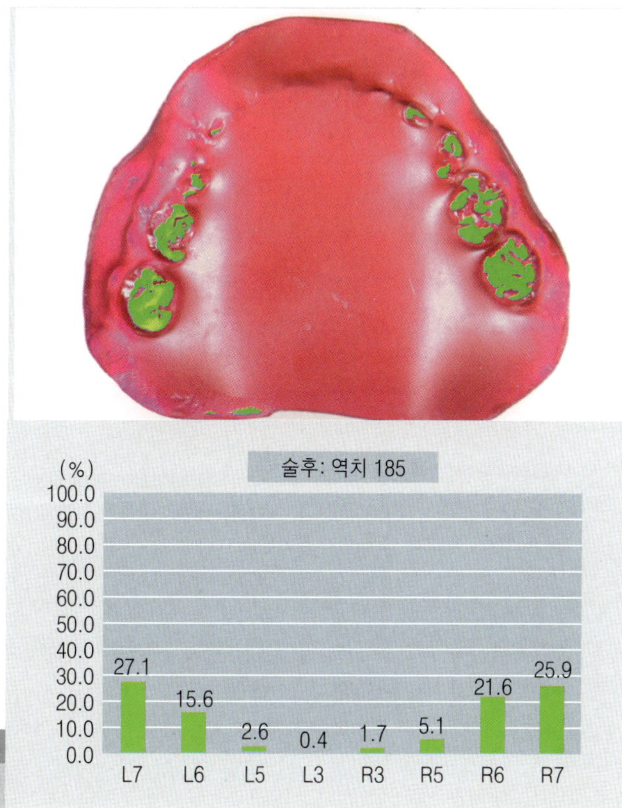

그림 1b

역치 185에서 교합접촉(술후). 총 교합접촉 면적: 47.5mm^2, AI: 8.5%.

결과

1) 역치 185에서 교합접촉의 평가

역치 185에서 술전과 술후를 비교했을 때 교합접촉을 보이는 녹색 영역이 증가하는 경향을 볼 수 있다. 특히 술전에는 거의 없었던 견치의 교합접촉이 술후 관찰되는 것이 특징적이다. 교합접촉을 정량적으로 분석하기 위해 교합접촉 면적을 산출했더니 총 교합접촉 면적은 술전이 19.2mm^2, 술후가 47.5mm^{2}이고 술전보다 술후에 교합접촉 면적이 증가했다.

교합접촉 면적의 전후적 분포를 조사하면 술전에는 전치부가 0.1%, 소구치부가 3.6%, 대구치부가 96.3%로 술전에는 대구치 이외에는 교합접촉을 거의 볼 수 없고 교합접촉 면적이 대구치부에 치우쳐 있는 경향을 볼 수 있었다. 그에 비해 술후 교합접촉 면적은 전치부가 2.1%, 소구치부가 7.7%, 대구치부가 90.2%이고 술후에는 견치, 소구치에도 교합접촉이 관찰되어 교합접촉 면적의 전후적 균형이 개선된 양상을 볼 수 있었다.

한편 교합접촉 면적의 좌우적 균형을 비교하기 위해 AI를 산출했더니 AI는 술전이 6.9%, 술후가 8.5%로, 술전, 술후 모두 10% 미만의 낮은 값을 보였다. 치아 종별로 AI를 산출했더니 제2대구치는 5.6%(술전)에서 2.2%(술후)로 감소하고 제1대구치는 25.1%(술전)에서 16.0%(술후)로, 제2소구치는 33.3%(술전)에서 31.9%(술후)로, 견치는 100%(술전)에서 64.6%(술후)로 감소하였으며 모든 치종에서 AI가 감소하는 것으로 밝혀졌다(**표 1**). 이것은 술전에 비해 술후 교합접촉의 좌우적 균형이 개선된 것을 시사한다.

표 1 치아 AI(%)

종별		7	6	5	3
AI (%)	술전	5.6	25.1	33.3	100
	술후	2.2	16.0	31.9	64.6

2) 역치를 변화시켰을 때 교합접촉 면적

AnaBiter는 투과광 영상을 2치화처리, 즉 역치보다 아래 밝기의 부분(체크바이트에서 광불투과부)과 역치보다 위 밝기의 부분(광투과부)으로 분할해 광투과부를 교합접촉부로 검출하는 시스템이다. 그때 술자가 2치화 역치를 변경하면 교합접촉 부위 체크바이트의 두께를 규정할 수 있다.

역치를 높게 설정하면 교합접촉 부위 체크바이트의 두께를 얇게 규정하게 되고 이것은 교합접촉부의 상하치간 거리가 0에 가까워지는 것을 의미한다. 역치를 점점 높게 설정해 체크바이트를 해석하면 다른 치아보다 높은(강한) 교합접촉 부위가 검출되어, 이 부위에 대해 교합치료를 적응할지 검토할 수 있다.

따라서 술전, 술후 바이트왁스를 사용해 AnaBiter로 교합치료 부위를 검출했는데 이때 역치를 185에서 5단계(205 이상은 10단계)로 변화시켜 교합접촉 영역을 술전, 술후로 비교해 보았다. **그림 2~9**에 그 결과를 소개한다.

술전 바이트왁스를 대상으로 역치를 185에서 205까지 증가시켰을 때(**그림 1a → 2a → 3a → 4a → 5a**), 우측 치열의 교합접촉부는 서서히 감소하고 역치 205에서 우측 치열의 교합접촉이 소실되었다. 좌측 치열에서는 제2소구치, 제1대구치의 교합접촉부가 소실되고, 역치 205

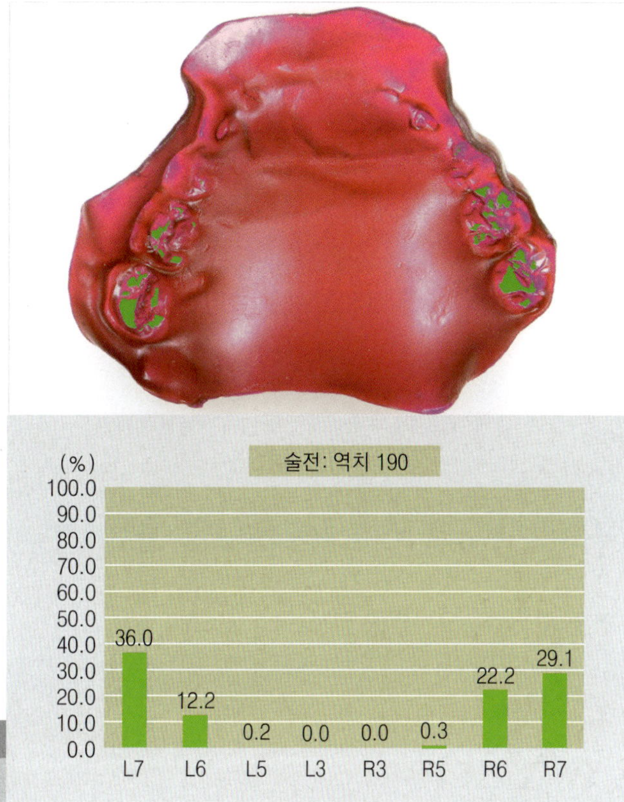

그림 2a

역치 190에서 교합접촉(술전). 총 교합접촉 면적: 13.3mm², AI: 3.2%.

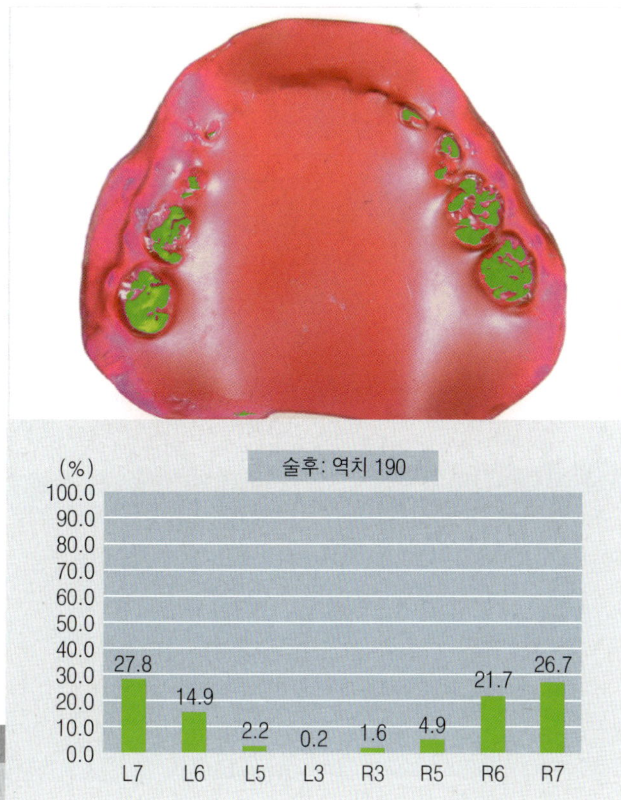

그림 2b

역치 190에서 교합접촉(술후). 총 교합접촉 면적: 43.2mm², AI: 9.8%.

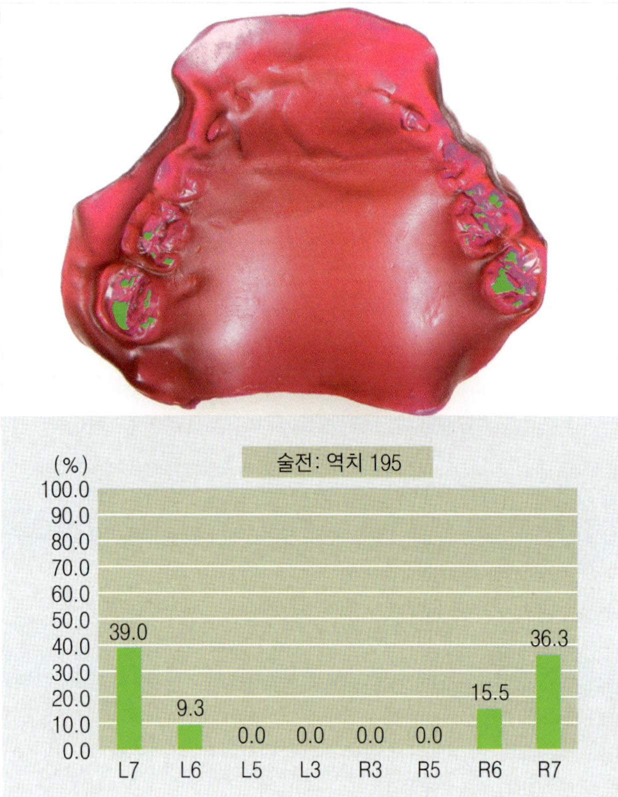

그림 3a

역치 195에서 교합접촉(술전). 총 교합접촉 면적: 8.8mm², AI: 3.4%.

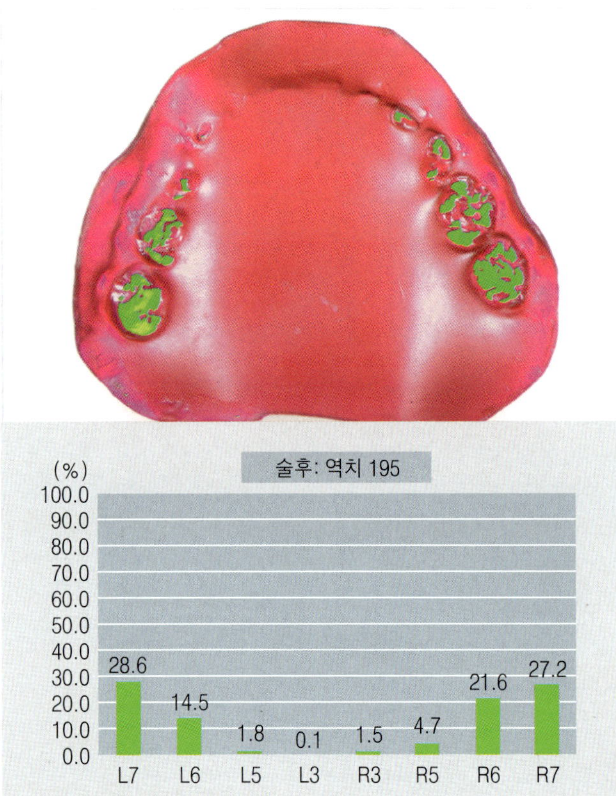

그림 3b

역치 195에서 교합접촉(술후). 총 교합접촉 면적: 38.9mm², AI: 10.1%.

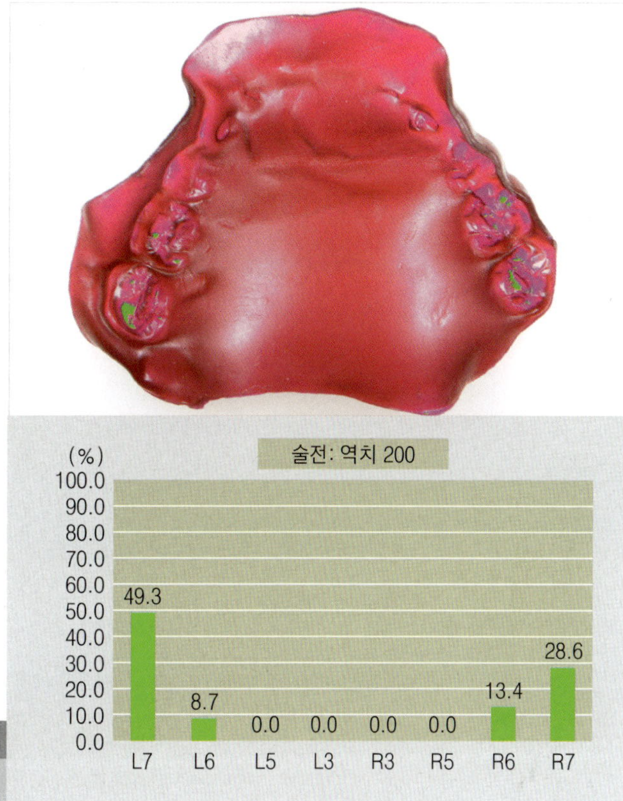

그림 4a

역치 200에서 교합접촉(술전). 총 교합접촉 면적: 2.7mm^2, AI: 15.9%.

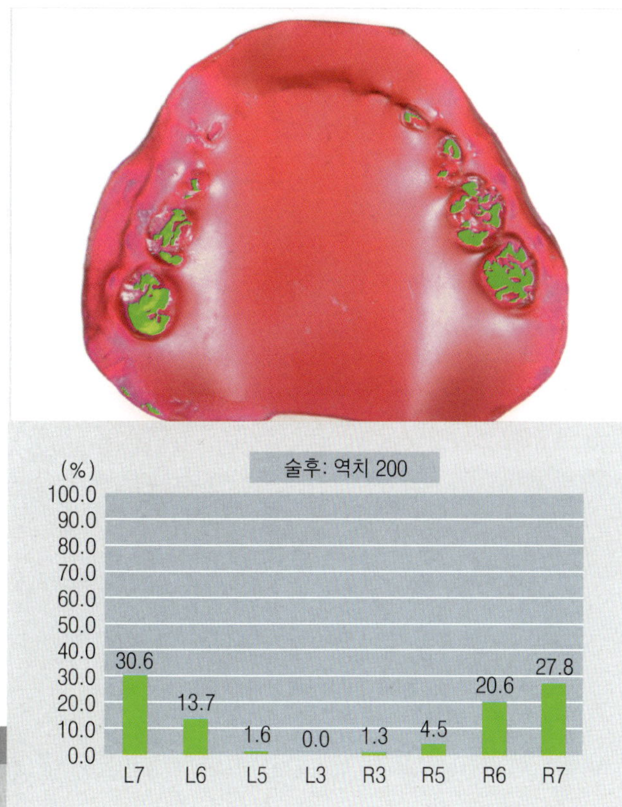

그림 4b

역치 200에서 교합접촉(술후). 총 교합접촉 면적: 32.7mm^2, AI: 8.1%.

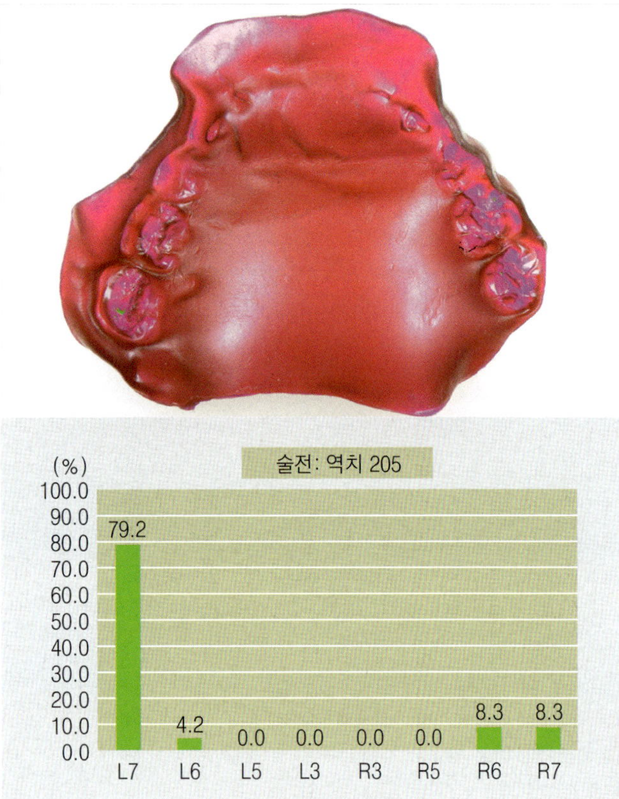

그림 5a

역치 205에서 교합접촉(술전). 총 교합접촉 면적: 0.2mm², AI: 66.6%.

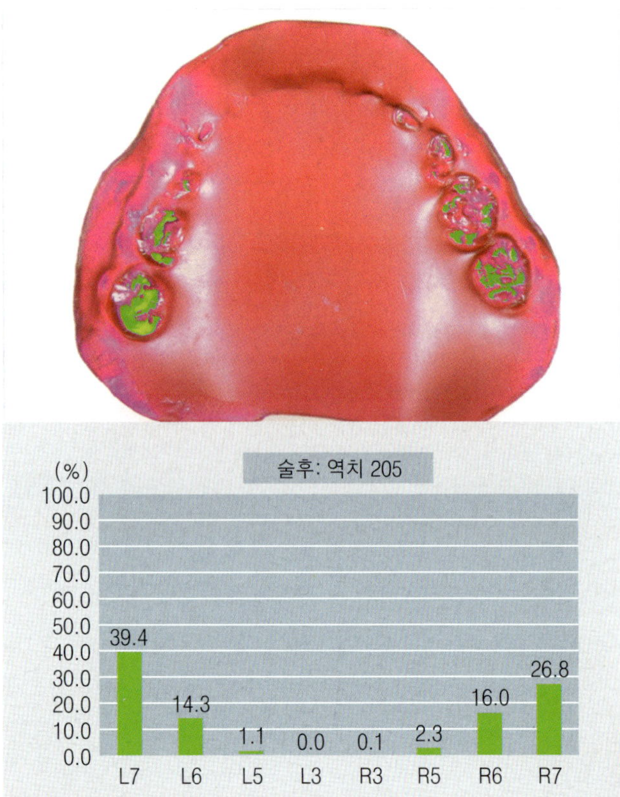

그림 5b

역치 205에서 교합접촉(술후). 총 교합접촉 면적: 20.8mm², AI: 9.6%.

에서는 좌측 제2대구치 원심 협측교두 부근에만 교합접촉이 검출되었다. 교두감합위에서 이 부위는 다른 부위보다 높고(강하고) 조기접촉을 일으킨다고 생각되어 교합조정의 적응증이 된다.

술후 바이트왁스를 사용해 똑같이 역치를 조절했을 때(**그림 1b→2b→3b→4b→5b**), 좌우측 치열에서 교합접촉 부위가 감소하는데 역치 205에서 좌우 모두 균등한 교합접촉이 관찰되었다.

또한 교합접촉 면적 그래프를 살펴보면 모든 역치에서 견치, 소구치부는 작고 후방 구치로 갈수록 큰 교합접촉 패턴을 보이며, 교합접촉의 좌우적 균형, 전후적 균형이 달성된 것을 알 수 있었다. 이것을 통해 술후 교합접촉은 술전보다 교합접촉이 기능하는 동작범위(dynamic range)가 넓은 교합, 즉 낮은 역치에서 높은 역치까지 유사한 교합접촉 패턴을 획득하고 있음을 시사하였다.

역치를 245까지 올린 경우(**그림 6→7→8→9**), 우측 치열의 교합접촉은 서서히 소실되고, 역치 245에서는 좌측 제2대구치의 원심 변연융선부에만 교합접촉이 관찰되었다. 역시 245까지 교합의 조화를 고려할 필요가 있는지에 대해서는 충분한 검토와 판단이 필요하다. 만약 생각 없이 교합조정을 반복한 경우 상아질의 노출, 새로운 문제를 일으킬 가능성이 있으므로 교합조정량에 대해서도 충분한 검토가 필요하다.

또한 술후 바이트왁스는 교합조정 직후에 채득된 것이며 악습관의 영향이 완전히 배제되지 않았을 가능성도 부정할 수 없다. 금후 교합조정의 적합 여부는 교합접촉의 재현성도 포함해 고려해야 한다. 바이트왁스를 깨물 때의 교합감에 따라 술자는 양측 감합을 지시했지만 실제는 편측 감합(본 증례의 경우, 좌측 감합)일 가능성도 생각할 수 있다.

어쨌든 금후는 임상 증상을 보면서 교합을 조정하고 교합조정 시 교합접촉 양식을 평가하고 필요하다면 교합조정을 반복해야 할 것이다. 앞으로 AnaBiter를 사용해 술후 바이트왁스에 검출된 좌측 제2대구치 원심의 교합접촉 부위는 앞으로 교합조정과 수복치료 시 기준이 되리라 생각한다.

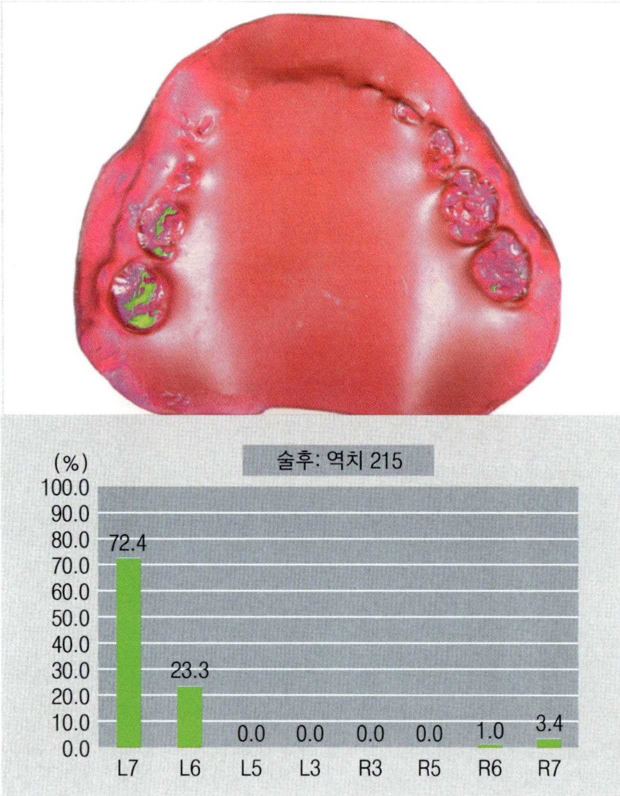

그림 6

역치 215에서 교합접촉(술후). 총 교합접촉 면적: 6.1mm^2, AI: 91.2%.

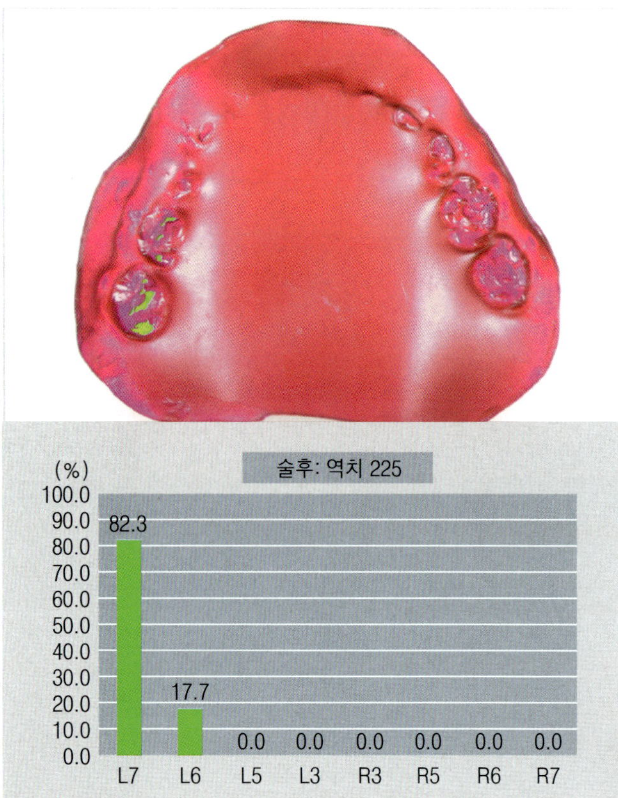

그림 7

역치 225에서 교합접촉(술후). 총 교합접촉 면적: 3.3mm^2, AI: 100%.

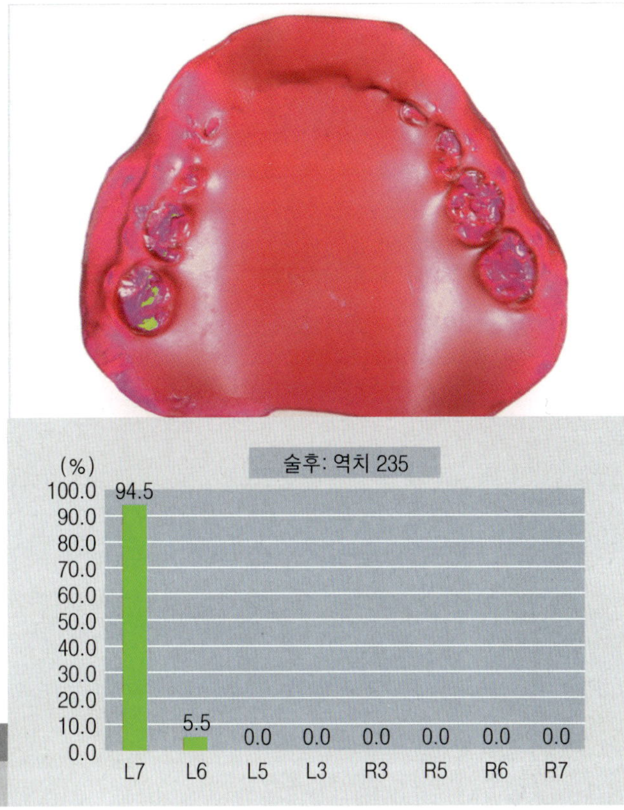

그림 8

역치 235에서 교합접촉(술후). 총 교합접촉 면적: 1.8mm^2, AI: 100%.

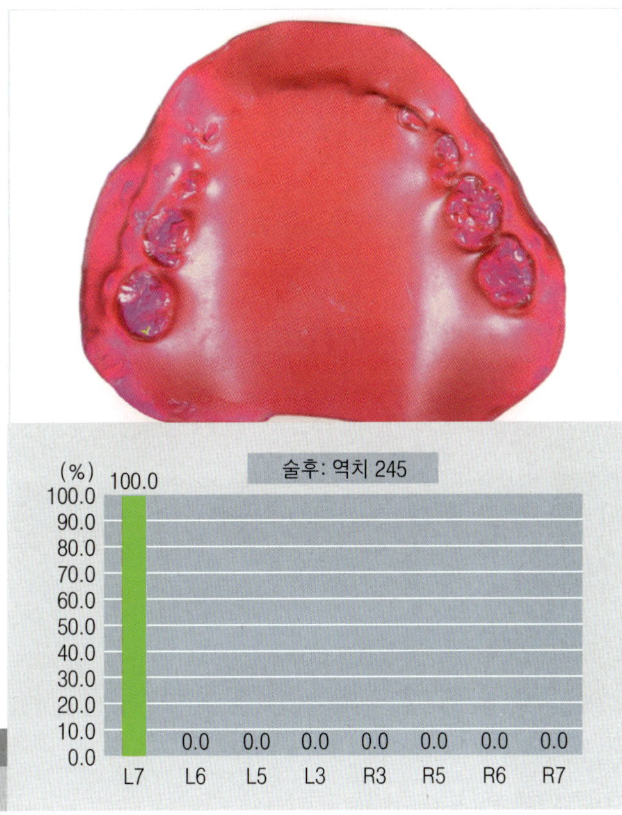

그림 9

역치 245에서 교합접촉(술후). 총 교합접촉 면적: 0.1mm^2, AI: 100%.

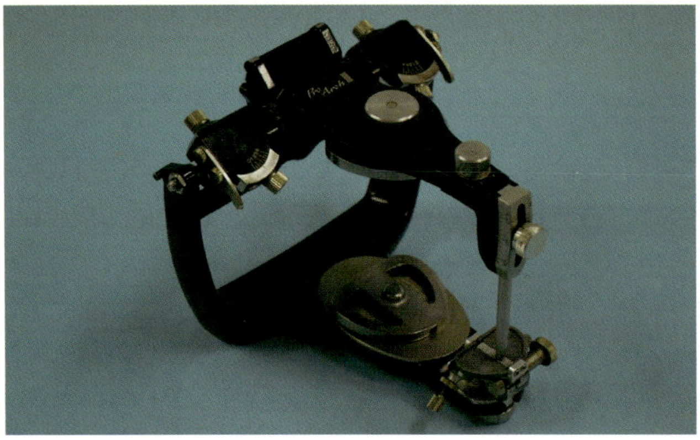

■ 반조절성 교합기

ProArch III형

Shofu

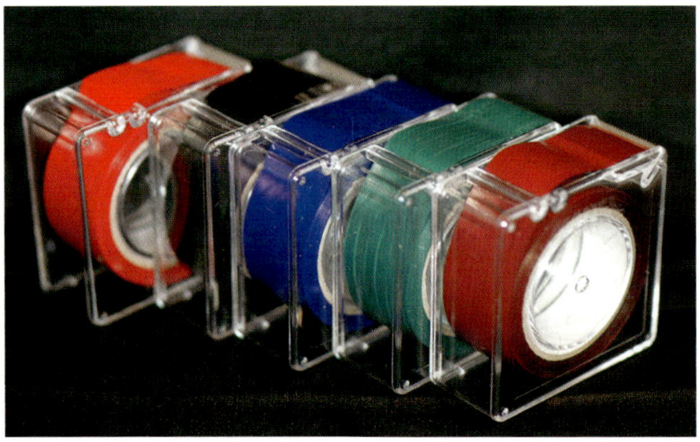

좌측부터 빨강, 검정, 파랑, 초록, 빨강–검정 양면

■ 교합지

Hanel 교합호일(12μ)

Mokuda Dental

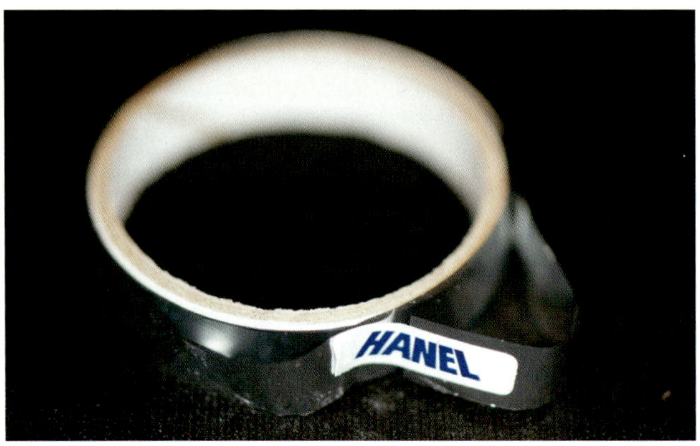

전치부 인발시험에 사용

■ 교합지

Hanel Simstock metal foil(8μ)

Mokuda Dental

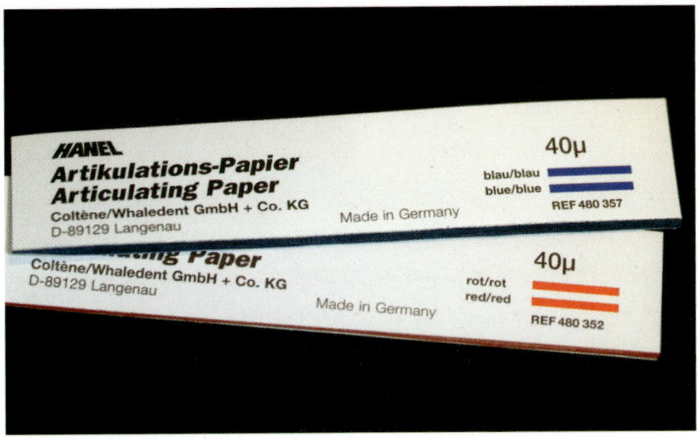

위에서부터 파랑, 빨강. 인발시험에 사용

■ 교합지

Hanel 교합지(40μ)

Mokuda Dental

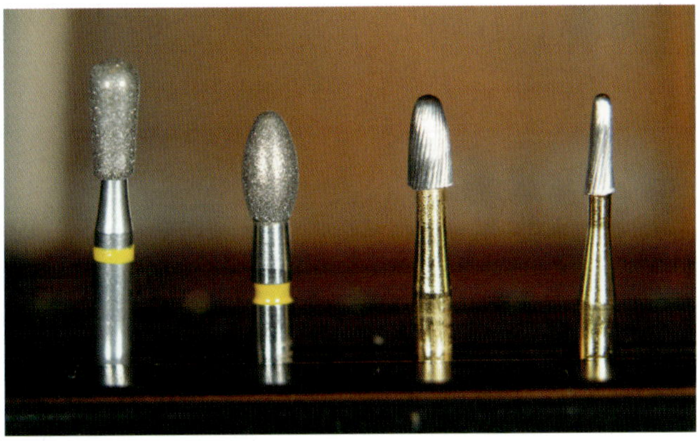

(좌측부터) 슈퍼파인 다이아몬드 버(역포탄형), 슈퍼파인 다이아몬드 버(꽃봉오리형), 연마용 카바이드 버 type 1, 2

■ 교합조정용 다이아몬드버, 카바이드버

KS-type preparation kit

Mokuda Dental

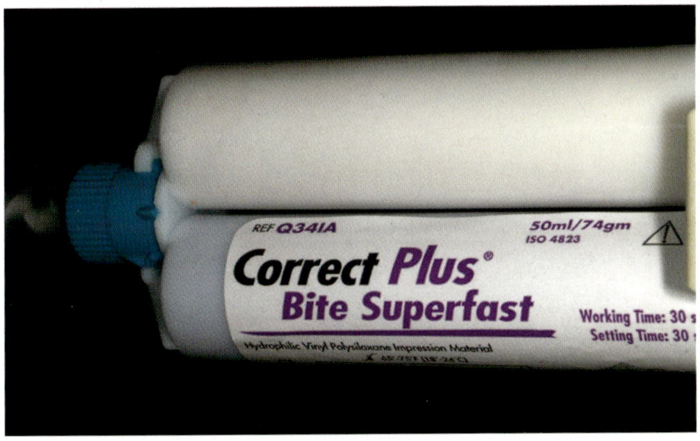

■ 교합채득용 부가형 실리콘재

Correct Plus Bite Superfast

Pentron Japan

편집위원 · 집필자 일람

편집 · 집필

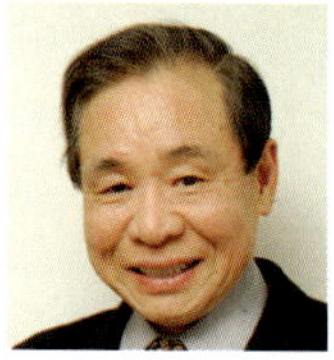

桑田正博 Masahiro Kuwata

1956년 아이치기공사양성소(현 아이치기공전문학교) 졸업
1972년 Kuwata Collage 개설
1975년 미국치과심미학회(AAED) fellow member
1981년 보스톤대학 치학부 객원교수
2002년 아이치기공전문학교 교장
2009년 미국치과보철학회(AP) 명예회원

아이치기공전문학교
Tel. 81-3-5375-5516
E-mail : kuwata@aishi.ac.jp

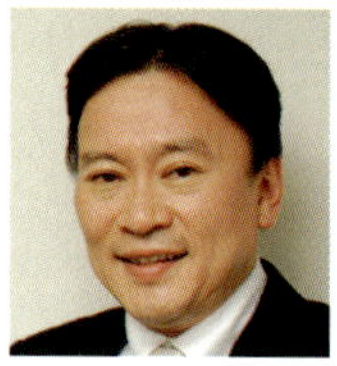

茂野啓示 Keiji Shigeno

1981년 기후치과대학 졸업
1989년 교토시 개업
1996년 아사히대학 치학부 비상근강사
2003년 교토대학 의학박사
2005년 교토대학 재생의과학연구소 장기재건응용분야 비상근강사

기타야마 시게노 치과의원
Tel. 81-75-722-8833
E-mail : mail@shigeno-d.com

집필

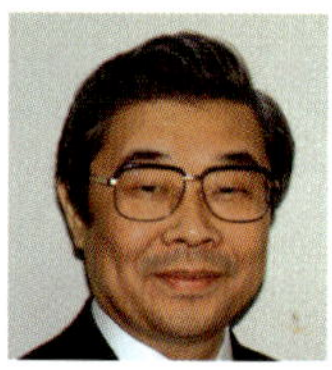

小出 馨 Kaoru Koide

일본치과대학 니가타생명치학부 치과보철학 제1강좌 주임교수
일본치과대학대학원 니가타생명치학연구과 기능교합치료학 교수
Tel. 81-25-267-1500(대)
E-mail: koide@ngt.ndu.ac.jp

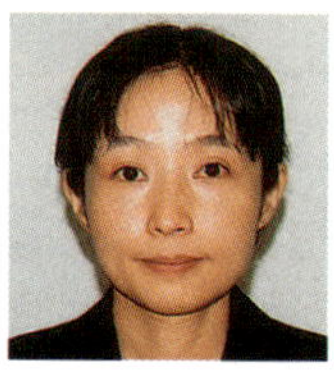

近藤敦子 Atsuko Kondo

일본치과대학 니가타병원 종합진료과
Tel. 81-25-267-1500(대)
E-mail: kondo@ngt.ndu.ac.jp

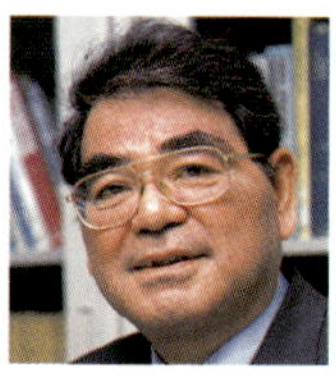

渡邊 誠 Makoto Watanabe

도호쿠대학 국제고등연구교육기구 국제고등융합영역연구소 소장, 교수
Tel. 81-22-795-5799
E-mail: makoto-w@mail.tains.tohoku.ac.jp

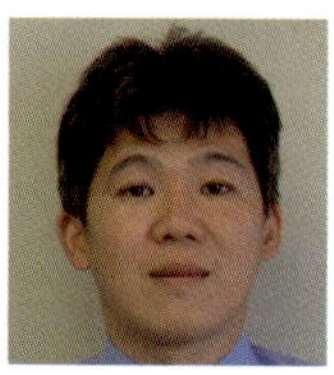

岩松正明 Masaaki Iwamatsu

도호쿠대학병원부속치과의료센터 종합치과진료부 조교
Tel. 81-22-717-8434
E-mail: iwamatsu-m@mail.tains.tohoku.ac.jp

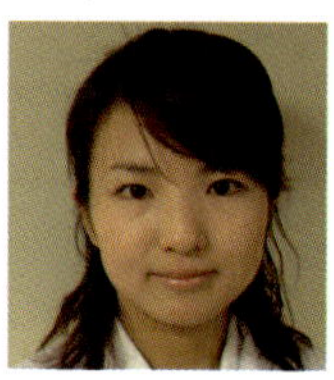

板橋志保 Shiho Itabashi

도호쿠대학대학원 치학연구과 가령치과학분야 의원
Tel. 81-22-717-8396
E-mail: shiho-i@mail.tains.tohoku.ac.jp

佐藤智昭 Chiaki Sato

동북대학대학원 치학연구과 가령치과학분야 조교
Tel. 022-717-8396
E-mail: chiaki-s@mail.tains.tohoku.ac.jp

● 역자 약력

박 성 재
부평 수치과 원장
전남대학교 치과대학 졸업
일본악교합학회 인정의
MINEC Faculty, SKCD 정회원(2기)

박 지 영
광주보건대학교 치기공과 졸업
2001-2002년 최경명 교합세미나 수료
2003-2005년 Kuwata-College Senior & Complete Course 수료
2008년 Nakakomi Alps-Denture Course 수료

김 종 철
목포 미르치과 원장
전남대학교 치과대학 졸업, 치의학 박사
대한치주학회 정회원
미넥(MINEC) 임플란트 연수회 Director

이 희 경
강남 복음치과 원장
조선대학교 치과대학 졸업
Society of Korean Clinical Dentistry (SKCD) 창립 멤버
Society of Korean Clinical Dentistry (SKCD) 부회장

교합조정 테크닉

발행일 2011년 11 월 5일
저 자 Kuwata Masahiro and Shigeno Keiji
역 자 박 성 재 외
발행인 최 용 원
편 집 이 은 의
표 지 이 은 의
발행처 **대한나래출판사**
등 록 제 6-0365 호 (1994. 12. 14)

주 소 서울특별시 동대문구 용두동 102-65
전 화 (02) 922-0840
팩 스 (02) 922-0841
이메일 dhpub@chol.com

ISBN 978-89-5741-233-6 정가 60,000원

www.dhpub.com